思想觀念的帶動者

文化現象的觀察者

本土經驗的整理者

生命故事的關懷者

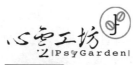

心靈工坊
之Z[PsyGarden]
Master

對於人類心理現象的描述與詮釋
有著源遠流長的古典主張，有著素簡華麗的現代議題
構築一座探究心靈活動的殿堂
我們在文字與閱讀中，找尋那奠基的源頭

談病說痛
在受苦經驗中看見療癒
The Illness Narratives
Suffering, Healing and the Human Condition

凱博文（Arthur Kleinman, M. D.）——著

卓惠——譯

獻給慢性疾病患者

與失能病患同甘共苦的親友

也獻給照顧他們的專業人士

人生實在的意義始終都在同一件亙古不變的事上——結合，也就是將某種不同於流俗的理想，不管多特別，都加入忠貞、勇氣、堅毅，還有男子或女子的痛苦。

美國心理學家威廉・詹姆斯（William James, 1842 - 1910）

Talks to Teachers on Psychology :
and to Students on Some of Life's Ideals

我認為生而有涯便是實際人生的核心；死亡，是生命的核心。

英國哲學家麥可・歐克夏

（Michael Oakeshott, 1901 - 1990）

Experience and Its Modes

你要是叨念著要讓一般人聽得懂，卻沒把聽的人當一般人，那你可就枉顧現實了。

希波克拉底（Hippocrates, c. 460 - c. 370 BC）

Ancient Medicine

目錄

喚醒醫療照護初衷的諄諄告白

劉紹華
中央研究院民族學研究所研究員
臺灣醫療人類學學會創會理事長

> 要是說戰爭的關係太重大了，不可以任由將軍作主，政治
> 也一樣不能任由政客作主，那麼，我們也應該說病痛和醫
> 療照顧關係太重大了，不宜任由醫學專業人員來作主。
>
> ——凱博文

　　這本《談病說痛：在受苦經驗中看見療癒》的作者凱博文醫師、教授，在本書結尾寫下這段話，以比喻的方式總結了全書主旨。他真是說到重點了。不過，我想提醒讀者從正面而非否定的語氣來理解他的語重心長。

　　身為精神科醫師的凱博文並非反對生物醫學的「另類醫療」倡議者，亦不在鼓動醫、病的二元對立。他是在提醒我們：醫療照護的初衷狀態，其實是一種涵蓋了人對宗教、哲學、生死觀、人際關係、病痛緩和等多重關注的理解與處置，後來才淪為單由病理診斷與開藥處方主導的病痛介入模式。這種單向片面的醫療模式，對於本書關注的慢性病痛，經常無能為力，令醫、病、家屬各方都深感挫折。

　　凱博文強調，對於慢性病痛的合宜照護，應是理解與處理以患者病痛為中心的社會脈絡。而這個社會脈絡是由病人及環繞周遭的醫護、親友所構成的多層意涵。換言之，折磨病人的慢性病痛，其成因、惡化或好轉可能同時受到生理、心理與多層社會關係的影響。如果僅著重於患者的生理因素，治療可能就只是緣木求魚，成為病人、醫護、親友等以病痛為中心的長年人際陰影。

　　乍看之下，身為病人與家屬的讀者可能會心有戚戚焉，覺得凱博文說得太有道理了；但身為醫護人員的讀者，卻可能皺起眉頭，心想怎麼可能有時間和力氣如此治療病人。這兩種反應，放在現行常見的醫療照護架構下，都是可以想像的立即反應，因為病人經常覺得他人難以理解自身苦楚，家屬也感到困擾無助，醫護人員則認為難以應付藥解無方的麻煩病人。這些反應都是凱博文撰寫此書想要對話的對象。而他的生命與專業經歷，讓他具備充分的合理性與說服力去跟不同的立場者對話。

　　凱博文是一九四一年於美國出生的猶太裔醫師，秉承猶太思想家的傳統，不信表象，習於探究深埋內心的動機與內涵，重視「道德見證」的生命意義。他體驗過罹患氣喘的慢性病痛，也是位臨床精神科醫師，一九六〇年代末來台灣實習行醫，後來以艋舺等地的俗民醫療方式為研究主題，於一九八一年出版《文化脈絡下的病人與醫者》（*Patients and Healers in the Context of Culture*）一書，提出疾病解釋模型（explanatory model of illness）等觀點，一舉成名，成為享譽國際的醫療人類學家，引領跨文化精神醫學、醫療與人類學的學科對話。《談病說痛》這本書於一九八八年出版，延續他一九八一年提出的諸多啟發概念，再加上在美國行醫與中國改革開放後赴中國研究的案例經驗，繼續深化探討他所關注的跨文化與社

會脈絡的病痛理解。

　　凱博文的著作等身。台灣讀者可能熟悉他的另一本譯著《道德的重量：不安年代中的希望與救贖》（*What Really Matters: living a moral life amidst uncertainty and danger*，心靈工坊 2007，原文於 2006 年出版），那是他已然成為國際重量級資深學者時的作品，娓娓道來，出手就是力道。與之相較，《談病說痛》是他中壯時期的著作，寫得十分用心，努力描繪、引述、分析、說服，致力於引領思考一種新的醫療照護典範。從此書回顧凱博文的立論，清晰可見一位重量級的學者、作者，是如何從青壯時期一路走來，長年認真勤奮投入思考與寫作，才得以成就影響眾人的先驅作品。《談病說痛》與《道德的重量》，如同從毫不懈怠的堅持轉型為舉重若輕的深思，儘管生命的變化與姿態可謂由緊到鬆，始終不變的則是對人的苦痛的深刻關注與道德責任。

　　《談病說痛》這本書中所談到的一些實作理念，例如區辨病症（disease）與病痛（illness）的文化差異、醫師（doctor）與醫者（healer）的療癒差別等，如今已成為醫學人文教育的基礎，而有些仍然只是理想。凱博文所呼籲的醫療照護典範，也許並非一蹴可幾的臨床實作理念，但卻是不斷提醒我們如何面對生命疼痛的共解之道。不變的是疾患的生物現象，變化的則是每個社會中對於病痛的表達、分類與處遇。如今我們對於後者的理解，相較於一九八〇年代，已經具有跨文化的比較精神。然而現今的醫者與家屬能否正視病人的經驗敘事，依然是慢性病診斷與治療的一大挑戰。

　　沒有什麼比重大疾病更得以讓人聚焦生命經驗與釐清生存的條件了。凱博文強調病人的病痛敘事，目的不在要求病人忠於歷史，而是理解病人如何創造敘事的意義，因其攸關患者的病痛與人生。

換言之，醫者聆聽病人敘事的姿態，會影響病人如何訴說病痛，以及醫者聽到的是什麼。這不僅需要醫者的同理心，亦需勇氣，以面對病人可能訴說出的詮釋與真相，並彰顯見證、認可、理解、協助他人病痛的重要性。

在 AI 的時代，這本舊書依然深具啟發。在當前以精密儀器偵測病人身體以求診斷的醫療典範中，對於病痛敘事的同理與詮釋，是受到壓抑的醫者人文能力。可以想見，在 AI 逐步取代醫師的生理診斷技術之際，對於病人疼痛敘事的詮釋，仍是醫者有待培育開發的能力，而且應是儀器無法取代的人文能力。如凱博文所言：「疼痛科學一定要將社會科學的詮釋加在生物醫學的解釋裡。」

「軟」科學的價值，得以讓診斷與療癒更為有效。這是一位臨床精神科醫師透過醫療人類學的細膩觀察與人文關懷，寫給臨床醫療工作者的諄諄告白，也有助於所有可能或正面臨慢性病痛的人，看見自己的生命挑戰與意義。

人的生存紋理是
醫、病共同置身的地基

李維倫
東華大學諮商與臨床心理學系教授

　　手術室裡，醫師們圍繞在手術檯邊，專注在手術巾覆蓋下露出的手術部位，以精細的外科手術，排除或修補人體器官運行上的障礙。這樣的場景，即使是戲劇演出，總是令我讚嘆醫學知識與技術的成就。現代醫學可說是人類智性能力累積發展的巔峰代表之一。我不難想像，自己若是一名學識與技術皆備的外科醫師，會多麼自豪於作為現代醫學的一員。

　　然而現代醫學知識技術所面對的並非未經琢磨的鑽石，等待精細雕琢來映射光采。現代醫學所面對的，且之所以獲得意義與價值地位的，是在生、老、病、死過程中的「人」。醫學，其實是由生、老、病、死之人所召喚之人類智性能力的匯集之地。醫學並非只發生在醫院之中，而是發生在人對人的照顧之中。更精確地說，是發生在人類之智性能力與生存紋理的交接介面。因此，醫學必然是一種人文科學。

　　醫學作為一種人文科學，其實正是凱博文教授一直以來對醫師與醫學教育發出的提醒。提醒意謂著遺忘。由於人們傾向將康復

視為面對疾病的勝利，於是醫學成了武器，醫師成為戰士，終極目標則是戰勝「病魔」。如此，醫學成為與「病魔」的周旋，就經常與人的生存紋理擦身而過。凱博文教授將病症（disease）與病痛（illness）區分，來讓在生活中的受苦之人顯影，來讓醫學重新記起，照顧而非戰鬥，才是其本身的任務。

在《談病說痛：在受苦經驗中看見療癒》這本書中，凱博文教授主要以慢性病患者，而非急重症患者的故事來呈顯生病之人的生存紋理。的確，在慢性病的情況下，病人更重要的是「帶病而活」，而非痊癒。不過，即便是要即刻處理的急重症，人的生存紋理仍舊是醫師與病人共同置身的地基，左右著醫學臨床事件的決策。美國范德比大學（Vanderbilt University）醫學哲學與醫療倫理學榮譽教授李察·詹納（Richard M. Zaner）[1]認為，正是在急重症的情況下，讓臨床事件中相關的各種醫療人員與病人及親屬相互交談，聆聽彼此，才是讓病痛的生存紋理得以顯現的方式，也是解開醫學倫理困局，重回倫理作為的方法。詹納教授的見解與凱博文的思考相互交映。在《談病說痛》中，凱博文教授也提到：「醫師要努力進入病苦的領域，與病人同在，病人要主動打開生活的領域供醫師與自己共同探索。醫師就這樣當作是道德見證，不作裁判，也不作操縱，病人是主動共事者，而不是被動接受者；兩人都在這樣的經驗中一起學習，一起轉變」。透過本書，凱博文教授讓我們看到，生存紋理並非抽象的哲學理論，而是病痛所發生的生活世界；

1　李察·詹納著有《醫院裡的哲學家》（*Troubled voices: Stories of ethics and illness*，心靈工坊）、《醫院裡的危機時刻：醫療與倫理的對話》（*Conversations on the edge: Narratives of ethics and illness*，心靈工坊）、《倫理師的聲影》（*Voices and visions: Clinical listening, narrative writing*，政大）等書。

了解病人生命中的病痛，才能完整了解疾病，才能了解醫學照顧的精髓。

在本書英文原著出版十八年後，凱博文教授的另一本書《道德的重量：不安年代中的希望與救贖》，同樣表明醫學面對生存紋理的本質：「現實生活裡，偉大的英雄和邪惡的魔鬼都不存在，大多數人會慢慢了解到，生存之所以是個嚴肅的課題，是因為日常生活中所直接面臨的試煉」。然而在今日，醫學的人文性卻更加隱蔽了：「時至今日，我們對於真實的了解愈來愈模糊，所謂具有專業技術的專家們引導我們過著一種膚淺、沒有靈魂，並且否定真實道德重要性的生活模式，其中最破壞人性價值的例子便是醫療化：平常不愉快和喪親的痛苦，變成了臨床上的憂鬱症；日常生活中憂慮和擔心，變成了焦慮症；而政治暴力後的精神傷害，則被稱之為創傷後壓力症候群」。凱博文所說的「真實」，就是生存的紋理。醫學對於自己人文性的遺忘，輕則經常性地陷入醫療倫理困局，重則以技術執行取代道德生活，失落在人類智性成就的迷宮之中。然而當生物醫學（biomedicine）一詞成為現代醫學的主要標幟，就表明現代醫學專注於生物性而非人文性。面對醫學人文失憶的情況，我們要自問的是，不管是《談病說痛》一書出版十八年後，或是三十年後的今天，醫學教育是否仍像凱博文所說的：「醫師學習到的是把病症（disease）看得比病痛（illness）重要，醫師需要的是生物學的知識，不必去懂病痛在心理社會和文化方面的關聯」？

雖然凱博文教授希望在醫學教育加入心理社會與文化方面的識見，我不認為這是指要將另一種知識，如心理學，加到醫學裡來作為補充。做為一位臨床心理學家，我必須誠實地說，加入臨床領域的心理學、心理治療學與臨床心理學，大多時並沒有帶來人文性，

反而把生存紋理的呼喊心理技術化。因此，凱博文教授藉本書帶來
的提議是：要在根本上對醫學重新定位。在我看來，凱博文教授的
提醒，不只對醫學，對心理學來說也同樣必要。醫學與心理學，都
有必要認識自身為一人文科學。

　　因此，即便困難我們也必要回到凱博文在本書最後一章〈以
病痛意涵為中心的醫學教育及實踐〉中所寫的：「我們必須將醫學
看作是匯聚了生物科學、臨床科學，還有醫療社會科學和人文科學
等三大知識的源流」，這正是醫學作為一種人文科學、人文醫學
（human medicine）的呼籲。否則，在迎來新冠肺炎之生理與心理
創傷的二〇二〇年，當醫學與心理學被更加地賦予重任，卻極可能
也是我們再度見證生存紋理之遺忘的道德危機之時。

了解病痛的意涵是
醫療照護的精髓

　　一九六〇年代初期，我還在醫學院就讀二、三年級時，遇到幾位病人，他們各自走在人生道路的不同階段，各自以病苦的動人經歷吸引我的注意力，帶領著我開始探究病痛（illness）對人生的種種切身影響。

　　第一位病人是個可憐的七歲女童，嚴重燒傷，遍及全身大半。每天都要以渦流浴（whirlpool bath）進行清創，剔除壞死的焦痂。這樣的事自然是讓她痛得要命，不是尖叫就是哭嚎，苦苦哀求醫護人員住手，還會頑強抵抗。我這位門診的新手學徒負責按住她沒受傷的一隻手，盡力安撫，讓外科住院醫師可以在渦流裡快一點剔除壞死、感染的皮肉。水流很快就被染成粉紅色，然後是血紅色。我呢，笨手笨腳，才學不久，抓不準該怎麼處理，絞盡腦汁要引開小病人的注意力。我逗她講家裡、親人，還有學校的事——只要能把她驚慌的心神從劇痛中引開，什麼都好辦。每天要來這麼一場煎熬——尖叫哭嚎，壞死的焦痂漂在染血的水裡，撕開外露的皮肉，滲血的傷口，清理、包紮又是一場大戰——我幾乎要受不了。後來，有一天我終於和她接上線了。那時，大概黔驢技窮了，我對自己的

無知、無能十分生氣，除了緊緊按住她那一隻小手，其他一概搞不清楚。眼看她的痛苦無止無休，我不知不覺便開口要她說說，傷得這麼嚴重，要日復一日捱過這麼一場痛苦的外科儀式，她是怎麼受得了的，是怎樣的感覺？她頓時停住，相當驚訝，愣愣看著我，痛得扭曲的小臉看不出什麼表情；接著，她開口簡單回答我的問題，說話時小手把我的手抓得更緊，不再尖叫，也不再撲打、推開醫師和護士。之後，她的信心一天天建立起來，也願意讓我知道她的感覺。等到我結束在復健科的實習，這位燒傷小病患對清創手術的忍受力明顯增強許多。那時，不管我給了她什麼，都遠不如她給我的。關於照顧病人，她為我上了很重要的一課：病人再痛苦，還是可以和對方好好談一下病痛的實際體驗；親身見證病痛的經驗、協助組織病痛的經驗，對病人是有療效的。

另一位我學醫時難忘的病人，是一名老太太，在第一次世界大戰時從一名士兵那裡染上了梅毒，以致慢性心血管疾病纏身。她是我的門診病人。看診幾個月，與她談話，讓我深刻體會到她帶著梅毒恥辱的辛酸；得了這樣的病，讓她與家人的關係、與其他男子來往，都受到影響，害得她被大家排斥與孤立。她每星期都找我，詳述一次多年前的診斷又為她帶來怎樣的難堪經歷。日積月累下來，我發覺這當中有兩組長期的問題：一組是因為罹患慢性梅毒而帶來的惡性併發症，一組是因為罹病以致人生就此無情劃定，不得改變。我進而發覺醫學院的教育體系教的是前一組問題，至於後一組問題，一般置之不理，有些甚至要我視而不見。這位病人，和年紀小得多的那位一樣，都教我領悟到，病人的病痛（illness）經驗大不同於醫師關注的病症（disease）──這當中最重要的差別，便是本書申論的主脈。

　　過去二十年，我對活生生的人們在罹患慢性疾病之後如何與之共存、如何應對，在中國和北美以病痛經驗進行臨床和民族誌（ethnographic）研究。這些研究都以專業論文、書籍出版，讀者以專家學者為主。我的臨床工作又是以慢性疾病的心理、社會這兩層面為中心，一樣是以小眾的專業讀者為對象。不過，我寫這本書的目的就非常不一樣了。我寫這本書，是要向病人、病人家屬、治療病人的人，解說我畢生鑽研這主題累積下來的心得。在本書我將專業文獻換上通俗的面貌，希望對於不得不與慢性疾病共存，或是想要了解、治療慢性疾病的人，能發揮實際的協助。其實，我還要說，研究病痛經驗教我們學習到一些有關人類處境的重要課題，畢竟受苦、死亡是人世的共相。

　　要聚焦生命經驗、釐清生存的核心條件，再也沒有什麼比得過重大疾病的影響力了。研究病痛如何產生其意涵，能帶著我們走進跟我們一樣的個人日常現實，他們每個人都必須處理受苦、失能、失依、死亡威脅等急迫的生命情境。沒錯，慢性疾病教的便是死亡的課題；哀悼的歷程既是老去的主軸，也是療癒的幹道。我們從病痛敘事（illness narrative）學習到人生的困境是怎麼來的、如何控制下來、又如何產生意義。病痛敘事也告訴我們，文化價值觀和社交關係如何塑造我們對自己身體的感覺和監督，如何標籤、分類身體的症狀，如何在個人的生命情境背景裡去訴說病痛；我們用來表達難受的身體語彙，既有其專屬的確切文化，也受限於我們共有的人類條件。

　　我們可以把慢性疾病及其治療想像成橋梁，連接起身體、自我和社會，這樣的一張網，有生理作用、意涵和關係交織其間，我們的社交圈就這樣回頭再連接到內在經驗裡。在這裡我們有幸能在自

身之內、在人我之間找到種種力量，或是放大痛苦和失能，或是反過來抑制症狀，進而有助於療癒。

這本書也是為同在照顧慢性病人的醫護同僚寫的。懂得如何去詮釋病人、家屬對病痛的看法，有助於臨床醫療。我甚至還要說，行醫這件事的核心，就在詮釋病人對病痛經驗的敘述，只不過這技巧在生物醫學教育中已經萎縮了。這裡的訊息與我要傳達給醫療圈外人一樣，重點在：病痛是有其意涵的，了解病痛的意涵是怎麼來的，便是在了解病痛和醫療照顧的精髓，說不定還擴及人生。此外，病痛詮釋是病人、家屬、醫師要一起進行的。這是因為醫療的核心內含辯證，會帶著醫師走進疼痛、失能的領域，不確定又可怕；反過來也一樣會帶著病人及家屬走進醫療措施的領域，而這領域同樣不確定。這中間的辯證既會強化治療，也讓治療以及病痛成為少見的機會可供作道德教育。現代醫療體制因轉型而帶出的意外結果之一，便是竭盡所能要醫師不要去管病痛的經驗。慢性病人與醫護人員之所以有隔閡，這樣的體制是重要幫凶，且導致醫師扔掉了醫者（healer）該有的仁術仁心，這可是醫者最古老、最強大、最具生存意義（existential）的回饋。

本書便是以前面幾段勾勒出來的目的為宗旨開展論述。先由兩章引文鋪陳分析網格，評估病痛意涵。三到十一章，便針對我臨床研究或是治療過的慢性病人各自的病痛經驗，詳細敘述，每章各以病痛意涵的重點進行闡發。最後三章詮釋的重點轉移到醫者，這三章為慢性疾病照顧撰寫指南，兼為醫學院暨進修教育提供改革方案，以利改善慢性疾病醫療。當今的醫療實務雖然有很多值得稱道的地方，慢性疾病照顧卻不是當代醫學出色的成就。最後一章的標題下得有一點聳動，目的是在向大家鄭重提議：我們要是以了解病

痛的意涵為出發點，我們對醫療的理解就會從根基開始出現質疑。

　　在此必須針對患者、醫師面談的相關引述加以說明。從第三章到第十四章，我使用許多這類引述，其中約有一半是從我進行臨床或是研究面談的錄音帶直接謄下來的文字，另一半則是面談時我自己速記的筆記。我的筆記不管講話的停頓，沒有口氣、音高的變化，也沒有「啊」、「唔」或其他助詞。由於我的重點在謄文好不好讀，所以從錄音帶謄下來的文字，打岔的助詞也泰半刪除，除非對當事人說的意涵十分重要，才會留下。我寫這本書的目標讀者群相當廣，不只是一小撮專家。所以，書裡引述的話會有些調整——也許說是壓縮或是簡化才比較準確——但也只是壓縮或簡化而已。為了保護病人、醫師的隱私，如果相關資料可能暴露當事人的身分，我會刪除或改動。而進行這類更動時，會參考類似問題的病人資料，以求所做的更動在同一組病人的經驗不致有衝突。

凱博文醫生

劍橋，麻州

1986-87 年冬

第一章
症狀及不適的意涵

但凡真實，便有意義。

英國哲學家麥可・歐克夏特

（Michael Oakeshott, 1901 - 990）

（〔1933〕1978, 58）

許多美國人都認為病症的意涵便等於病症的機制；即使像癌症，這個詞的意涵也常是「我們還不知道它的機制」。然而，有些人倒覺得罹患癌症的意涵說不定超越了癌症的機制，超越醫藥最終能夠破解癌症的能力。對這樣的人而言，得癌症的意涵可能是資本主義帶來的禍害，在科技發展不知節制，或也可能就在個人意志不堅。我們活在錯綜複雜而且切割零碎的世界裡，有好幾種病便這樣同時有多種架構。然而，以下兩大關鍵始終是基本的條件：一是眾人對醫學現有或是可能會有的見地有信心，另一是個人有其該負的責任。

美國學者查爾斯・羅森堡（Charles E. Rosenberg, 1936 - ）

（1986, 34）

「病痛」、「病症」之辨

　　我在這本書裡使用**病痛**（illness）這個字時，指的意思和我用**病症**（disease）大不相同。我用**病痛**（illness），是要指認出症狀和痛苦在世人先天本有的經驗。病痛指的是病人及其家屬、或是再大一點的社交網，對症狀和失能有什麼感覺，如何共存，又作何回應。[1] 病痛是一個人活生生的經驗，是對自己身體功能的留意，例如哮喘、腹部痙攣、鼻塞或關節痛等等。病痛也涉及評估，看這些狀況是預期得到的、還是嚴重甚至需要治療的。病痛經驗還包括一個人對於病變的生理功能引發的病症作分類、解釋，以簡單易懂的方式傳達給社交圈裡每個一般人了解。所以我們講病痛的時候，也包括病人認為這樣的煩惱、這煩惱在日常生活引發的實際難題，應該怎麼處理最好。因病痛而來的行為則包括自行治療（例如改變飲食習慣和日常活動，改吃特製食物，多休息，多運動，買成藥來

1　sick person（生病的人／病人）和 patient（病患／患者）在本書可以互換，但前者比後者更能準確表達我的觀點。慢性疾病患者當「生病的家人」、「生病的員工」、「生病的自己」的時間，比當「病患／患者」要多很多，病患帶著診所的畫面、氣味，留下的是乖乖接受醫療照顧那種溫馴、被動的殘影。在此我要指出「生病的人／病人」才是主體，是醫療關係裡的主動方，因為慢性疾病的治療大多是自主治療，相關的醫療決定也大多是由病人和家屬決定，而不是醫療專業人員。對於我要提出來的醫療照顧模式，「病人」聽起來也比較合宜。慢性疾病照顧比較像（也應該是）協力進行治療的盟友在協商，而不是醫師單方面對病人做治療。病人和醫師是要彼此負責的，這點我會在第十五章提出照顧模式時加以闡述。雖然說這些還算言之成理，但故意避開患者這樣的用語不用也有點太造作了，所以病人和患者我是互換著使用的，二者意思相同：重點在人，而不是病。

吃，或手邊有什麼處方藥就吃什麼處方藥），進而決定何時要尋求
專業或其他醫療照顧。

　　所謂「**病痛難題**」（illness problem），指的是病人的生活因症
狀和失能而帶來的麻煩。例如可能無法自行上樓進臥室，或是伏案
工作老是因為下背痛而難以專心。頭痛可能造成無法專心溫習功
課或是做家事，導致考試不及格或心情不佳，再有可能搞到性無能
結果鬧離婚。我們可能因此一肚子怨氣，因為沒人看到我們的痛，
也就沒辦法客觀判定我們因此而失能確實是真的，以致覺得自己訴
苦卻沒人能懂，因而更加沮喪、更急著向別人證明我們真的一直在
痛。這樣下去可能會灰心，會覺得自己沒希望好轉，也可能因為害
怕會死或是臥床不起而沮喪。失去健康，外觀改變，自尊心嚴重下
滑，都令我們悲傷。甚或，還因為形貌變形而羞於見人。這些都是
病痛帶來的難題。

　　一個地方的**文化走向**（cultural orientation）──我們由各自的
生活圈學到的、複製自我們生活圈所在的大社會結構的思想和行為
模式──會組成我們對病痛應該如何理解、處理的俗成常規；所以
我們可以說，病痛經驗必然是由文化塑造的，進而可以說，病痛有
正常的（也就是符合我們社會看作是正常的條件）也有反常的──
雖然聽起來很矛盾。不過，我們對於病痛的習慣預期會因各自的社
會處境不同而必須略作協調而有變化，尤其是在人際關係網內。對
於一個人病痛時應該要怎樣，這樣的預期也會因個人獨有的生命史
而不一樣。所以，我們也可以說病痛經驗絕對不可一概而論。

　　病痛主訴（illness complaint）指的是病人和家屬對醫師說明哪
裡不舒服。其實，一個地方通行的病痛用語會闢出一塊醫病共用
的基地，供雙方在初次見面時了解。醫師也一樣，會因為社會化

作用而身在一定的集體病痛經驗當中。然而所謂的「病症」，是醫師依照種種疾病理論而改造出來的。病症是醫師經由訓練，透過各自科別的理論濾鏡而將病痛看成病症；也就是說，醫師會將病人和家屬的病痛難題改造成狹隘的技術課題：**病症問題**（disease problem）。病痛可能干擾工作以致失業；嚴格的飲食規定、嚴重的腸胃不適，可能害得學生在學校的壓力加劇；心臟病發帶來垂死的恐懼，可能引發社交退縮甚至離婚。另外，還有醫生診斷為血糖過高而必須以胰島素治療，原因不明的疼痛需要診斷測試，或是重度憂鬱必須服用抗憂鬱藥物。**醫者**——不論是神經外科醫師還是家庭醫師，不論是按摩師還是新興類型的心理治療師——詮釋起健康的問題，都是以特定的命名法和分類學處理，也就是疾病分類學，從而創造出診斷，弄出一個叫什麼病的「東西」。

　　從醫師角度看來，病症才是問題。放在生物醫學狹隘的生物名詞裡，病症把病痛重塑改造成**僅僅**是生物構造或功能有所改變而已。胸痛要是可以化約成急性大葉性肺炎而可以治療，那這樣的生物化約就算成功了。但要是胸痛化約成慢性冠狀動脈疾病，開出鈣離子阻斷劑和硝化甘油藥方，但是病人的恐懼、家屬的憂慮、工作的麻煩、性無能、財務危機等等都不作診斷、不作處理，那就是失敗了。如今在基礎醫療領域勢如破竹的「生物心理社會」（biopsychosocial）模式，涵蓋面更廣，就把病症看作是身體、自我、社會連成的象徵網在人身的體現（參見 Engel 1977）。所以前述狀況在生物醫學模式是冠狀動脈堵塞這樣的病症，在生物心理社會模式，就是心血管功能（高血壓或是冠狀動脈功能不全）、心理狀態（恐慌或是消沉）、環境情勢（中年危機，婚姻不和諧，雙親有人死於相同疾病）之間的動態辯證。醫師將病痛改造成病症，慢

性疾病的經驗當中就有很重要的東西不見了，既不是門診名正言順要關心的重點，也未能獲得醫療干預。由於病人（還有家屬）是以病痛難題的語言來評估醫療照顧，醫師這邊單用病程改善的語言來評估治療，可能打亂病人、家屬那邊的評估。所以，慢性疾病——這樣的病是治不了的，病人必須與病痛共存——在門診醫療這邊，可能在核心就埋下了衝突根源（有許多例子還真是這樣）。

　　要完整畫完這幅圖像，就要再引進第三個名詞，**疾病**（sickness），定義為：在宏觀社會（經濟、政治、制度）的種種力量關係中，將某一種違常狀況以泛稱的方式放在一群人身上來看。所以，我們談起肺結核和貧困、營養不良有關係，以致某幾類人群的罹病風險比較高，這時便是把肺結核當作疾病看待。同理，我們討論菸草業以及業界在政界的後盾，助長北美肺癌流行的趨勢，也是在把癌症講成疾病。不僅研究人員，病人、家屬、醫者也都會從病痛往疾病衍生，主張政治壓迫、經濟剝削或是社會其他製造人類苦難的源頭，就反映在疾病上，而讓違常的經驗再添波瀾。

　　病痛衍生的後果顯然各不相同。有的短暫，只打亂我們的些許生活；有的就痛苦多了，耗費比較長的時間才能了事；也有如我在本書裡談到的重點，乾脆賴著不走的。此外，慢性疾病也各不相同。有的導致病人喪失重要功能，幾乎和完全失能沒兩樣；有的雖然輕微一些，但也可能終會耗盡家庭的資源而不得不進療養院；再有的最後會奪走病人的生命。看看下列的例子吧：四肢癱瘓的年輕人，生活需要呼吸器協助外加二十四小時看護，平常的生理機能和日常活動都需要旁人幫忙；第二件個案是企業的高階主管，有氣喘的痼疾纏身，卻只有他的妻子和兒女知道他的病情，這樣的痼疾對他的休閒、親職以及夫妻生活，都有嚴重影響卻不為人知；第三件

個案，得乳癌的年輕女子，進行了切除手術，導致身體外觀變形，連帶也影響她自尊心，卻又出現惡性轉移，預告她死期已近，導致她心頭茫然有如槁木死灰。第一件個案，病痛的難題起自全面、無法逃避的生命處境，軸心在於生命機能始終都受威脅、必須持續不斷地治療；第二件個案，病痛的難題是在沒有能力處理生命脆弱和失去控制力的感覺，另外還要努力維繫兩邊不同的世界；一邊沒病沒痛（職場），另一邊則是病得有理（家庭），但是力不從心；至於第三件呢，問題在外觀變形的意涵以及難逃一死的威脅。

慢性疾病一般會在兩階段間擺盪，一是惡化期，也就是症狀加重；另一是靜止期，失能的破壞力比較低。如今已有相當多的研究指出，心理和社會因素常是加重病情的決定因素；前者包括嚴重焦慮，自暴自棄；後者包括生活出現重大變故、社會支援受損、受暴關係，形成惡性循環而破壞平衡（Katon et al. 1982；Kleinman 1986）。或者反過來朝**阻滯**（damping）擺盪（阻滯是人的體內強化健康的一種作用，少有研究），似乎常和加強社會支持、提高自我效能（self-efficacy）、重新燃起希望有關聯。減緩期同時也看得到焦慮、沮喪跟著降低。而自主的感覺提高，往往是因為醫療上的範式改以務實的病情維護、減少失能，取代痊癒的迷思。

不論病情從加重擺盪到減輕，或是相反的方向，都未必就反映心理的影響；責任往往還是在生理變化。如此一來，加重或是緩解的原因就難有定論，以致再明顯的社會心理因素也傾向被駁斥，十分可惜；結果還變成雙方（醫師／病人及家屬）連手一起否認慢性疾病是會有這樣的因素在影響著——這是很要命的共犯關係，而且依我的經驗，還和悲觀、消極有連帶關係。總之，結果變得更糟也不足為奇了。

病痛的意涵

　　人有病痛是有其涵意的，像我先前提過的案例。病痛的意涵可以劃分成好幾層面，每一面都值得檢視。從人類學與臨床醫療觀點來看，病痛是多義重疊或者說是眾聲喧嘩的；病痛的經驗和事件一般都會發散出（或是隱藏起）不只一重的意涵。有的意涵是一種潛在可能更勝於真實發生，有的意涵則要等到長期不適拖上比較長的時間才會浮現，也有的意涵會因為情況和關係出現變化而跟著改變。和人生的種種領域一樣，病痛的意涵往往因曖昧模糊才顯得攸關；這時有用的做法，彼時可能成為麻煩。所謂「慢性疾病」，不是把經歷病痛當中的事件一樣樣加起來就好；慢性疾病是特定時刻和長期過程交互作用累積而來的。慢性疾病走的軌跡會融入生命的軌道，與特定的生命發展有密不可分的關係，以致病痛成了生命歷程中無可切割的組成。變與不變因而成為領會病痛意涵的路標。

　　意涵一定要放在關係裡才能了解，所以，病痛的意涵屬於病人的配偶、子女、朋友、醫師，或是病人自己所有。就因為如此，病痛的意涵時常糾結重重曖昧的歧義，與這裡說的這些關係一樣。但是，慢性疾病有的是漫長兼擺盪的過程，長久下來，病人、親屬和負責治療的人會開始了解，病痛傳達出來的意涵可以加強或是削弱症狀，放大或是減少失能，妨礙或是推助治療。不過，依我在後文會再談到多種理由，這方面的理解往往無人檢視，徒然像是悶不吭聲的標誌指著隱蔽的現實，一般人要不是間接處理、就根本置之不理。然而，這些意涵都帶著強烈的情緒，還有重大的利益糾葛。

　　依社會現實的狀況，一般人平常不會主動探討病痛的意涵，就

像大家一般不會沒事去分析社會結構一樣。其實，醫學訓練和醫療措施有關輕重緩急的排序，由於以病症的生物機制為目標，太偏向唯物，而會將這排除在外。以至於臨床醫師的眼光連同病人、家屬的注意力一起都被拉開，不去解讀病痛的明顯意涵，病人和家屬的生活當中，有的難題雖然棘手但還可以處理的，就抓不出來了。心理社會這一面注重意涵，在生物醫學算是「軟」科學，價值也就比較低，而被生物醫學改用控制症狀的技術來取代，因為這是「硬」科學，因此是價值高的。價值被這般惡性的扭曲，是現代醫學的嚴重錯誤：既剝奪醫者的能力，也剝奪了慢性疾病患者的自主動力（參見第 16 章）。生物醫學一定要正視這錯誤，才能激勵大家認真進行改革，畢竟目前療效強大的替代方法是唾手可得的。

如今已有證據指出，檢視一個人的病痛牽連出什麼影響，是有可能打破使病苦放大的惡性循環的。病痛意涵的詮釋，也有助於提供更有效的醫療。經由詮釋，失能可以減少令人頹喪的惡果。有這關鍵的臨床工作，甚至可望將病人和醫師從壓迫的鐵籠裡解放出來——幾近乎病態地過度專注在身體疼痛的作用，以及看待治療的眼光集中在狹隘的技術面以致抽離了人性，二者合起來，造就了這樣的鐵籠。我在第 15 章會提出一套臨床實務的做法，醫師可以（也應該）以此為根據，提供慢性病人更有效、更合人性的醫療照顧。這套療法的源頭，就是把醫療照顧換一種想法來看：一、以同理心見證病苦在生存意義的經驗；二、正視該經驗當中因長年病苦折磨而引發的重大心理危機，並實際去處理它。對此，醫師要做的有：以體貼的態度引導病人及家屬，說出他們的病痛故事；針對長年伴隨而且背景時有變化的病痛經歷，製作微型民族誌；與病人、家屬談他們對醫療照顧的外行看法，居間作有理有據的協調；針對慢性

疾病當下為病人、家屬帶來持續威脅和損失的破壞力，進行簡要的醫療心理治療。

　　所以，探討病痛的意涵對病人、家屬以及醫師都有助益，絕對不是無足輕重的小事：雖然未必每次都能有重大的效用，說不定連常常都算不上，但一定不時會看出重大的成效。

症狀即意涵

　　我們要談的第一類病痛意涵，理所當然就是淺表意指這一層：把症狀當症狀。這是病痛簡單明瞭、約定俗成的意義，症狀（例如背痛、心悸、哮喘）就是失能或不適。一般傾向把這種不言而喻的意義看作是「自然而然」。不過，自不自然，要以特定文化共通的理解而定，而且同一文化不同的社群還常莫衷一是。症狀的意涵在一地的文化體系可以算是標準的「真」──只要社群將他們的分類投射向外在世界──既然外在世界找得到，便可以稱為「自然而然」；也就是說，我們會把在地常識看作是理所當然的事──例如乳房有硬塊可能是罹癌，太熱時不要喝太冷的飲料，曬黑代表健康，瘦比胖好，一天排便一次正常──這些都帶我們去理解病痛到底是怎麼回事，而有人用在地習俗的動作、表情、聲音或是字眼來表達病痛經驗時，又有什麼意涵。

　　所以，例如「痛」，我們就是透過身邊的人而了解的。然而，即使是淺表意義也可能很隱晦。例如頭痛，不同的文化、不同的歷史時期說法就不盡相同。其間的差別會帶出病患身邊的人對病患的反應的差別。就以北美社會說起頭痛的種種說法來看：「我頭

痛」，「我的頭好痛」，「我的頭呼呼敲響」，「我鬧偏頭痛」，「只是緊張性頭痛罷了」，「我覺得太陽穴脹脹的、沉沉的」，「好像額頭一圈都被繃得緊緊的好痛」，「我鼻竇在痛」，「我覺得頭皮像有針在刺」，「我轉頭會頭暈，像有塊紗蒙著眼睛」。每一種說法都給單純的「頭痛」塗上顏色和深淺。大半輩子都在鬧頭痛的人，他的頭痛關鍵字對他自己和家人都有特別的意義，偷聽的人永遠聽不懂。約定俗成的病痛用語和特殊用語，每個人使用起來的效用都不一樣。這些暗藏威力的字眼，功夫好一點的人使用起來可是能勾起別人的關懷、擋下別人的靠近、撈到時間獨處、傳達怒氣、掩蓋羞恥等等。

　　症狀的第一層意涵底下，暗含的是一般人對身體、對自我、對身體與自我的關係、對這些與個人私生活的關係所通行的知識。西方社會通常把身體看作是一個人分立的實體，是一樣東西，是「外物」，像機器，是客體，與思想和情緒是分開的。但是許多西方之外的社會，卻將人身看作開放系統，將社會關係連結到自我，是宇宙整體當中交相關聯的組成不可或缺的平衡力。情緒和認知是融合在生理功能裡的。「身體我」（body self）不是個人在俗世私有的領域，而是以群體為中心的神聖世界當中有機的分子，是「我」與他者（包括神聖）溝通的傳輸系統。

　　例如中國，較具傳統思想的人認為人身是小宇宙，與人世甚至天象的大宇宙會產生交感共鳴（Porkert 1974）；人身的**氣**與環境流動的氣是相合的。身體我的**陰陽**是互補的，與外在的眾人、自然的**陰陽**也有交互作用。情緒和體內的臟腑有密切關聯，臟腑又和氣候、時間、自然環境、社會政治秩序有關聯。他們有關病痛的概念，便是從這種天人合一的辯證思想來的。

　　再如印度，身體我在人際關係中是會滲透到實質面和象徵面的（Daniel 1984）。人身的脾性和外在的事物達到平衡關係，便擁有健康；飲食，還有他們根據乾淨與不乾淨的複雜分類而嚴格組織起來的社會階級，則是中介。例如他們認為母親在經期碰到子女會汙染子女，因為經血會滲透人體的毛孔（Shweder 1985），從種姓階級較低的人手中接下食物也一樣，因為不潔會滲入人體而對內臟造成汙染。超自然、神祕之類的力量一樣會滲透人身。

　　北美洲的納瓦荷族（Navaho）認為人體與納瓦荷世界實質存在的自然物象，有完美的美感和精神共鳴（Sander 1979; Witherspoon 1975）。人體便是自然物象的表徵，自然物象也是人體的表徵。類似這樣的觀念在中國（Unschuld 1985）和許多社會也都找得到。在這樣的社會裡，身體有恙也等於道德有虧；這是一個人的社交關係、文化精神失調的癥狀。希波克拉底（Hippocratic；c.460-c.370 BC）的醫學文獻雖然有些概念差別不小，但讀起來也看得出西方社會在古代對於人身、自我、世界也有類似的天人一體、兩相辯證的觀念。

　　社會面的意涵在人體的功能和經驗都會烙印，有時還會名副其實地留下記號，例如割禮儀式之類損壞身體的手段（尿道割禮、刺青、陰蒂割禮、斷指、劙紋），作為生命過渡的紀念或是團體、個人身分的標誌。澳洲原住民族便將個人所屬的圖騰，以劙紋（疤痕紋身）儀式刺進皮膚；也有人以宗系名（skin name）來區別所屬社群和個人的身分地位（Warner 1958；Munn 1973）。社會經驗也體現在我們對自己身體的感覺和經驗，還有自己給他人看的樣子（Turner 1985）。古代歐洲女性穿的束腰馬甲，既表達出那時代對女性的看法，同時也代表女性的社會地位。許多社會都將身體的左

半邊和女性連在一起——而且通常代表不潔、黑暗、陰溼、惡意等等，與身體屬於男性的那（右）半邊的良好屬性相反——身體經驗由此注入寓意，不亞於社會類別在性別加上的道德意涵（Needham 1973）。北美文化重視外表，強調光潔的皮膚、沒有體味、青春年少的身形、性感的身體曲線和姿態，在在都是資本主義的商業符號擴散而成的，這類符號的意涵也和文化體制一樣，帶著一個人對身體和自我的經驗轉向以群體褒貶為標準。其實，所謂「社會控制」便是這樣透過身體展示價值觀而內化到個人身上，政治意識型態也體現為身體的感覺和心理的需求。所以，要了解症狀和病痛的意涵是怎麼來的，就要先了解身體相對於自我與世界持有的是怎樣的正規概念。各地方的社會體系都內含這類觀念，限定著一個人對平常的身體功能該如何去感覺、如何去看待，如何去詮釋這些感覺和功能。

　　沒有人對自己的身體和內在會**從頭開始**去認識。我們每個人都是從旁人那裡學到自己應該注意身體的什麼狀況，又該如何表達（語言或非語言的），病痛也包含在內。例如飲食、漱洗、哭笑、平常的身體功能（吐痰、咳嗽、排尿、排便、經期等等），在各地的文化都各有各的特色（Nichter 1982）。我們對於疼痛要怎麼分辨、怎麼反應，對身體不適又該怎麼分類、表達，都是學習來的。而這類學來的語彙，通常也會用來表達其他的麻煩事情。例如胸口不舒服指的可能是焦慮、心絞痛、肺炎或是因為失去親人而傷心。緊張性頭痛可能有好幾種狀況：例如疲憊、頸椎慢性發炎、急性上呼吸道感染引發不適、糖尿病惡化，或是失業的困境、職場的壓力、夫妻失和以致了無生趣等等。同一個身體成語可以表達多種煩惱，不算罕見。生理不適的反應或是長期的醫學病症，都提

供了生理基材特定的條件，以便具體將不適（包括渾身乏力、呼吸不順、胸口發悶、肚子痛等）放大以表達多種煩惱。所以，不適的核心其實聚合了生理、心理、社會三重意涵，牢不可破（Kleinman 1986）。

病痛的語彙，是從身體功能、文化類別之間的動態辯證，從經驗和意涵之間的動態辯證，淬煉出來的。例如塞皮克（Sepik）一帶的新幾內亞（New Guinea）原住民族，生病了就要閉關，而且手法相當激烈（Lewis 1975）：拿灰燼、泥土塗抹身體，不得進食，一人獨處，以如此強烈方式表達病痛。有些文化表達病痛的方式可能就比較緩和一點，有的是要病人緘默忍耐。在印度某些群體表達病痛，與他們社會階級特有的比喻有關；也就是種姓制度的核心：潔與不潔。由這關係決定他們的症狀可以讓哪些人知道，要從哪些人那裡取得飲食和醫藥。例如傳統的婆羅門母親在經期若是遇到兒子生病，因為行逕屬於不潔，唯恐汙染兒子，母親反而不去碰兒子，也警告兒子不可以靠近她（Shweder 1985）。在印度還有其他不少地區，生病行為以及病人的照顧，就寫在一套分食和進食的規矩裡（Nichter 1982）；例如病人的飲食要以糾正失調的脾性為準進行調整，病人要由親屬、朋友依血緣和交情合力照顧，進行民俗醫療，共享飲食和民俗藥品（Janzen 1978）。有些沒有文字的小型社會——例如阿拉斯加的因紐特族（Inuit）、新幾內亞高原區的卡路里族（Kaluli）——生病這樣的事也表現了他們社會組織的基本原則：平等互惠（Briggs 1970；Schieffelin 1985）。所以依他們的規矩，甲要為乙做什麼事以回報乙為甲做過（或是應該要做）的事，以備日後乙又應該為甲做什麼事來回報。

我們北美社會一樣有這類身體的民俗觀念，也就是對一個人的

自我和病痛的症狀共通的觀念。不過，由於北美的生活型態、族裔和宗教背景、教育、職業、經濟地位等，多元又紛雜，因此，何者是一般都有的流行文化意涵，何者又只限特定的小群體獨有，就必須分辨清楚了。所以，這時要講的應該是主導一般人看待症狀的區域知識和關係體系，不同的地方在這方面可能有很大的差別。而在區域體系中，通行的意涵又可能因個人權利不平等，有人想要說服別人他們的煩惱有多大、需要更多的資源才能應付，就須想辦法周旋了。有人可能會把很明顯的異常強行否定成無恙，也有人是向重要他人尋求醫療協助，而運用言詞傳達煩惱的技巧高下，顯然也因人而異。（Beeman 1985）

　　一般人對病痛的理解，也會影響語言及非語言的表達。臉部表情、身體動作、難過的呻吟等，這些還算普遍，足以讓別的社群明瞭我們不太舒服（Ekman 1980）。還可以從一些小地方，看出個人過去的經驗如何、當下擔心的是什麼，又是怎麼實際應付問題的。這些特有的細節便是區域的民俗觀念會有的，對該地的風土人情不熟悉的外人可就看不透了。此外，這些獨特的語彙還會回頭影響一個人的煩惱（Good 1977；Kleinman and Kleinman 1985；Rosaldo 1980）。

　　例如，聽一個人形容他是怎麼頭痛的，大概可以判斷他是偏頭痛或緊張性頭痛，因為感覺「緊繃」或是痛得「好討厭」、「好慘」、「被人拿棒槌打」、「一直在跳」、「有人拿鑽子在鑽」、「好痛」、「像要裂開了」、「痛到看不清」、「受不了」、「真要命」。由這些語言可以詮釋說話人的狀況，有怎樣的感覺，希望聽話者有什麼感覺。（說話者同樣也在詮釋自己說的話以及對方的反應，得出的詮釋反過來又會影響自己的症狀）。這就證明了文化

何其繁複精妙，大家描述起症狀，就淺表的意涵有各形各色的理解。（例如奈及利亞的精神病人常會說有螞蟻在腦子裡爬，這是他們文化獨有的說法〔Ebigbo 1982〕）。古羅馬醫師蓋倫（Galen, 129 - 200 CE）說：人體冷熱以及體液平衡、失衡，是西方民俗文化的基底（connotes）。我未必搞得懂，但我聽懂有人說他「著涼了」，想要喝一點「熱的」，也要穿得暖和一點，免得已經著涼了又再受寒。我們在這方面的理解，是建立在源遠流長的文化常規上，所以俗話說「著涼要吃、發燒要餓」，到了沒有這類知識的地方，那裡的人聽了只覺得莫名其妙（Helman 1978）。

　　不過，這類淺表意涵顯然也不是千篇一律。像你說你的「頭裂成兩半了」，我未必抓得準你的意思，因為我覺得我對你還沒熟到搞得清楚你到底在說什麼。你這人平常的性子是忍得住病痛還是有一點慮病症？比較憂鬱？喜歡擺佈別人？了解你是怎樣的人，會影響我怎麼詮釋你陳述的不舒服。雙方的關係會影響我對你說頭痛的反應。這裡說的關係，包括過去我對你（還有你對我）有過怎樣的回應，外加彼此對當下情況的了解；若是慢性疾病的狀況，還會將先前好幾百例的回應和處境建立起來的模式納入參照。我對你表達的不適會怎麼詮釋，是由我們在你病痛期間的日常互動模式建立起來的。其實，病人陳述不舒服的用語，會成為醫病關係用語的一部分。因此，症狀本身在表面的意義，也隱藏在我們日常生活交織的種種意涵和關係當中，包括我們在互動中重建自我。這使得表面的症狀也成為豐富的隱喻體系，內含多種類型的溝通。

　　由症狀的意涵就推演出診斷符號學。病人陳述不適（病痛的症狀），醫護人員要解讀成病症的徵兆。（例如病人胸口痛，醫師解讀成心絞痛——冠狀動脈疾病的徵兆。）診斷這件事就是在

搞符號學：先分析一套符號，之後轉換成另一套符號。幾種不適連結起來可以詮釋成症候群；也就是在一段時間內陸續出現幾種症狀，依其間的關係判定為獨立的病症。門診醫師做的便是偵察特定的病徵——觀察線索，由線索帶出隱藏的病變——以此判別特定的病症。所以，臨床診斷的詮釋有這樣的偏向，表示醫病的互動是建立在偵訊這樣的關係上（Mishler 1985）。也就是說，病人想什麼不重要，病人說什麼才重要。由於基礎醫療作出的診斷，百分之八十完全出自病史，**病歷**（醫生依病人陳述的情況收集的紀錄）因而絕對重要（參見 Hampton et al. 1975）。病人陳述的病況成為文本，由診斷的醫師來解讀。只不過醫師的醫學訓練，可沒要他們懂得拿一組組各具特定意涵的用語，來回想、反省地解讀。醫學院是把他們教導成天真的現實主義者，像著名偵探小說家達修·漢密特（Dashiell Hammett, 1894 - 1961）筆下的私家偵探山姆·史拜德（Sam Spade），認定症狀便是線索，能帶人找到病症，是「自然」的作用必然會留下的鐵證，是找得到、挖得出的實物。沒人教導他們懂得，生理的作用只能透過社會建構的分類才有辦法認識，而社會的建構又和生理失調一樣，會局限人的經驗。一般醫師的思考方式，適合的是物理科學牢固建立起的知識，而不是瀰漫緊張多疑的醫學。

這麼一來，既然醫師學是要去想「真實存在」的病症，有其「自然」的病史和確切的結果，醫師也就覺得慢性疾病很棘手、很討厭了。他們學的就是不要輕信病人對病痛的說法以及他們對前因後果的看法。病人的說法和解釋說不定也屬於病態，可能會把醫護人員的判斷帶偏了。所謂「**診斷專家**」（specialist diagnostician）不會把病人的主觀敘述當成有理有據的事來看，除非可以量化，他們

才覺得好像「客觀」一點；只是這樣可能會導致慢性病人的照顧工作走得不順利。可想而知，慢性病人也就這樣成為醫師的燙手山芋，搞得病人也覺得自己在醫療體系裡是個麻煩。生物醫學專家認為病痛的經驗不值得考慮，這樣的經驗只會把病態生理變化的跡象搞得模糊不清。然而，照顧慢性病人的人要是想當個稱職的醫者，所要照顧的正是病痛的經驗，這是「獨立自存的象徵」（Wagner 1986）。正視病人的病痛經驗——接納為有理有據的敘述，以同理心去檢驗——是照顧慢性病人最重要的工作，但因為慢性病重複出現、少有變化、長年不去，這工作因此特別困難。循縱向的病程來詮釋症狀，是在詮釋一套不斷變動的意涵，體現在生活經驗當中，了解之道，便要循民族誌的觀念去了解其間的關係脈絡、指涉的對象以及經驗的歷程。

文化意義即意涵

有的症狀和不適要是在某一時代或是社會帶著文化標記，那病痛的意涵便還有第二層意義了。這樣的症狀和病痛落在特殊的類別裡，帶著格外強大的文化意義，往往還是帶著汙名的意涵。北美沒幾個人真的見過或聽過有人得了麻瘋病，但這疾病在西方世界的集體意識中是罩在恐怖氛圍裡的，以致北美聽到身邊有人罹患麻瘋病，無不驚駭、恐慌。也就難怪人人聞之色變的這疾病要去汙名，改稱「**漢生病**」（Hansen's disease）了。

中古時期末年，黑死病（腺鼠疫，bubonic plague）肆虐歐洲，導致死亡人口達四分之三，相當驚人。黑死病因而成為邪惡和恐怖

的代名詞，說它是：上帝的憤怒、人類的墮落和痛苦、死亡及永生的靈魂得到解脫等等（Bynum 1985；Gottfried 1983）。不論黑死病對某一群體有什麼宗教意義，都敵不過這詞彙在受害遭殃的病人及家屬強烈至極的實際意義。一旦被貼上黑死病的標籤，家人、鄰里全都跟著遭殃，不僅被隔離、孤立，打成社會棄兒，對社會也是極為重大的威脅。但如今大家幾乎不覺得鼠疫這詞有什麼意義，也成為傅柯（Michel Foucault, 1926 - 1984）闡述，意義會與時俱變的明證——傅柯以西方世界的瘋癲為例，說明疾病雖然會在病人身上被貼文化標記，但這標記會隨時移事遷而有重大變化（Foucault 1966）。大流行的瘟疫消失不見了，對這樣的變化想必也是重要的助力。

　　美國在十九世紀晚期所謂的「鍍金年代」（Gilded Age），因事業、家庭責任的自信危機而引發歇斯底里、神經衰弱、神經質焦慮一類的空想癱瘓症，算是時代的產物。這樣的病，透露北美落居十八世紀的理想和農村小鎮的生活型態，到了那時候朝著二十世紀工業資本主義文化轉進，急速的變遷步調導致中產階級瀰漫無力感（Drinka 1984）。當時非常重視社會大變遷對個人的影響，一般以資產階級和上層階級的男女居多，一般對這類症狀的看法正反面均有，認為這是社會完全現代化，社會分子必須付出的代價。

　　這裡再舉一則文化標記的例子來看：巫術。早年在新英格蘭的清教徒社會，行巫術的指控可是凝聚了當時種種恐懼之大成，包括不守禮法、自私自利、反社會、性之類的危害等。行巫術的罪名反映當時極欲控制猜忌、嫉妒心理的偏執，同時由此來解釋為何明明有嚴厲、公正的上帝，世界還有災厄和罪孽。二十世紀非洲的部落社會看待巫術一樣著重在猜忌、嫉妒和災厄，只不過非洲強調的是

人而不是撒旦帶來的惡。巫術在非洲部落的背景，也透露他們重視的是繁殖、村落團結是否受到威脅（Turner 1967；Janzen 1978）。而古今兩邊的社會要是出現惡疾，看不出因果又無法預測，和巫術一樣，那麼巫術也都是重要的解釋模式；此外，遇上看似不公不義的災厄和早夭這類事時，巫術也是凡人施展控制力可以用的魔法。

　　中國社會以前有上千年的時間，有幾類精神疾病被特別標記——稱精神錯亂為**瘋病**（gengbing）（Lin and Lin 1982）。即使到了現今，精神錯亂依然帶著汙名，不僅得病的人沾上汙名，一家人也連帶遭殃。例如媒婆一般都會打聽家族是不是出現過瘋子，若有，這戶人家可就不適合談親說媒了。像中國這樣以家族為中心的社會體系，這可是糟糕透頂的事。在當今的中國大陸和台灣，甚至比較重視傳統思想的美國華人中，思覺失調和躁鬱症依然是很大的恥辱，帶著多種不利的汙名。這類重視家族的文化，家屬往往將病人送進療養院或是隔離到別的地方。得了精神病，中國人認為實在太難堪了，以至於「神經衰弱」這樣的委婉用語，在中國直到一九八〇年代都還十分流行，西方社會、其他非西方社會大都早已淘汰不用了。這樣的說法是以眾所接受的生理疾病標籤掩護，遮蓋大家覺得不好、還沒辦法接受的精神問題。我和妻子一九八〇和一九八三年在中國進行研究（Kleinman 1982, 1986；Kleinman and Kleinman 1985），發現「神經衰弱」一詞背後其實還含蓋著不能講破的其他問題，特別是政治、工作、家庭有重大危機而引發消沉和隔閡。我們在中國研究時有一件神經衰弱的個案，寫在第六章說明病痛的文化意涵。中國人的個案與北美、歐洲十九世紀晚期、二十世紀初期的神經衰弱個案，是明顯的對比。雖然神經衰弱基本是屬於「生物心理社會」這樣的問題，在每個社會透析出來的意涵

都算獨一無二，但是，也有許多例子看得到神經衰弱的社會圖像是放在「疾病」（sickness）裡的，而且傳達的意涵完全一樣。

這時期的西方世界，最具象徵性的病症大概就屬癌症、心臟病以及新興的性傳染病——皰疹、後天免疫不全症候群（AIDS，俗稱愛滋病）。癌症——依然是惡性強大、看似隨機出現而且泰半無法控制的問題——直接危及二十世紀晚期美國社會的主流價值。我腦子裡浮現的特定價值，包括原本混亂的人類問題轉變成封閉的實際課題，是技術處理得來的，而不是轉變成開放式問題而且有道德目標。癌症是個警示，令人惴惴難安，提醒凡人在世間的處境始終帶著些許不可知、不可測、不公平，頑強不去——這些全都是價值的問題。癌症迫使我們面對個人無法決定自己或是他人生死的事實；癌症點出了我們對於自己所在的世界，泰半無力解釋或是掌握。說不定推到最根本，癌症象徵的是我們不得不對「為什麼是我？」這問題，找出科學沒辦法給出的道德解釋。癌症的意涵也滿載不可見的汙染物為人類帶來的風險，例如游離輻射甚至飲食中的化學成分。這些威脅健康的含義將長久以來的汙染恐懼，融入現代人以有毒廢棄物毒害環境的**人為災難**。這樣的含義揭露我們無力控制科技進步帶來的後果。至於一般流行將抗癌藥也看作是毒藥，也將癌症從成因到治療無不危險的畫面再擴張，好像連生物醫學的技術也被牽連成為危險因子了。

所以，我們的處境和前人的假設正好相反，我們這時候可是知道的愈多，環境對我們的威脅就愈大。而心臟病和癌症一樣，也牽涉到我們的生活型態，替我們決定該吃什麼、該做什麼。心臟病點出了科技變化的腳步愈來愈快，經濟因此瘋狂運轉，連累到人類的生理運作跟著混亂。心臟病也指明人格類型對健康有何風險（事

實上，自戀型人格卻像是資本體制為了功成名就而特地打造的人格）。心臟病道盡我們生活無所不在的緊張壓力，親密人際關係的疏遠，日常繁忙的工作也導致我們的休閒活動少了，長時間的體力活動也減少了（Lasch 1979；Helman 1987）。

　　一般人對每一問題的反應，在在透露美國社會的諸多價值觀。不適和病症的症狀源起自社會，我們卻拿來當作醫療問題。我們以改變生活型態這樣的思路，把責任怪在受害的個人頭上。至於位在公衛底層的基本問題，如吸菸、接觸致癌物、性濫交，還有說得好聽的「避不開的壓力」（Taussig〔1986〕說是現代社會的「神經緊張」系統），這些都是鐵錚錚的問題所負載著價值觀，我們可就避而不提了。癌症和心臟病二者都加強了我們對時代的危機、對災厄的人為起因，有更清醒的覺察。大家雖然看出疾病（sickness）代表社會秩序出了差錯，政府的回應卻打亂大家的看法，改用狹隘的技術問題來取代（也就是僅以醫療來看待）。我們到底在做什麼，還有更好的借鏡嗎？

　　生殖器皰疹和愛滋病也和癌症、心臟病一樣，可以說是為罹病的個人套上了特定的文化意涵（Brandt 1984）。皰疹和愛滋病如同以前的梅毒、淋病，將病人貼上痛苦（後者還會致死）的差辱標籤，寫著濫交不軌。一般人對這類病症的反應，同時也點出資本主義社會來到後工業時代，主流的商品性意象其實隱藏著雙重標準：一來認為個人有敗德濫交的自由權，但又擺出狡猾的偽善，標榜高道德的消費價值觀，譴責濫交的後果。這些病症確診之後，其意涵還帶著打擊：「她得了乳癌，活不久了！」「我得了冠狀動脈疾病，沒辦法再工作了！」「她男朋友得了皰疹，不吭一聲還傳染給她！」「你想得到嗎？住在街尾那人得了愛滋病。你知道這什麼意

思吧？」每句話都把病人置於明顯可見的框架裡，佈滿意義重大的種種特定涵義，既是病人必須面對的，我們這些病人身邊的親友也一樣要面對。這些疾病的意涵包括害怕天不假年便告早逝而且過程拖磨，害怕治療有損外貌，連帶失去身體和自我的形象，害怕沾上自作自受才會生病的惡名，害怕一般人對同性戀的歧視眼光，諸如此類。這樣的框架是貼了文化標記的病痛長出來的，是主流社會施加的象徵，一旦套在個人身上，嚴重破壞個人的自我，且無法輕易剔除。

至於沒那麼嚴肅的文化意涵，可以拿北美一般民眾對高血壓的看法為例。丹・布倫海根（Dan W. Blumhagen, 1980）的著作為我們勾畫西雅圖地區的門診病人對高血壓的看法，這群病人都有大專學歷且多半為中產階級。而這一堆外行樣本認為，「高血壓」的意思就是壓力太大，未必是生物醫學用這名詞在說的血壓太高。由布倫海根的研究可知，北美地區的高血壓患者有很高的比例不肯遵照醫囑用藥，原因大概就在這批外行樣本對高血壓這樣的解釋。醫師認為要有效控制高血壓，最大的障礙便在病人不聽醫囑指示。病人覺得「很緊張」的時候才認為自己血壓高了，會乖乖用藥；不覺得緊張便認為血壓不高，不需用藥。這裡的「病痛」模式正好是「疾病」模式顛倒過來。高血壓的治療目標是每天都要將血壓控制在正常值內，不管緊不緊張、有沒有壓力。儘管臨床和傳媒不斷進行衛教宣導，這樣的民俗樣本在北美社會似乎仍是很普遍的狀況，因而對醫療有重要的意義。這情況消滅不了，正顯示疾病的文化意涵有多強的持續力。

疾病不僅承載著文化價值的標籤，症狀也有其文化意義。例如中國的醫學古籍對「頭痛」、「暈眩」、「乏力」特別注意，同樣

的症狀在現代中國的門診也是醫師、病人特別會強調的（Kleinman 1986）。法國語言學家埃彌爾・班文尼斯特（Émile Benveniste, 1902 - 1976, 1945）曾有一篇研究報告，現在依舊有爭議，他將症狀連上古代印歐語系社會的三分工組成，指受傷、失明、「無力—疲憊—虛弱」這樣的複徵症候群（complex）在西方社會有特別的標記，各自與軍事、祭司、農耕的功能有關。當今北美有慢性疼痛這種流行病，說明疼痛在目前這時代有其特殊意義，似乎搶了神經衰弱「無力—疲憊—虛弱」的鋒頭。北美文化強調個人自由、追求快樂，在許多人心裡說不定等於擺脫疼痛折磨的保證。非工業化社會大多認為疼痛是生活中理所當然的一部分，應該默默忍耐，與這樣的涵義形成極為明顯的衝突。

我們說的不僅是某些文化以及歷史背景會特別重視某些症狀，我們說的是所有的症狀，如我先前已經提過的，其意涵都是由某一地區的人群依他們有關身體、病理的知識在決定的。所以，中國人說沒力氣，就有少了生命元氣的意思，**氣**是中國傳統民族醫學的核心。中國人對於精液損失過多，例如自慰或是房事過於頻繁，一般都會相當焦慮，因為精液有**精**，也就是**氣**的精華，損失精液就等於損失精氣。以至於損失精液在中醫理論是有可能危及性命的。由於有這樣的想法，比較傳統及保守的中國成年或年輕男子，對於夢遺以及其他類型的遺精都特別害怕；這樣的看法就與當今西方男子的看法大異其趣了，西方人認為這情形有其益處。南亞的阿育吠陀醫學（Ayurvedic medicine）認為，男性、女性都有精子，「白帶」（leucorrhea）對女性而言，便如男性遺精一樣教人擔憂。依照生物醫學理論，女性根本不可能損失精子，由此可見病痛和病症之間的語意鴻溝有多大。

　　人類學和跨文化精神病學的研究文獻中提到的文化標記症狀，還有像墨西哥、亞洲幾處地區認為：驚恐會害人「失魂落魄」，南美、北美有「神經病」，東南亞地區害怕陰莖縮小的「縮陽」，馬來人有因為受到驚嚇而不由自主去模仿、跟隨別人動作的**拉塔症**（latah）。這類**文化風土病**（culture-bound complaint）的症狀，形形色色，無奇不有（參見 Simons and Hughes 1985）。

　　以北美社會如此多元複雜的組成，看得出來疾病的症狀不僅在社會整體有其特殊的意義，依階級、族裔、年齡、性別劃分的生活型態也各有其意涵。中產階級的白人婦女對於更年期的症狀特別苦惱，但其他文化少見婦女對更年期有何嚴重的不適，也不覺得這樣的生命過渡算是疾病（Kaufert and Gilbert 1986；McKinlay and McKinlay 1985）。更年期的不適，其實是傳播媒體和醫界為了**經濟因素**而特別放大看待的。更年期的症狀打入北美流行文化，標記的是北美社會浸淫在崇拜青春、性感的商業文化，因而害怕青春不再、性感消逝。經前焦慮症也一樣；世界其他地方還有美國的傳統民族，對這樣的症候群大多聞所未聞，但在北美中產階級白人卻愈來愈平常了。西方世界外的醫師認為這樣的經前症候群，在在證明美國中產階級不願忍受絲毫的不舒服罷了，即使這不適並不嚴重也不算異常。然而，這件事的文化意義說不定要從西方社會傳統對女性生殖和女性魅力的看法有強烈矛盾來理解。阿帕拉契（Appalachia）一帶的農村黑人和貧窮白人婦女說的「高血壓」、「吃糖」、「掉髮」、「神經質」等，對東北部的都市人來說，一點也不重要。由這點來作這群人口的身分證明，跟他們說的方言（Appalachian English，阿帕拉契英語）一樣有效（Nations et al. 1985）。洛杉磯的墨西哥裔勞工說**失魂**（susto），紐約波多黎各族

群說**被妖魔鬼怪附身**，波士頓的海地移民**行巫毒**（voodoo）法術，邁阿密的古巴裔勞工說「氣」、「冷熱不平衡」，近年從拉丁美洲移入的難民說的邪眼（evil eye），都有類似的看法。這樣的字句一說出口，就明白表示這人的族裔、階級以及新近移民的身分。**醫師也應該將這些看作是重要的文化差異，須仔細納入評估**。只不過最常見的反而是勾起一般人對不同族裔的刻板印象，以致在醫療照顧投下不好的影響。

　　文化標記的病痛意涵，隨著時、地變遷有變也有不變。乳房出現硬塊指的是什麼，不再只限於北美比較有錢、書讀得多的婦女才會知道。老菸槍久咳、哮喘在生理學大概是什麼意思，現在的人也比過去了解得多。但血痰、熱潮紅、清秀蒼白這些狀況，愛讀十九世紀西方文學者耳熟能詳，知道是肺癆的症狀，如今在通俗文化裡也少見了。若將這些不適各自分開來看，在衣索匹亞人的意義與波士頓人大相逕庭。急性病症、饑饉、傳染病猖獗的地區，慢性病在當地人的集體意識中不太被重視，不像有的社會已經從傳染病轉成慢性病才是病痛和死亡的主因。

　　中年男性在意禿頭和性無能，青春期男性在意青春痘和長不高，青春期和成年的年輕女性在意過胖、飲食失調（厭食症、暴食症），老年人在意整容——無一不帶著文化標記，透露現代西方社會自戀的心理。有廣場恐懼症（agoraphobia，不敢離開屋子）的人蟄居在家不肯出門，有個說法說這是西方婦女對於出外工作、還是居家當主婦難以抉擇，產生的矛盾心理（Lettlewood and Lepsedge 1987）。目前，北美民眾注意的焦點是阿茲海默症（Alzheimer's disease），認為這是老化對獨立自主的生命所作的最後一擊，備極難堪。此外，將酗酒改標記為疾病，將虐兒看作是家庭病態的症

狀，一樣是西方社會醫療化擴散的事例；先前標記為道德、宗教或是犯罪的問題，原本就以道德、宗教、犯罪問題來處理，如今重新判定為疾病，也就改以醫療技術來處理了。這樣的問題像是打開了窗口，供人一窺西方社會重視的文化課題和衝突在哪裡。

在此將我們的論點扼要再說一次：病痛的文化意涵會為病人套上標記，強加上意義，病人既不想要也不太抵擋得了或是應付得來。而套上的標記可能是汙名也可能像判了社交死刑，不論哪一種，其意涵都躲不得了的，即使有的意涵比較模糊，當事人憑他在地方文化體系裡的地位有辦法大幅扭轉，也還是一樣。個人要抵抗或重建病痛的文化意涵，手中的資源不會相同。病痛的意涵為病人、家屬、醫師帶來的麻煩，在在都和身體的損傷一樣棘手。

這類病痛意涵還有一點必須注意：病痛的文化意涵會將病苦塑造成特定的道德或是精神磨難，不論病苦是塑造成失去希望的儀式，塑造成受苦或失去應該如何承擔的道德範式（如《聖經》記載的約伯〔Job〕），還是塑造成人類存在終極的困局，教人孑然一身流落在沒有意義的世間，各地的文化體系都有神話的理論架構和既有的儀式腳本，可以將個人承受的磨難轉化為群體認可的象徵。

德國現象學家漢穆‧普列斯納（Helmuth Plessner, 1892 - 1985, 1970）針對「受苦」指出了這點文化意涵，他認為，在現代歐洲或美國，病痛讓生病的人領悟到，西方世界的人世處境基本上是分裂的；也就是每個人既等於自己的身體，也擁有（感受到）一具身體。依這樣的說法，生病的人既等於是他自己生病的身體，也知道他有一具生病的身體，這一具生病的身體不等於他的自我，他看這一具生病的身體就像在看別人一般。所以，生病的人既是他得的病，但也與他的病隔了一層，甚至是抽離在外的。美國作家艾略特

（T. S. Eliot, 1888－1865）提出**感性解離**（dissociation of sensiblity）時，也許就是在想這狀況（引述於 Rycroft 1986, 284）。現代西方文化的走向，正推著我們依循這樣的交互關係去感受痛苦：既以真實感受為自己的感受，又以旁觀的自己去看待這樣的感受。所以，在疾病直接體現為生理作用、間接體驗為人類現象（因而滿載意涵）——例如看作是從身體我抽離出去的一部分，看作是解脫的途徑，或是難堪、哀傷的來源——二者之間的空隙，不妨說是由文化填補起來。病痛會帶上「受苦」的意涵，便是因為身體和自我之間還夾著一層宗教、道德或精神的文化象徵，所謂的「苦」，便是由這樣的關係而來。只要西方身體、自我二分的經驗，在這世紀被夾帶成現代化中的心理成分一直朝外輸出到世界各地，病痛的經驗和意涵二分的狀況，說不定還會變成普世皆然，至少備受西方價值影響的地區會是如此。

　　再以社會學的角度闡述這問題。依哲學家阿佛雷德・舒茲（Alfred Schutz, 1899－1959, 1968）的看法，我們可以說社會裡的每個人在這世上的言行舉止，在日常生活的大小事情都是以常識常理作觀照的架構。這套觀照架構來自地區的文化體系，是該地區有關社會現實的通行看法（因而也在複製社會現實）。我們之所以會為經驗創造意涵，而不僅是發現意涵，就因為我們在現實世界遇上了實際的橫逆，例如資源分配不均，或是生活原本就有問題無法逆料、由不得人之類的障礙。一般人遭遇人生的重大橫逆——孩子、父母、配偶去世，丟了工作或失去住所，罹患重病，重大殘障——這樣的打擊，會導致原本看待世界的常理觀照架構一下子崩潰（Keyes 1985）。這時的人生進入動亂期，逼得我們必須改用別的觀點來看待自己遭遇的事。若是倫理方面的困擾，可能就從道德

面來解釋，尋求控制；要是遭遇不幸，就可能從宗教面來理解，尋求解脫；當然也有從醫療角度來應對的，而且還會愈來愈多。傳統社會對於人生遭遇的急難、不幸，有共通的道德和宗教觀照架構來將焦慮定在既有的社會體制當中進行控制，把危難繫在終極意義的網絡當中。但到了現代零碎、多元的社會，焦慮日漸無所依歸；我們的祖先原有共通的道德和宗教意義可以帶領他們走過苦痛，但這時代卻只能任由個人自行其是，各自創發意涵來取代（參見Obeyesekere 1985）。面對不幸的遭遇要怎麼詮釋，少了眾所奉行的權威依據，在現時代就**注定要把問題朝醫療的方向推進，轉而以醫療保健的專業和科學作為文化權威，為困境找答案**。然而，以醫學或科學來觀照，無助於處理受苦的問題：當代的生物醫學以及其他助人專業對於疾病都沒有目的論可言，無法處理受苦引發的困惑、秩序、善惡之類的問題，而這類問題又很像是人類處境本然固有的。現代的醫療體制以及其間的助人專業走的方向，看得出來是將病苦看成機械故障，進行技術修理就好，以致**只顧著為病症這問題安排治療，而不管病痛這難題是不是該在道德（或精神）方面做出有意義的回應**。

臨床和行為科學研究未曾針對病苦劃分出類別來描述；這原本是病人、家屬因為病痛而有的經歷當中與人的關係最濃密的，卻沒有通行的做法可茲記錄。症狀量表、問卷調查、行為檢核表的功用是將功能障礙、失能進行量化，生命品質流於可有可無，關於病苦還噤聲不語。從這樣的研究浮現的病人、家屬身影，注定蒼白單薄，雖然依科學標準是可以複製的，但存在的本體是無法成立的；其意義是統計數據上的，無助於認識，甚至還是危險的扭曲。不過，評估病苦需要的不是在自評問卷或制式面談加幾道問題就好，

而是需要以完全不同的手法從病痛敘事提取有效的資訊，才勾畫得出來。民族誌、生平、歷史、心理治療——都是合適的研究途徑，可以認識個人的病苦。循這樣的途徑，才能在表達身體疼痛、精神症狀的簡單字詞裡，聽出另有複雜的內心語言，傳達著病痛纏身為生活帶來的傷害、絕望以及精神上的掙扎（還有勝利）。探求這樣的了解，其真切實在每每教人泛起感性的共鳴，而肅然起敬。生物醫學和行為科學研究可有量尺能用在這樣的生命品質？少了這樣的了解，醫學推演出來的專業知識真能符合病人、家屬、醫師的需求？

　　病苦的難題為病人、為社會群體帶來這樣的兩大問：一、「為什麼是我？」（困惑不解），二、「那要怎麼辦？」（要求秩序和控制）。綜觀不同文化有關治療的見解，都跟宗教、道德一樣為病人還有親友在困惑的渡口指點迷津，狹隘的生物醫學模式卻對病苦這一面避而不提，和它對（相對病症而言）病痛置之不理差不多。所以，門診醫師的難關就在於跨出生物醫學的界線，擴大專業的架構，加進其他模式——例如生物心理社會模式或身心模式——另也可以持道德的常理以及特定的宗教觀念，站到病人那邊去。只不過在醫病關係注入價值觀，填上道德精神的空缺，說有多麻煩都不算誇張，因為一般製造的衝突比解決的要多。醫師的價值觀未必就是病人的價值觀。道德或宗教觀念要是狹隘又特殊，搞不好反而把家屬趕得更遠，有害而無益。只是，還有其他的選擇嗎？

　　想像一下，道德觀或宗教觀要是相通，一群人便有了共同的立足點去回應病苦。佛教、中古基督教神學的價值觀，不會將受苦看作是全然沒有價值的經驗，不值得去處理或應對，反而認為這樣的情境正是文化作用可茲著力以超脫病苦和生死的契機。先前提過，

十四世紀歐陸因黑死病肆虐人口銳減，前所未見，人生何以受苦這樣的困惑不斷湧現，既質疑疫癘的意義也質疑防疫的措施，造成撼動社會根本的重大危機。當時社會因應的對策，便是鞏固宗教、道德的核心意義，畢竟窮凶惡極的疫癘直接命中的便是這些，同時啟動當時僅有的幾項社會和技術防治措施。到了我們這時代，人禍的大難一樣帶起何以受苦的困惑，然而，我們社會因應的對策，幾乎全以「理性—技術」操作為限，目標定在防治的實務，而不太注意其間的深層意義。其實，有關風險的科學論述，一般人會有所曲解，一大原因便在於一般人會從質的方面，以絕對、個人的（不是隨便選的）語詞，將科學家對風險在總人口當中的隨機分佈曲線重新詮釋；也就是說，科學的風險變成困惑的問題有其文化意義，其種種問題始終會站在最前面，縱使專業（還有社會）費力要將其內含的意義和價值從醫療的算式當中剔除，都不會改變。受苦一事，不是生物醫學輕易便能推到一旁不管的；受苦始終位在病痛經驗的中心，是臨床醫療關係緊張的核心。

第二章

病痛的個人、社會意涵

不科學的說法可能——也真的——常有兩面的意思、暗含的意思、沒想到的另一層意思，會暗示，影射，有的時候意思還與表面講的完全相反，尤其是搭配特定語氣時。

英國精神病學家查爾斯・萊柯洛夫特

（Charles Rycroft, 1914 - 1998）

（1986, 272）

我們對別人做的事要得出確切的分辨和理解，向來會把事情放進一組口述歷史的脈絡去觀照，這組口述歷史涵蓋當事人以及他們行動、受苦的背景。

蘇格蘭哲學家阿烈斯泰爾・麥金泰

（Alastair MacIntyre, 1929 -）

（1981, 197）

生活世界即意涵

　　病痛有第三層意涵，而且是理解慢性疾病不可或缺的要件，本書之後的篇幅大部分在闡發這一層意涵，推展這層意涵與治療的關聯。因為慢性疾病的病，就箴在病人的生命軌道裡，收攏在具體的生活世界裡。病痛便如海綿，從病人的世界將個人和社會的意義吸納過來，有別於病痛的文化意涵是將意義推送到病人那裡，這第三層意涵是病人切身的，將最重要的意義從個人的生命轉移到生病經驗。

　　例如，北美有一名上了年紀的企業高層突然心臟病惡化，和他六個月前喪偶、近期又酗酒應該脫不了關係，外加他和子女為了家族企業的控制權發生嚴重的衝突。害怕死亡將至，對於自己是位失落教友感到慚愧，再加上他一輩子始終害怕自己會淪為消極依賴、任人擺佈的棋子而心理衝突——這起源於他有個嚴酷專制的父親，給了他很大的打擊——再再匯流到他的病況裡。他害怕的這些，都成為病痛經驗排除不了的因素；深恐嚴重失能，子女又勸他去住養老院，兩個因素相互影響下，導致他舊病復發。走到生命的晚年，對於自己人生的故事必須做個總結，為生命有過的重大失落釐清意義，這是極為強大的需求，對他的病情無異火上加油。他在生命軌道留下的經驗和象徵等細節——由裡而外一層層寫上，像一卷重重複寫的羊皮紙——編織成獨一無二的意義網，記下個人在慢性疾病的個別體驗。世間眾生無不如此。

　　這類病痛的第三層意涵以個案來說明最好。所以，接下來我要以簡短的小故事來勾勒這樣的意義網，看看生病的經驗與生命經歷

是怎樣聯繫起來。在這裡病痛的意涵和病情惡化的進程，和病情在
生命軌道的幾處重要關口出現棘手的併發症，都有關聯。它的中心
意涵是失去，這是慢性病意義中常見的。醫療在此也像是病人哀悼
的機會。接下來幾章介紹的個案，對此會作詳細說明，也以這裡談
的第三類病痛意涵為主；不過，既然個案都是真人真事，自然也會
夾帶其他的內容進來。但我認為個人和人際的意涵才是病痛這件事
在臨床醫療最重要的意涵。其實，唯有放在長篇的個案描述裡去觀
照，我們才能完全領會病痛這件事在個人和社會的意涵。這一段段
截頭去尾的小故事，給的不過是浮面的一瞥，讓大家看看病痛是怎
麼吸收及加強生命的意涵，同時又帶出新的情境需要新的詮釋。

個案：愛麗思・艾考特

　　愛麗思・艾考特，四十六歲，白人女性，基督新教教友，住
在美東新罕布夏州（New Hampshire），有幼年糖尿病（juvenile
diabetes mellitus）病史合併心血管疾病。[1] 因左腳壞疽潰瘍而做膝下
截肢，恢復期間由主治醫師轉介來進行精神評估。她動輒落淚、傷
心，醫師和家人都覺得依她常年宿疾的背景，她這次的反應與先前
大相逕庭。

　　艾考特女士結婚二十三年，丈夫是新罕布夏州小鎮的金融家。
她的家族一連三代都生長在這小鎮。她十歲時出現糖尿病症狀，由
鎮上僅有的醫護人員提供治療。她與丈夫是童年認識的青梅竹馬，

1　本文所述個案皆為假名，以保護隱私。地名、地區還有一些細節也經變造，
　　以利匿名和保密。此外，個案的病史一概出自門診的面談紀錄，或是在病人
　　的住家以及求醫的診所與病人面談的研究檔案。

有兩個孩子（安德魯，二十歲；克里斯丁，十七歲），在小鎮堪稱
社區領袖，主管鎮上的公立圖書館、歷史學會與賞鳥會。

愛麗思從十歲到十八歲，年年至少因糖尿病住院一次，其中兩
次是因糖尿病昏迷、再幾次是外源性胰島素引發的低血糖；如今她
用藥已經超過三十五年。她十八歲離家上大學，到二十六歲生下長
子，期間未曾再住過院。她學會日常自行控制病情，這點符合她獨
立自主的性格和家教。雖然明知懷孕可能導致糖尿病情惡化，她兩
次懷孕也確實有過麻煩，但還是生下兩名正常的孩子。

到了三十歲，愛麗思的視力出現問題，鎮上的醫師診斷是糖尿
病性視網膜病變（diabetic retinopathy）。多年來她一直在波士頓的
麻州眼耳專科醫院（Massachusetts Eye and Ear Infirmary）治療這問
題，最近還做了雷射光凝固治療（laser photocoagulation therapy）。
視力雖然惡化，但還能閱讀、開車，日常生活瑣事幾乎沒有不能處
理的。到了四十歲，愛麗思的左腳有一腳趾出現壞疽，遭到切除；
四十二歲，又再切除另一腳趾。

兩年半前，她開始覺得快走時兩腳會痛，醫師診斷為間歇性跛
行（intermittent claudication）；是循環不良引發的運動疼痛。後來
透過運動、放鬆、漸進式拉長走路時間，控制住病情。我們初次見
面前十二個月，她如果走路快一點或走樓梯，就會胸痛（心絞痛／
狹心症）。一開始她不願正視這問題的嚴重性、是什麼原因造成，
儘管她高齡八十歲的母親三年前得了狹心症。直到她的情況愈來愈
糟，引起家人和朋友的關切，她覺得不看醫師實在說不過去。作過
心電圖和運動心電圖檢查後，醫師發現她冠狀動脈功能不全，建議
她作冠狀動脈攝影，卻被她婉拒，但她願意吃鈣離子阻斷劑和三硝
酸甘油脂片，只是前者引發了疲憊無力的嚴重副作用。

　　她的醫師照顧她二十多年了，頭一次看到她變得易怒、消沉。她的丈夫、孩子、父母也和醫師有相同的看法。

　　就在愛麗思來進行第一次精神評估前六個月，她左腳踝出現潰瘍，之前她有過類似狀況，起因是靜脈循環受損，那次潰瘍她作的是保守治療，反應還不錯，但這次潰瘍惡化得很快，照 X 光發現她得了骨髓炎（osteomyelitis）。愛麗思最後雖然同意截肢，但內心實在莫大的不甘和生氣，之後還作了高劑量抗生素靜脈注射。

　　我初次見愛麗思進行面談時，她坐在病床上看著窗外，雙唇緊閉，臉上的表情憤怒又哀傷。她不肯做物理治療，也要丈夫、孩子、父母、兩名姊妹這幾天都不要來看她。鎮上的醫師打電話給她時，她也不肯接。她的主治醫師早上巡房時，還看到她傷心地流淚。她不願和主治醫師或住院醫師談她的傷心事，照顧她的護士和物理治療師一找她談話，暗示她的態度為何退縮、不合作，她便發脾氣。也因此才會有精神評估的面談，我被要求走進愛麗思的病房，之後沒多久走進了她的世界。

　　一開始她根本不想理我，先是氣沖沖地打發我，不承認我有必要來看她，之後又馬上道歉，改口承認她需要有人幫忙。

> 我失去的就到此為止吧，我實在受不了了。這對我、對任
> 何人，都是太沉重的負擔，我不想再撐下去了，我不要再
> 撐了，有什麼用呢？面對這病，我從小到大一直在奮鬥，
> 但壞事一件接一件，每一仗我都輸了。我能吃什麼？我能
> 做什麼？飲食控制，打胰島素，看醫生，住院，然而視
> 力、走路、心臟還是出現狀況，現在輪到我的腿，我還能
> 剩下什麼？

顯而易見，愛麗思感傷她失去這麼多。後來我知道，她在心裡默默準備好迎接她最終將失去生命，她認為離死亡不遠了。但她說她不怕死，而是害怕一步步走向殘廢且束手無策。失去一條腿，逼得她接受是半個廢人了，有些事不得不假手他人；有朝一日，她得事事都要他人協助。

愛麗思‧艾考特，第五代美國人，出身經商的中產家庭，是強悍、堅毅、嚴肅的洋基佬。祖先是來自英國約克郡（Yorkshire）的自耕農，移民北美落腳在新罕布夏州，散居南部的幾處小山谷。她的信仰是基督新教喀爾文派（Calvinist），這樣的文化背景強調個人強悍的精神、自立自主、勤勉、不屈不撓、堅毅不拔。幼年發病時，祖父母便告訴她「吃得苦中苦，方為人上人」，因為痛苦正是在試煉、磨練一個人的心志。小學階段她每因得糖尿病而自憐自艾時，祖父母、父母便會責備她怎可如此軟弱，沒通過上帝的試煉。

所以，愛麗思就算是個不時要住院治療的糖尿病患著，中學時卻十分活躍，積極參與各項活動，包括運動。到了大學，糖尿病情控制得很好，有時還會假想自己不再是有慢性病。等她嫁人了，夫妻倆沒把糖尿病當一回事，不覺得這會為他們的生活帶來麻煩或限制。雖然醫師勸她不要生孩子，但她不覺得這會是問題，她的病情，之前都應付自如了，之後應也一樣。兩次懷孕的確給她的糖尿病帶來麻煩，但她甘心樂意，最後夫妻倆商量生兩個孩子就好。他們原本想生許多孩子的，愛麗思認為這是她人生頭一回因病而感受到的重大損失。從二十多歲到三十多歲期間，愛麗思病情控制良好，沒對養兒育女造成不便，還擔任鎮上的圖書館長，社區服務工作做得十分起勁。艾考特家人都熱衷賞鳥，也喜歡野外活動：露營、爬山、健行，划獨木舟、激流泛舟等，不太把愛麗思的健康納

入考慮。

　　這樣快樂的日子，在愛麗思出現糖尿病視網膜病變之後就不復見了；她的視力大受影響，無法勝任圖書館長的工作，不得不改任圖書館理事會主席，這是個榮譽職。依她的性子，當然不肯接受症狀，拒絕求醫，直到視網膜病變加劇，才迫使她去找醫師。眼科醫師以及基礎醫療醫師都責備她，應該要早一點診斷治療，不然視力受損不致到這地步。四十歲時，愛麗思又再因遲遲不願就醫，以致腳趾出現壞疽。腳趾一開始受感染時，她自行處理，畢竟她向來是自己打胰島素、檢測血糖尿糖。後來不得不切除一根腳趾，令她十分震驚。她說那時她就覺得是噩兆的開始，接下來一定會連番出現更嚴重的問題。後來出現間歇性跛行更是重大的打擊，一開始她覺得野外的活動、幹勁十足的生活、工作等等，大概就這樣結束了。不過，那時的情況也和糖尿病給她帶來的其他問題一樣，看起來都算控制得宜。之後，出現心絞痛。這症狀牽連的問題，愛麗思想到就怕，拒不面對的反應也比之前糖尿病併發症還要大。她出門購物、上圖書館、和親友聚會，都會感到胸痛，鎮上許多人也發覺她的情況實在不太好。她的丈夫、子女、父母不得不費心逼她承認最好去看醫師。

　　「那時我實在沒辦法面對現實，我不想聽到托瑞斯醫師跟我說我的糖尿病已經影響到心臟。我不想知道。」

　　愛麗思不太承受得了醫師的話，開始感到失望，變得消沉。

　　被這樣的事絆住，我要怎麼過活？對家人、朋友會是多大的負擔？我好怕變成鎮上的廢人。我深感內疚。我一直覺得我和孩子的關係因為糖尿病而受影響，我想多花點時間

在他們身上卻不能如願，我花在關心自己的時間比他們還多。他們人生的重要時刻，我卻常住院。現在好了，我除了給別人添麻煩，什麼也做不了。說到丈夫，我的內疚更重，胸痛出現後，我就很怕房事，搞得我們兩個都得禁慾。跛行、心絞痛，打亂了我們原本喜愛的事，例如到野外長途健行，賞鳥，爬山，運動。為了控制病情，我不得不把注意力放在自己身上，我覺得自己像是硬撐著活過，一天算一天——能做的，只是硬撐著一口氣活下去……

服用鈣離子阻斷劑一開始情況更壞，藥物的副作用，導致虛弱無力，比心絞痛更令她害怕。

就是這時候我開始看清楚失能有多可怕——無法維持獨立自主的樣子，得放棄在家裡、在鎮上的角色。後來知道這是吃藥的副作用，我就鬆了一口氣，減少劑量後，副作用就減輕了，也可能是我開始懂得怎麼控制了。總之，這次我還是努力奮鬥，重回到以前的我，又再可以當賢妻、當良母了，但還是常感到內疚、對自己的懷疑。結果，又出現腳踝這件事，這真是最後一根稻草了。我再也不要又出問題、又失去什麼了！我覺得我走不下去了，我剩下的只有這骨氣了，等這骨氣也沒了，我這一輩子真是到此為止。我開始感到孤單無助，覺得自己沒有價值，覺得整個人被這樣的病打敗。我還撐得了多久呢？

愛麗思開始出現心絞痛症狀，也一肚子怒氣。對於這糖尿病，

她該做的都做了，仁至義盡（從小就注意飲食控制，每天注射胰島素，驗血糖、尿糖）。她知道其他糖尿病人常會併發高血壓，她沒有，她已經很努力在控制危險因子了，但還是沒用。

「我很生氣，氣醫生，氣自己，氣糖尿病，甚至氣上帝，祂為什麼要這樣對我？」

種種的問題之後，緊接著又少了一隻腳，她似乎再也承受不住了，變得十分消沉，她說：

> 我準備好要投降了。我覺得為了失去的健康、失去的生活，這樣悲傷，死了說不定還好一點。事事都要仰賴別人，變成時時需要別人照顧的病人，一定很糟糕。我已經走投無路了，就這樣泡在悲慘人生裡過日子算了。

從精神病學的角度看，愛麗思對她長年病痛的反應是悲傷、消沉，然而，縱使她心情十分低落，但還不到重度憂鬱或其他重大精神症狀的臨床診斷標準。她的問題不算是精神疾病，不過是一種**心理反應**；依她承受的病苦和失能，這樣的反應（在我看來）大多也是合情合理。接下來幾年只要她人在波士頓，便會定期來見我，隨著她對截肢一事應對得愈來愈好，她的情緒也跟著有所改善，最後，她也得以重拾生命裡本有的許多事情。這位女性的生命力格外強韌，適應力極為強大，身邊的支持系統也十分牢固。在心理治療早期，我們把焦點放在她因病痛而失去的種種，等她的精神又再度振作起來，她又回到以前拒絕面對的老樣了。我們最後幾次見面，她聊孩子、父母的問題，就是不講自己的問題。

在愛麗思住院期間，我們第三還是第四次見面時，她講了一段

話，讓我留下深刻印象，這段話對我後來治療慢性病人，非常有幫助：

醫生，我沒多少時間了。別人生病有痊癒的希望，但我這病是永遠好不了的，併發症一次比一次嚴重，失去的一次比一次多。就算時間還沒到，但過不了多久，我失去的就會大到讓我不想再奮鬥下去，我對這身體再也沒信心了，我這病算是把我這人全都吞沒了。現在就算時間還沒到，但下週，下個月，下一年，情況會愈來愈壞。在這期間，你說我有什麼？少了左腳，心臟病了，存在的那隻腳，循環也不佳，視力愈來愈差。有父母但我照顧不了，有孩子但我沒辦法陪在身邊，有丈夫但跟我一樣疲憊、沮喪。我自己及醫師，看到的只是一段長長的下坡路。和你談談，對我一時還算有用，可是這能改變眼前的狀況嗎？不行！我還是會盡力再站起來，我還是會奮鬥，打敗這一切。但往遠處看，這條路終究還是只有我自己一人在走。你或者別人，沒有辦法幫我擋住下坡的情勢，或者幫我控制一下或是多了解一點。我需要的勇氣，你能給我嗎？

愛麗思堅忍面對病痛的難題（尤其是嚴重的病痛），動輒否認的脾性，病情每下愈況還格外嚴重，是她第一層的病痛意涵。糖尿病在當今北美社會不算是名聲不佳的疾病。她私下坦承，她的朋友好像都認為糖尿病比起其他慢性病，不過是小問題，不至於有重大失能。她每次聽見這樣的誤解便會惱火，她認為糖尿病是很嚴重的病，這點她比誰都清楚，所以對於別人這樣的誤解，她就覺得不

回應不行。而生病的第三層意涵，愛麗思對她因病而失去的一切：
一隻腳，生理功能，身體形象，自我形象，生活型態，始終耿耿於
懷。她也因為自覺不久於人世而傷感，因此接受的心理治療包括悲
傷輔導。依我的經驗，慢性病人的心理治療往往是在哀悼，不過，
激勵病人振作精神的臨床方法還有別的，例如醫師可以協助病人
（及家屬）控制恐懼，處理生理功能受限而引發的怒氣；醫師可以
協助病人重建自己對身體、對自我的信心。醫者該做的事，也包括
教導患者對於自己有些事情做不好，不必太內疚，也不必嫉妒別人
沒有重大病痛。最後，醫師還要協助病人作好迎向死亡的準備。

理解病人的心

　　在此為了進行分析，我就疾病的第三層意涵，以愛麗思的個案
為例再細究；先從個人經驗的私人內心世界開始，再朝外轉到連接
個人與社會的人際關係網絡。但我也不想扭曲感情、認知、區域社
會體系三者間的交互關係，每個生命與此三者是渾融的一體，找不
到分隔的間隙：社會結構是內在經驗無法切割的部分，想像和情緒
一樣也是社會無法切割的部分。

　　二十世紀的精神病學家、心理學家，不論是鑽研醫學病症還是
個人的內心世界，最獨到的成就大多在探討慢性疾病對個人特有的
意義。佛洛伊德便將他過人的分析技巧全部用在這樣的問題上；這
樣的問題當時覆蓋在「歇斯底里」的帽子底下，也是為精神分析打
基礎的臨床問題。他的追隨者如保羅・席爾德（Paul Shilder, 1886 -
1940）、法蘭茲・亞歷山大（Franz Alexander, 1891 - 1964）、菲利
克斯・竇易什（Felix Deutsch, 1883 - 1964）、麥可・巴林（Michael

Balint, 1896 - 1970）、喬治・葛羅代克（Georg Groddeck, 1866 - 1934）等等，都和他們追隨的大師一樣，對於人的身、心何以有如互成象徵的連續體（symbolic continuum），而且到底是怎麼運作的，十分著迷，都認為這樣的連續體對於徹底的身心療法內含豐富的寓意。

首先，早年的精神分析學家將「症狀」詮釋為「象徵」，標記著深刻的個人意義：例如兩性的衝突，依附和被動的爭執，控制和支配的驅力等等。有時候這樣的意涵會被當作是相關症狀的起因，經由身心傳導而將心靈的衝突具體展現為身體的不適。這樣的症狀被看作是病人心靈活動當中壓抑的神經質衝突，其無意識的核心主題便以象徵表達出來。這樣的模式用來解釋歇斯底里轉化（hysterical conversion，也就是轉化症 conversion disorder）的典型症狀，雖然已知有效，但對於大多數身心症或慢性病症卻用不上（Lipowski, 1968, 1969）。其實，目前還找不到實證，足以支持特定的症狀確實可以連接到特定的人格類型，或特定的神經質衝突。正好相反，同樣的心理問題要不是和所有的身心症、慢性病都連得上大致的關係，就是怎樣都連不上關係。

以這般狹隘的精神分析路徑去詮釋病痛的意涵，如今已是極其難走的一條路；一條曲曲折折的小徑，儘管有諸多妙境和希望，走到底卻見此路不通，只有揣測，沒有研究。

話雖如此，內在的心靈衝突當中未被接受的意涵，在有的典型轉化病症上，卻真可以看作是在將症狀以象徵具體表現出來；而將內心深處的感受表達出來，或是透過象徵去處理無意識裡的衝突，是能夠消除象徵所要表達的症狀的。所以，對這問題原先的見解依然在吊人胃口、費人猜疑。例如我有次遇到一位須作精神評估的病

人，他出現兩腿急性麻痺的問題（paraplegia，下身麻痺）神經科醫師懷疑是轉化症，因為檢查神經都看不出明確的病理，病人之前的健康狀況良好，年近三十，男性，相當脆弱，也明顯因為嚴重的神經質衝突而十分痛苦。我和他面談時，得知他正和父親卡在僵局裡相持不下，而且是他穩輸不贏的僵局。他醉心繪畫、雕刻，父親卻堅持要他接管家族企業，兒子痛切要求父親讓他去追求喜好，但不被接受。病人說父親盛氣凌人、固執不通，生怕父親會逼他放棄夢想，不禁淚下。病人泣訴父親指斥他的藝術愛好無聊，沒有男子氣概，動輒罵他「軟弱，娘兒們似的」，之後回溯起他在這獨夫的淫威下過的是怎樣的苦日子，從小到大備受壓迫欺凌。

「我從來就沒、沒、沒敢兩隻腳穩穩地站定在我、我、我父親面前。」病人結結巴巴地說，但過一下子他的截癱忽然就逐漸好了。約半小時，他的麻痺症狀便完全消失，沒留下一絲痕跡。

這件個案的象徵意涵沒太複雜也沒多特別：他腿部麻痺的症狀，將他像小孩一般無能為力、將他未能抵抗父親的專制獨裁、未能依自定的成人形象選擇獨立自主的生涯，具象地表達出來。這樣的麻痺到底是怎麼生成的，宣洩（catharsis）和紓減（abreaction）又發揮什麼身心轉介的作用而致消除症狀，都成為身心醫學核心裡的大謎團。不過，依目前所知，還是可以將轉化症狀說成是扞格衝突的意涵於外在的直接體現，是有心理和社會用途的身心象徵。這件個案呈現的肌肉麻痺暗指病人意志癱瘓；因此導致失能，實際也等於教他不必按照父親的命令去做他不願意做的事。以精神分析進行詮釋遇上的大問題，便在於創建精神分析的先驅對於精神分析只走到這一步並不滿意，還須探尋「更深」一點的意涵，只是這更深的意涵通常不太找得到臨床或科學研究的支持。只顧著尋找精神分

析的現實而不顧其他，再再都將病人的「人」抽離，與生物醫學偏執的探索淪為麻木的簡化，不相上下。

這件個案，還有精神科醫師治療過的諸多類似個案都是，症狀發作是要以病痛嵌置所在的種種特殊意涵為背景脈絡去詮釋。症狀（symptom）和脈絡（context）可以看作是象徵（symbol）和文本（text），後者可以將前者的意義擴展和釐清；前者則將後者暗含的可能凝聚成型。文本飽含潛在的意涵，但是「症狀—象徵」只容一種或區區幾種意涵發揮效用。在生活的文本中，症狀的活性象徵體系以及稠集的意涵本來就相當冗雜累贅，加上詮釋起來曖昧模稜，以致二者足以教臨床在這一面的工作比較像是文學評論，或是拿外邦社會的儀式進行人類學分析，而不太像實驗測試或腫瘤切片化驗那樣的詮釋。但在將病痛重組成病症的人為活動中，詮釋又都有相似之處，特別是有這樣的因素加進來時——病情急迫，醫護有責任以治療干預來減輕痛苦——使得臨床醫療行為與物理科學方法大相徑庭。我說的或許就是病痛行為（畢竟病人和家屬也都積極參與詮釋這件事）與行醫二者裡都有東西在跟我們說，二者都是比較接近人文科學的；詮釋這件事，如今在人文科學也是基本功。

雖然由前述歇斯底里麻痺（hysterical paralysis）個案可知，身體這方面的象徵並沒有重大助益，也沒必要有重大的助益，但是，對於大多數慢性疾病的個案，像醫護人員遇到愛麗思時，已經習慣檢視病人的私領域，例如，個人的感情和混亂的內心，如何導致生病經驗的惡化（通常憑直覺不經意就會去檢視）。佛洛伊德在這裡的重大貢獻便是將病人生平的詮釋、將病痛的人際脈絡，劃歸為醫師可用的手法。佛洛伊德還有他的跟隨者認為，不管在廚房、辦公室、教室裡的事，一概是病痛完整詮釋的必要條件。這樣的見解到

現在都還吸引不少精神病學家、心理學家、基礎醫療人員、社工及其他助人專業人員，針對病痛至為私人的意義，構想出普通醫療保健的新語彙。

病人接受醫師檢查，脫掉衣服露出身上滿布溼疹的難看疤痕，或是乾癬破皮、發紅、脫屑的部位，醫師應該要想到病人心裡恐怕會帶著羞恥、傷心、氣憤、無望或其他種種感覺。這些感覺既然是病痛經驗的主要成分，就可能影響病人整體的生活經驗、病人的病情，以及病人對醫療的反應。醫師的角色並不是去挖掘病人心底的祕密（這樣很容易淪為窺伺隱私，很危險），而是要協助慢性疾病患者，還有他們身邊的人，去看清楚這疾病有什麼個人的意義，在他們的生活、醫療照護當中起作用，進而正視、應對——也就是接納、主導、改變。我認為現在講病人的「自主動力」（empowering），就以這為基本。

解釋、情緒便是意涵

愛麗思的個案還可作為另一層生病意涵的事例：病人、家屬以及醫師都必須想出行得通的說法來解釋病痛和治療的問題。大致而言，這些解釋似乎還都符合下述這幾則問題：這疾病起因是什麼？為什麼會在這時候發作？得了這病，我的身體會變成怎樣？病發後會有怎樣的發展？後來又會怎樣？怎樣會導致病情減輕或加重？怎樣可以控制病情不致加重？怎樣控制其後續的結果？這病對我（我們）的生活最主要的影響有哪些？得了這病，我最怕什麼？我該接受怎樣的治療？治療大概會怎樣？治療的效果有什麼我該擔心

的？我雖然從病人的角度來談這些問題，但這些也是病人家屬擔心的事。醫師在應對病人對病痛這件事的看法時，勢必要回應這些問題。

問這些問題，不僅在獲得相關資訊，也都是發自內心的疑問。臉上的表情、講話的聲調、姿勢、身體的動作、走路的姿態，尤其是眼神，都透露出病人混亂的情緒，這在慢性疾病常年經驗中占很大的分量。而種種難堪的感受──生氣、無助、內疚、擔憂──是怎麼表達、怎麼處理的，也透露出病人及家屬是怎麼對待生病這件事。因為，感受紛亂未必是對慢性問題的反應，倒更像是常年生病理所當然的狀態。此外，這樣的混亂是生理在進行辯證的表現；疾病出現重大變化的成因或後果，都是生理在辯證。慢性疾病起什麼變化，幾乎不會無關緊要的。慢性病人像是活在臨界的邊緣，一有變化，即使不大，對他們而言可能是天壤之別，一邊是雖不如意但勉強可接受的靜止期，另一邊則是種種症狀突然爆發，逼得人喘不過氣來，不僅讓人接受不了，還常常相當危險。

面對慢性病的病痛行為，可能有強顏歡笑或故作堅強的，相對的，也可能有毫不遮掩以淚洗面或怨天尤人。關於莫扎特的音樂曾有一說，他的樂曲縱使聽起來一派平靜、內斂，但最好看作是一座莊嚴肅穆的義大利花園就蓋在活火山的邊緣。慢性疾病的暗流就像火山熔岩，賴著不走，它具威脅性、會爆發，它會不按牌理出牌。麻煩一件件紛沓而來，一次又一次的危急狀況只是全貌的一小部分，其餘的就散布在平常生活裡無法擺脫；例如路邊的高低落差過得去嗎？遇見芳香的花朵能忍住不打噴嚏嗎？來得及衝進廁所嗎？吃頓早餐能不吐嗎？能壓得住背痛不影響上班嗎？可以一覺到天亮嗎？可以做愛嗎？可以安排度假嗎？零零總總，多的是不時得面對

的日常瑣事，都使日子過得好艱難、不快樂，動輒像是走投無路的困獸。我一直覺得一個人不得不應付這樣的問題，不得不應付問題引發的情緒，日復一日，捱過漫漫長途，但還能風度優雅、精神奕奕，甚至幽默風趣，這可不是英雄豪傑在做的事呢。即使旁人大多不了解，但病人及其家屬可都懂得這樣的勇氣。

　　慢性疾病也意謂一個人對自己的健康、正常的生理機能不再有信心。氣喘病人不會再指望呼吸能夠維持順暢，或是咳嗽一下子就會過去。癲癇病人的日子時時刻刻如坐針氈，不知道什麼時候會發作。慢性鼻竇炎患者先是鼻子一邊有點塞住，再來兩邊都有點塞住，之後整個鼻子都不通了，引發耳鳴，得靠嘴呼吸，這不僅會干擾睡眠，把空氣吞進胃裡還會引發脹氣、腹部痙攣等問題。病人必須使用鼻塞吸劑或口服去鼻塞劑來處理這問題，前者效用未能持久，而且效用會因長期使用而遞減，還可能引發反彈性鼻塞而更嚴重；至於後者，可能引發腹部不適和嗜睡，也可能導致氣喘惡化。這些都必須忍受、拿捏和擔心，不時在心裡祈禱不要再發作了。然而每走過一回發作的週期，病人對身體的基本機能是不是可以依靠、有沒有調適力，信心便跟著減損一分；這些身體機能可都是我們健康人可以仰賴、建立安好感覺的基礎。人一旦失去信心，自然成天憂心忡忡，只會往壞處想，以至於有的人可能就此陷入消沉、無望。

　　由前述個案可知，有一種感覺和這方面有密切的關聯，那便是因為失去健康而悲傷、痛苦，哀歎日常活動和自信已經失去了原有的身體支柱。身體從不背棄我們，這是與生俱來的，以致我們想都不會去想——這是我們日常生活確切不疑的基礎。這麼根本的信心，卻被慢性疾病背叛；讓我們覺得像是困獸——無法再信任什

麼，痛恨不確定的狀況，徬徨無依。因身體背叛而來的種種情緒：
困惑、震驚、氣憤、嫉妒、無望，就此影響日常生活，不得不時時
與之奮鬥周旋。

　　慢性疾病的解釋和意涵，與生理狀況息息相關。赫爾曼（Cecil
Helman, 1944 - 2009, 1985）說明了氣喘和潰瘍性結腸炎病人的狀
況，會因兩種截然不同的病理變化而有很大的差別：一是危及性命
的急性症狀，一是長期不適 。病痛意涵和生理經驗交織起來，恐
懼和自暴自棄的想法便會每下愈況，促使原已控制平穩的生理機能
急轉直下。這時，象徵或症狀就可能出現，導致惡性循環，最糟糕
的狀況便是放棄，這在病人方面就表現在固執、無法說服、一心認
定病情只會變壞不會好轉的念頭。

　　病人和家屬日常的生活，經歷的是一次又一次頻繁的發作和
出事，有的後果很嚴重，有的避不開，也有的避得開。病情通常一
陣好、一陣壞（好好壞壞的關係，有的可以理解，有的就莫名其
妙）。日常活動、特殊場合、工作事業、人際往來，在在會受到威
脅，最教人煩惱的是自尊心受損。金錢的花費當然不小，還要花大
把時間去看醫師，在診間枯坐或罰站，進行種種化驗，躺在病床上
耗時間乾等，諸如此類。特殊的治療方案一樣會耗費很多時間，對
日常飲食、生活型態、休閒娛樂，還有其他事情都會帶來干擾。病
人還要費力氣與醫院的接待員、護士、一個又一個醫師說明症狀，
同樣的問題一說再說，還要等藥師、醫師或保險公司回電才能辦
事。每件事都很累人。這些都會令人灰心、生氣，常常激起病人心
生小小的反抗，偶爾還會爆發成公然作怪。再如藥物也可能會有意
料不到的副作用，危險的檢驗手法、新的介入性治療都可能再引發
醫源病。有許多慢性病人會嘗試健康食品、針灸、自我催眠之類的

另類療法，這些都像古代賣蛇油的江湖郎中，利用正統醫療力有未逮之處，給病人帶來希望，有時也真的有所助益。自療、使用偏方、逛醫院，都是司空見慣的事。醫病關係的問題相同，醫護人員常和病人一樣灰心，感到無能為力。

此外，這林林總總的事，也會占據社交網內的關懷和力氣，日積月累下來，灰心的怨氣、憤怒，終究會擴散到他人身上。而且在種種手忙腳亂、擔心憂慮、無法確定的背後，還有可怕的併發症和天不假年的威脅存在。對慢性病人而言小事便是大事。應對慢性疾病，等於時刻都要留心身體狀況，對身邊的環境、事情，有什麼狀況會刺激病況惡化，都要提高警覺。病人的日常生活便是留意已知的刺激因素好及早控制。不時要決定該做什麼，什麼事要叫停，什麼時候要從第一線用藥轉到第二線用藥，什麼時候要尋求專業協助，這些決定都很耗神。而且這種種全都擠進了活躍的人生裡，這人生和一般正常人「五光十色、嗡嗡作響、亂七八糟」（James〔1890〕1981, 462）的人生，有同樣的壓力、威脅、不測風雲、歡欣快樂。筋疲力竭，是慢性病人共通的感受，你會感到奇怪嗎？

慢性疾病有千百種，年過七十五的衰老病人有幾種慢性病集於一身，乃屬正常，多數年過六十的人，身上至少有一種慢性疾病，人生在其他階段有慢性病也是很普遍的事。所以，我們談的可是極大的發病負擔，所有的社會都有。慢性疾病帶來的磨難和失能，個人和經濟都要付出代價，也會波及社會，無一倖免。慢性病人就算不是你、不是我，也會是你我的父母、祖父母、子女、手足、叔伯阿姨、朋友、鄰人、同事或客戶。問題這麼普遍，我們也只能讚歎社會的否認手法還真高妙，竟然把堪稱生活常態的這面隱藏得這麼好。四處可見慢性疾病，這樣的景象可不是資本主義或社會主義想

要擺出來給國民看的，畢竟國家是要鼓勵消費或是帶動人民支持政府的。老弱病殘的景象會挑起質疑，不管怎樣的社會體制大多是呈現好的一面。在當今這時代，形象塑造便是政治活動的根本，沒有政權會想把這類現實擺給人民看，萬一破壞了他們在人民心中灌輸的樂觀希望，可就不妙了。

若要處理我提出來的這些難題，勢必要找到病痛的因果還有因應的有效對策。而這些問題的答案不僅要聽病人說，也要聽社會網絡、傳播媒體，或正統以及另類治療體系的相關說法。各方解釋的說法，是在慢性疾病的怒海中破浪前行用得上的戰術；此外，海流深處影響慢性疾病走勢的暗潮，更強大，如何拿捏，這方面的長期策略必須不斷監測，不斷蒐集資訊。慢性病人因而有一點像翻案史家，不時依最新的變化去改寫發生過的事。（但也不幸，即使有前車之鑑，他們還是不時會重蹈覆轍。）對於出了什麼事、又為什麼會這樣詮釋，再預測之後大概會怎樣，都把當下變成時刻都在回想反省，都在和疾病纏鬥，無止無休。這次是不是在說目前作的治療、預防的堤壩破了？有那樣的情況是不是說目前使用的對策不再合用了？接下來的狀況是會像一年前一樣搞得病情加重，還是像兩年前那樣不管它就過去了？

慢性病人就這樣變成占卜家，要能分辨徵兆的吉凶，變成了檔案學者在雜亂無章的經驗裡鑽研，變成作家要留下當下勝負順逆的枝微末節，變成地圖學家要勾畫眼前的新舊領域。他們還要品評病症的產物（例如痰的顏色，糞便的軟硬，膝蓋痛的輕重，皮膚病變的大小和形狀）。不斷這樣回頭檢視過去，也是病人更加認識自己的機會。然而，幾乎每個人都一樣，拒不承認、妄想錯覺隨時會出現，只想確保生活的波折不會那麼磨人，身邊的支持能撐得更久一

點。編神話故事，是人類的通性，也教我們覺得，我們有的資源正是我們要的這樣而不是原來的那樣。總之，自欺能讓慢性疾病好受一點。誰說妄想、神話對保持樂觀不管用？樂觀可是能改善生理機能的（Hahn and Kleinman 1982；Tiger 1980）。這裡我要說的是：慢性疾病背後的意涵是由病人和他的生活圈子一起創造出來的，以便將亂七八糟「自然」的狀態，改變得還算溫馴一點、具有神話性、有儀式的規矩，因而能落在「文化」經驗中。

病人為他的慢性疾病提出的解釋模式，等於是為治療的實際作為列出選項；也教病人試著組織、傳達，繼而去控制症狀。慢性疾病在門診醫療要達到實效，有個重點是：要肯定病人的生病經驗是由外行的解說模式所組成——這點一般人都輕忽了——因而要運用病人特有的組成，來琢磨出合用的治療途徑。另一核心的臨床工作，便是以同理心去詮釋病人的生活故事，這樣的故事可是將生病這件事變成生活的主題。臨床醫師就應該傾聽病人的敘述，病人的敘述為病痛勾畫出樣貌。這時，臨床醫師要注意病人及家屬是如何將他們遇到的重重生命試煉歸納出總結。他們的敘述正提點出他們人生的核心——例如不公、勇氣、反敗為勝——病痛的相關枝節，便是他們控訴的證據。

如此這般，病人將生病的經驗——病痛對他們、對生活中的另一半有什麼意義——組織成個人的病痛敘事。病痛敘事是病人的故事，是病人的另一半述說的故事，將病史中的特別事件、長期的病痛折磨貫串出關聯。組成病痛敘事結構的情節線、核心隱喻、修辭手法，都是從文化模式和個人模式擷取來為病痛經驗淬煉意涵，同時將意涵有效傳達出去。而在慢性疾病的漫漫長途當中，這些模式的文本便具勾畫甚至創造經驗的作用。個人的敘事不僅反映個人

的病痛經驗，甚至還會推助症狀和病苦的經驗。臨床醫師若想了解病人及家屬的經驗，首先是從病人及家屬述說的不適狀況和解釋模式中，拼湊出疾病敘事；之後再依不同類型的病痛意涵——症狀象徵、文化標記疾病、個人及社會背景——詮釋疾病敘事。

組識及講述生病的故事，在老年人格外普遍。老年人常會將生病經驗穿插到自己的人生經歷作為一段情節，而且銜接得天衣無縫，結局還不時要修改。在人生接近終點時，大多是在回首前塵往事。人生走到最後階段，回顧以前走過的艱辛路程，與青少年編織未來的美夢一樣自然。回想往事還須爬梳整理，擺正歸位，又再回想一番，重講一遍——這和回想同等重要——可以看作是不久便要結束的故事：年老的故事。提出條理分明的述說，加上適當的結尾，對於一個人身後留下的一切，以及對於自己，都是最終的道別。

病痛和其他坎坷事件一樣，在故事裡有開導的作用，算是在示範艱難險阻是什麼模樣，種種的決定因素又會怎樣，讓大家看看先前再怎麼棘手難堪，這時不也一笑置之。將疾病融入生命的故事，有助於年老病人勾畫生命的起起落落。這樣的發展階段當中的心理生物變化，是以生命敘事為中心；所以，老年病人對過去還有當下病痛的反應，在這樣的生命敘事當中自也是理所當然的組成。講出自己的故事，對病人極為重要，有助於病人樹立他的權威，為後生晚輩提供建言，再次緊密連繫好他和後輩、家人之間的關係；身故之後，能將往事傳頌下去的，便是當事人自己了。醫師該做的，便是見證病患的生命故事，確認故事該怎麼詮釋，肯定這生命故事的價值。

大多數人在整理自己一生的故事時，會去找人聊聊，而且對方

的反應會和當事人一樣重要。老年人拿自己的故事來講給我們聽，
也大概是這樣的情況，只是老年人因為年紀大了，認知能力退化，
原先還算是對話，漸漸地變成獨白。門診醫師見證的悲劇，大概少
有痛心如老邁羸弱的病人找不到人可以傾訴了。其實，照顧老年病
人的醫師最好的角色，就是代替應該在場卻不在場的家人，好好聆
聽病人的傾訴。

　　若是病情不妙或是幸好逃過一劫，常會聽見病人開始回顧生
平，講他人生的故事。這時的敘事大概就會有精神目標了，有點像
是在儀式中朗誦神話，將頻遭圍攻的文化價值再作一番鞏固，或重
新整合愈來愈緊張的人際關係。病痛敘事和神話在儀式裡的作用一
樣，為失去的勾畫出模樣、作個結束（cf. Turner 1967）。生病的故
事甚至還可以發揮政治評論的功用，將指責的手伸向所知的不公和
個人經歷的壓迫（Taussig 1980）。因此，回顧過往的敘事，輕易
便會將真實的生病經驗（歷史）予以扭曲，因為，這類敘事的存在
理由本來就不在忠於歷史情境，而在創造生命故事的意義和功用。

　　回顧過往的敘事有一種狀況就比較糟：為了打失能官司或醫
療過失訴訟，而歪曲生病的事實，以支持訴訟理由。在醫生的病例
記載中，也有類似手法，例如因為顧慮同儕檢閱和官方檢查，而修
改病情發作的記載；或擔心管理階層批評，或怕惹上官司，而以病
歷記載自保。當今醫療訴訟之風行、同儕檢閱的壓力之大，前所
未見，以致病痛意涵於私、於公的威脅力，可知都會愈來愈強。而
醫師的回顧敘事，當然也會發揮一般人敘述病痛的功能：警世、模
範、算總帳等等。慢性疾病走的是無法預測、不好控制的進程，這
時，醫師的專業能力特別容易遭致苛評；醫師當然也須相信自己的
專業能力，所以醫師提出自己的敘事，就算事後諸葛，還是可以幫

自己擋下不夠格甚至沒有用的感覺。

　　病人及家屬對病痛提出的解說模式，相較於門診醫師針對某病症的某位病人、在某時間的某一狀況的病痛行為的**詮釋**，其間是有可以類比的地方。門診醫師（或研究人員）眼裡看到的不單是醫學病症而已；還看到慢性疾病對病人的個人意義和社會的作用。只是醫師的眼光並非綜觀全局，而是集中在病人解釋模式裡的組成單元：當事人、身處的情境、生病或是病痛行為的某一面。經驗老道的門診醫師都知道慢性疾病是由多重因素造成的，傳達出的意涵也非單一，往往有很多。所以門診醫師面對個案，要如何決定哪些意涵是主要的、哪些是次要的？選擇怎樣的詮釋，便反映出觀察的專業人員關注的重點在哪裡，又要如何運用詮釋來照顧慢性病人。醫療實務的定向，與病人及家屬關注的重點一樣，都會束縛詮釋。我會在第七章談病痛自述時釐清這樣的作用，之後在全書的最後兩章就這論題再申論，說明病痛的意涵與醫師的工作依我看應是怎樣的關係。在這裡，我只先指出門診醫師私人（反移情作用）和專業（病症）的關注重點，對詮釋病痛有很大的影響。至於門診醫師的敘述，最好是以病人為主進行對話，而不是自行創造出來的病痛意涵，也不是將病人當作客體，循被動觀察而得出的結果。

　　也就是說，醫師要是從自己特定的關注重點（治療、科學、專業、財務、個人）聆聽病人有關病痛的陳述，病痛在醫護人員耳裡就會出現特定的意涵。即使醫師還沒把不甚明朗的病痛確診為特定的病症，醫師怎麼聽病人的陳述，都會影響醫師怎麼轉述及詮釋病人的陳述。病人一般都曉得不同的情境會有不同的要求──住家、公家醫院、私人診所、殘障服務機構、法庭──也懂得他們講的會因這樣的差別而變成什麼。同理，醫師要是停下來多想一下（門診

醫療有其急迫的要求，以致這是大多數醫師不會去做的事），就會發覺自己怎麼聽進病人的陳述，會限制病人怎麼說、自己怎麼聽。急診室裡忙得不可開交的外科醫師，在醫院巡房的婦產科醫師，工會或公司特約診所的內科醫師，公立療養院或是私人診所裡的精神科醫師，累得要死的實習醫師，就生命倫理學演講的教授，他們是怎麼「聆聽」的，各不相同。不管是點頭，坐不住，還是看著病人，種種模樣都會影響病人怎麼述說他們的病痛。此外，醫師對輕重緩急的判斷，也會影響他們聆聽病人陳述時會如何選擇，以致有些事情聽進去了（有時病人沒明講出來的），也抓得到重點，有些就算病人說了，有時還一說再說，卻充耳不聞。有的說法當作隱喻來理解最好，醫師卻只看字面詮釋，這麼危險的謬論卻是醫師的教育訓練在鼓吹的事。

我認為這現象，是因為「臨床現實」——要界定手邊的問題，心裡也清楚別人認為醫師進行治療應該要怎樣——是由不同的醫師與不同的病人在不同的情境中不同的來往而建構出來的。錢的問題在資本主義社會是無所不在的，在門診的醫療環境也算是不怎麼會去遮掩的重點，若因此扭曲了臨床的溝通和診療也不算少見。所以，門診醫師（或研究人員）必須扔掉自己的詮釋包袱——這包袱塞的都是個人和社會的偏見。重新檢視自己創造出來的門診世界是什麼模樣，務必認清自己是為了理論驗證、研究出版之類的目的，或是單純為了討生活、求升遷，而扭曲了治療的重點。再則，醫護人員也會以職業偏見，去強化幾類慢性病人惹人嫌的刻板印象（例如稱呼人家「廢物」、「白目」、「你那個標準的頭痛病人」）。在詮釋病人的述說時，醫師不斷要在心裡反省、爬梳要點，以免自己下的詮釋反而是以偏見去貶抑病人的病痛敘事，為醫療效力增加

障礙。這問題在慢性疾病的臨床醫療和研究，真的很嚴重，卻一直沒被重視。

接下來探討第四層的病痛意涵，例如愛麗思意志消沉的狀態，她的幾位門診醫師就觀察不夠細膩。而她拒絕面對病情，十之八九是因人際關係而伴隨的社交姿態。她自認為病情只會變壞，不可能好轉，不說破但大家心知肚明（他們雖然不說但也同意），也令醫師備感威脅。不過，愛麗思終究懸崖勒馬，沒有真的放棄，她還是鼓起勇氣面對人生的重大考驗。她對自己容易自暴自棄的個性，了解自己的情況有多危險，還是有自知之明的。而她的幾位醫師也學會接受自己無能為力的挫敗，例如托瑞斯醫師，他是西班牙裔的美國人，就學會扭轉他對新英格蘭洋基佬的種族偏見——例如洋基佬都是性情冷淡、遲鈍的人——終究看出愛麗思既不冷淡也不遲鈍，進而發覺他心裡的刻板印象其實像是他的擋箭牌，避免他要為愛麗思的病情傷心。至於我呢，身為精神科會診醫師，即使心裡很想不管證據不合也一定要診斷出她有精神疾病（重度憂鬱），很想開抗憂鬱藥給她——我還真以為她吃了會好呢——這樣的診斷傾向也必須修改。

病情每下愈況、失能日甚一日，病人還能振作起精神，我認為源頭並不在某樣醫療技術，而是諸多臨床作為綜合起來的結果。我先前便強調，面對病患和家屬，醫師要有同理心；也就是承諾會永遠陪伴，協助病人述說自己的病痛，為病痛的經驗找到意義和價值。然而醫護人員也要努力增強勇氣，努力在別人身上看到勇氣。醫師可借著挖苦、矛盾、幽默以及智慧來接納病苦，包括知道什麼時候該叫停。我認為行醫以及生病經驗的道德精神，核心便在此。將醫病關係變成商品，視為經濟交易，是無法將這樣的關係量化

的；這關係是雙方要共創同享的美好，是沒辦法從本益比或盈虧底線掌握的。這毋寧說是醫者的生命禮物，也是病人的生命禮物。

威廉·詹姆斯一八九六年在愛丁堡大學進行基佛講座（Gifford Lectures）講學，後來這一篇篇講稿集結成書，也就是名著《宗教經驗之種種》（*The Varieties of Religious Experience*），影響至今依然深遠。他講到人對經驗的觀照有兩種，由於他對受苦的問題有敏銳的覺察，對講座的聽眾說不定有刻板印象；也就是認為歐洲人皆世故、美國人普遍天真，一樣有敏銳的覺察——巧妙提出了「一度降生」（once born）和「二度降生」（twice born）的說法。詹姆斯認為「初生」者天生樂觀，看待日常事務和宗教信仰一般流於浮面；滿懷希望、積極進取，井然有序，思想進步。反之，「再生」的人就悲觀多了，會耽溺在社會不公和個人痛苦的問題而無法自拔。

慢性疾病的經驗就常會將「初生」者變成「再生」者。蘇聯異議人士如今流亡在外的詩人伊琳娜·拉圖辛斯卡雅（Irina Ratushinskaya, 1954 - 2017, 1987, 19），思索她得來不易的人生智慧，在詩裡譏諷她慘痛的囚牢歲月：

> 這般的饋贈，此生僅此唯一，
> 說不定此生也只需唯一。

病痛給人的道德訓誨，便是人生總有不想要也不該有的苦痛，是你不得不承受的，世事的秩序在溫吞平淡的樂觀表相底下，深藏著恐懼，害怕黑暗、傷人的壞事、麻煩層出不窮。驟變、莫測、混亂，身體都感受得到，對我們以為的秩序——必須相信的秩序——在在形成挑戰。失能、死亡，逼得我們重新審視自己的人生和

世界。人有可能變──不管內在抑或是超越的改變──有時便是起自人的心裡有這類擾亂平靜的領悟。對於人的行為、起因偏向以直觀去看表相的人，可能就此可以推展出多一點的肌理、多一點的喻示、多一點自省的眼光，去看世界。經濟人拿理性計算，將「供需」關係想作是清醒明瞭的智慧，看來是會害得受苦的人在尋求認識自己的時候，搞不清楚到底什麼才重要。罹患重病的人以其肉身痛苦、心靈紛亂，換來生命的智慧，雖然晦暗居多、偶爾才見光明，卻是生命領悟的源頭。病人的家屬、醫師也可能從移情、同理的感受，得出精神的洞見。我認為慢性疾病、醫療照顧的內在道德意義，正在於此。

我舉出這四大類病痛意涵，加上先前探索的種種次級分類，不表示病痛的意涵僅止於此。當然還有別的。我想最重要的類別應該都收錄在本書裡了。我的目的是想提出理論網絡，用來分析真實的慢性疾病個案，進而從一開始這幾章分析出來的課題，歸結出一些概論。在人的情境來看病痛這件事，其經驗是從文化類別和個人意義，對應生理機能失調由不得人的實體狀況，兩邊辯證而創造出來的。病人的敘事對其生理、病變對其故事，都有交相作用的效應，而這也是生命經驗的模樣、輕重之所由來。病人感受到的一切，加上情感、思緒、身體機能合而為一，形成中樞的架構，支撐病痛的變與不變。正視這樣的人文辯證，對於我們怎樣去理解慢性疾病帶來的生命難題，慢性疾病又該如何治療，會帶一些改變，也讓我們對醫療、衛生保健到底是在做什麼，有不一樣的領會。接下來我就要針對種種不同的病痛難題，以真實的病例來詳述生病的經驗到底如何。

第三章
痛得不堪一擊的痛

為疼痛所苦的人，「痛」對他們而言是無可爭議、不由分說的現下事實，「我好痛」，在他們是「千真萬確」的活例子，但對旁人，他們的痛卻難以捉摸，「聽人喊痛」，是旁人覺得搞不好是「真的假的？」的絕頂佳例。所以，「痛」在我們當中是無人可以分擔的，既沒人可以否定，又沒人可以肯定。

伊蓮‧史加利（Elain Scarry, 1946-）（1985, 4）

〔你們不應該把我從墳墓中間拖了出來。
你是一個有福的靈魂，〕我卻縛在
一個烈火的車輪上，我自己的淚水
也像熔鉛一樣灼痛我的臉。

威廉‧莎士比亞（William Shakespeare, 1564-1616）
《李爾王》（*King Lear*, IV. vii. 46-48）
〔中譯：朱生豪〕

慢性疼痛在北美社會是重要的公共衛生問題（Osterweis et al. 1987）。不論是令人寸步難行的慢性下背痛還是劇烈的偏頭痛，抑

或是沒那麼常見的肩頸、臉部、胸腔、腹部、四肢或是全身的疼痛，慢性疼痛症候群在我們這時代已經是愈來愈常見的失能源頭（Stone 1984）。然而，說也荒謬，醫療這一行對慢性疼痛病人卻可能造成危害。例如促成麻醉止痛藥上癮，多重用藥（同時服用多種藥物），嚴重副作用，濫用費用高昂、風險大的檢驗，非必要手術造成嚴重損傷，妨礙病人脫離失能。殘障社福體系也好像賣力在勸病人不要復健、重返工作崗位。醫療、社福兩大體系便這樣在病人、家屬那裡製造紛爭和挫折（Katon et al. 1982；Turner and Chapman 1982）。

若問什麼經驗是所有慢性疼痛病人幾乎經歷過的，那便是他們身邊的人──以醫護人員為主，但有時也包括家屬──懷疑他們喊痛是不是真的。病人不滿專業醫療體系轉而尋求另類療法，這樣的反應當然大有貢獻。由慢性疼痛的醫療看來，醫療的訓練和做法好像都不太想要醫護人員好好照顧慢性疾病患者。相對的，慢性疼痛病人也是許多醫護人員心中的討厭鬼，覺得他們要求太多，敵意又重，不好好配合醫療等等。醫病兩方因此愈演愈烈地滋生仇視和對立，對各方當事人都有害而無利。

慢性疼痛牽涉到全天下人的病痛經驗中最常見的一種作用，這作用我稱為**體化**（somatization）。體化是指一個人以身體不適為語彙，以偏重求醫的行為模式，表達私人以及人際關係上的難題。體化這經驗在社會生理這方面看得到一串連續的譜系：一頭是病人的身體機能沒有病變卻自稱有恙──這情況或許是故意的（也就是「裝病」，這不常見，但容易被揭穿），或非故意的，也就是因為生活出現麻煩而這樣來表達（即所謂的「轉化症」，相當常見）；另一頭，則是病人確實有生理或是精神方面的病症，但把症狀以及

症狀造成的機能減損誇大到無法解釋的地步，通常還沒有自覺。目前以後者類型病人居多，一般是因下列三種因素以致他們強化病痛經驗，助長他們濫用醫療服務：其一是有些社會條件（特別是家庭和工作）會特別鼓勵人們多多訴苦，其次是有的文化語彙偏愛以身體不適的用語，來表達個人以及人際方面的問題，第三則是當事人的心理特質（以焦慮、憂鬱或人格異常最為常見）。

　　輕微一點的體化，每個人在日常生活中都會遇到。一般人在壓力大時，自主神經系統、神經內分泌軸、大腦的邊緣系統活動會強化，導致生理出現變化，例如心跳加快、呼吸急促、失眠、暈眩、手腳刺痛和發麻、耳鳴、頭痛、腹部不適、便祕或是腹瀉、頻尿、口乾舌燥、吞嚥困難、消化不良、胸悶、經期改變等等。這些症狀也不是全都會出現，有的人以其中一、兩種較為嚴重，有的人可能症狀比較多。此外，壓力大時，我們會比較注意自己身體的狀況，對身體的異狀也比較有警覺，發現有異狀會容易緊張，擔心自己的健康問題；胸口悶是不是心臟怎樣了？下腹抽痛算是嚴重的問題嗎？頭痛該吃藥嗎？衛生紙上的血漬是不是長痔瘡了？這狀況是不是要去找醫師？

　　一般人對自己的身體當然是時時刻刻都有感覺的，平時對身體這裡抽一下、那裡刺一下，大多是不太理會的，但當生活遇上麻煩，打亂原有的平衡，令人緊張或害怕時，有的症狀可能有重要的文化意涵（例如糞便帶血是不是直腸癌的早期徵兆？）或是對個人有特別意義（例如氣喘病人出現輕微鼻塞，或是椎間盤退化的病人出現背部痙攣），這時就會提高警覺，無法保持平常心了。人一旦開始擔心，就會放大症狀，也會有所行動，像是避開某些場合（請假不去上班、上課，取消約會，旅遊叫停），調整飲食或運動習

慣、找藥來吃、看醫師等等。社交的行為和問題就是這樣自覺或不自覺地轉化成身體的經驗。一個人的人格類型要是容易誇大壓力代表的意義，或是時時留意身體狀況、容易緊張，那就比一般人更容易誇大生理的症狀。再如認知方式、情感狀態、所用的語言和非語言溝通，都會助長這些情況。

　　壓力持續不去的時間很長，或有長年的生理或精神疾病，如前文所述，那麼現有的病變可能會因為相關處境以及人際關係的意涵而被誇大；再如因為制度規章的要求，例如申請殘障給付，一樣可能誇大。不過，先前有過的症狀再出現時，可能會因為擔憂症狀加劇，覺得必須控制，一樣會有體化的現象。也就是說，有氣喘、心臟病、關節炎、糖尿病、慢性疼痛症候群的病人，一般都會有體化現象；然而，相對的，不把症狀當一回事或不承認，也一樣。慢性疾病的經驗會折磨病人走成相反兩方向的反應。醫師一樣也會加重病人體化，例如這樣的狀況：病人本來就懷疑有事情不妙，醫師正好讓他相信確實不妙；醫師只專心在病人的症狀而沒留意症狀是因壓力而起，以致將病人的私人或人際問題變成醫療問題。病人的家屬一樣常在促進體化，例如聽病人說不舒服，反應不太恰當，而無意間助長了病人的體化現象。

　　至於慢性疼痛，我們之後會談到，這問題會被強化。所謂「慢性疼痛症候群」幾乎就等於是在說，依病變的狀況，病人應該不會那麼痛或是失能到那地步。這逼得病人不得不說服自己還有旁人他的痛是真的，也導致許多疼痛病人不太願意接受心理社會這角度的解釋，因為這樣的解釋好像在否定他們的痛是「真」的身體經驗，否定他們需要作生理治療，否定他們是名正言順的病人。

　　有了這樣一番引言，接下來就要檢視幾位疼痛病人的生活，

看看慢性疼痛帶著哪些不同的意涵，想想（文化、個人、處境）不同的意涵之於疼痛、疼痛之於不同意涵，雙方有何交互作用。過去十五年，我治療或研究過的慢性疼痛症候群病人，超過二千之數。從這些病例紀錄，我選出三人來說明討論過的一些病痛意涵和體化經驗。我會點出相似之處，但更重要的是不同之處。因為我要爭的論點就是：慢性疾病雖然因為問題相同而有不容否認的共通點，但也提醒我們，世間眾人的處境有一些是相似的，然而個人有各自不一樣的生命經驗，因而慢性疾病會因人而異；畢竟慢性疾病是個人各自的生命經驗。第一件個案概述，說的是「痛」決定一個人生活的方式。美國詩人愛蜜莉・狄金遜（Emily Dickinson, 1830-1886），本人便是疼痛患者，寫過：

痛──帶著一份空白──

記不起來

什麼時候開始──或是

有什麼時候，痛不是痛──

痛沒有未來──唯痛而已──

痛的無邊疆域包括

痛的過去──恍然悟得要去感受

新一陣子──的痛。

（引自 Johnson 1970, 323-24）

在此要提醒讀者，這些疼痛病人的生命事例，重點都在他們經由我的詮釋的敘述所呈現出來的經驗。我不會花時間講他們的治

療，也不會建議病人可以採用什麼療法。第三章到第五章談的，不是在建議治療方式，第十五章，我才會明白表示，屆時會再提起這些個案，看看如何減輕他們受的苦，降低失能的程度。

不堪一擊的警官

霍華・哈里斯給我的第一印象就是不堪一擊。這男子高六呎七吋（約 200 公分）、虎臂熊腰、面容稜角分明，年近六十，褐髮稀疏，有晶亮的綠色眼睛，卻姿勢僵硬，總是小心翼翼的以小碎步前進。霍伊——他在德拉瓦州一處小城當警官，大家都習慣這樣暱稱他。霍伊習慣一隻手抓著白色軟墊，這是專門為他的下背訂做的，不論到哪裡都隨身攜帶；另一隻手隨時隨地都要探一探家具是不是牢靠，大概要確定萬一他的背撐不住害他突然倒地，有東西可以挺住。而他一落座，這隻手也常會摩娑附近座椅的椅背，像在比較椅背和他的背哪一邊比較穩。

霍伊的坐姿是上身筆直，兩腳分落在地板約一呎寬，下背和上半身都十分僵硬。每隔幾分鐘他就會皺一下眉頭，每過二、三十分鐘他就須以僵硬的動作站起來，找他先前測出來最堅固的那一張椅背，抓住椅背慢慢擺動他的背。每隔一下他的眉頭就要再糾緊一下，嘴巴張成大大的橢圓形，眼睛泛出淚光；因為疼痛。看他這樣子，像是拚了老命也不要在人前痛叫出聲，等到你了解他心裡是怎麼看待自己後，就知道他其實是拚了老命不讓整個人散架崩潰。這樣捱過幾秒之後，他會伸手到下背輕輕按摩肌肉和脊椎。他的眼神始終在警戒，那種極度的警覺說明他的背不會讓他好過，最好在下

次背痛之前就防備好以減輕疼痛。霍伊的舉止活像他的脊椎隨時會崩塌或斷掉，他生怕沒保護好這弱不禁風的背。

「我就是這樣感覺，覺得背會斷掉，害我一頭摔在地上痛得生不如死。我的背準會裂開，變成一堆碎片再也拼不回去，痛得你死去活來。」他在我們的慢性疼痛研究計畫，第一次和我見面時說了這段話。

霍伊下背痛的問題纏著他二十年了，期間不管正統或另類療法他幾乎都試過了，他說常年下背痛的毛病「毀了我這輩子」。他看過幾十位醫師，骨科、神經外科、神經科、麻醉科兼疼痛專科、內科、家庭醫師、復健專家，什麼科別都有。疼痛門診周邊的保健專業，許多他也都看過：執業護士、物理治療師、針灸醫師、醫療催眠師、生物回饋專家、靜坐、行為醫學、按摩、水療等等。他也參加疼痛門診、疼痛課程、疼痛互助團體，有關背痛的醫學和自助書籍一樣沒少讀。哈里斯警官的脊椎已經動過四次大手術，雖然每次都覺得反而更痛，但縱使害怕也還是考慮要不要來第五次。「你看，脊椎融合手術做的不好，我這背啊，不穩。我覺得有一點像是脊椎裂得都碎了，需要黏膠一片片黏好。」他自己算過，吃過的止痛藥幾乎有五十種，包括強力麻醉藥，有幾種他已經上癮斷不了了。他吃的這些藥，還有別的嚴重副作用，最明顯的是貧血和過敏起紅疹。霍伊如今每星期要做一次神經阻斷，他先前是隨身帶著電刺激器，阻斷脊椎的痛感傳輸。以前他也穿過好幾種背架和護腰。他睡的床是特製的，坐的椅子是特製的，每天花三、四十分鐘運動，做「強化姿勢」的體操，還有靜坐。除了生物醫學專家，他還找過幾位整脊師（chiropractor）、保健食品專家，另外看過一位極性治療師（polarity therapist）、一名靈療的原教旨派牧師，還有一

位韓國功夫大師。我和他面談達兩年，期間他便另外也諮詢過幾位心理專業人員、精神科醫師和中醫師。家人、朋友、同事向他推薦過形形色色自療的做法，例如熱敷、冰敷、外敷藥膏、芥子膏、草藥糊、補藥、特殊飲食、矯正鞋、休息、運動，不一而足。

　　有的痛每天都會出現，一開始不太嚴重，但不時會加劇，逼得他要臥床休息，有時還會痛到埋在枕頭裡吶喊。他形容背痛最常用的字眼是「放射出去」、「火燒似的」、「背脊正中央發硬沒辦法動」、「痛得像閃電一樣打過神經和肌肉」。我拿《麥基爾疼痛問卷》（*McGill Pain Questionnaire*）給霍伊看，這是醫師用來評估疼痛性質、程度、模式的標準量表。霍掃瞄了一眼，圈出「跳動、閃電、刀刺、尖銳、咬住不放、燒灼、熱的、刺刺的、輕壓的、疲累、可怕、酷刑、討厭、撕裂、擺脫不了」來形容他的背痛及感覺。痛到極點，他說是「恐怖」，比他經歷過最嚴重的牙痛、頭痛、胃痛都還要慘。突然的動作、抬重物、走路都可能導致疼痛加劇。只有冰敷、休息、服藥才能減輕疼痛，但沒一樣可以徹底消除。日復一日每天出現的痛，不算太嚴重（10 級的疼痛指數排在 3 或 4）。至於嚴重一點的，一來可就一陣又一陣，拖上好幾天甚至好幾星期。這類聚集性疼痛多則一個月鬧上幾次，少則幾個月至少一次。「痛到極點那一種」，霍伊說到此眉頭可是皺得不能再皺，兩眼大張，泛著淚光，盯著前方，那表情差不多像是驚恐，這樣的痛幾小時就會過去，不常出現。但這痛之恐怖，他有一次向我透露，這樣的痛要他再經歷一次，還不如死了算了，但他也馬上追加一句，「不過我現在是『重生基督徒』（born-again Christian）了，絕不會自殺的。」只是，他已被背痛折磨成畏縮、驚恐、苟延殘喘，哀哀無告、悽慘無助，幾乎要撐不下去。

他只要一動，就痛，不是動的時候痛就是動之後痛。在廚房伸手拿東西，彎腰去拎小小一包垃圾袋，稍稍轉一下身體去拿電話聽筒，開車時身體歪錯方向，幫太太提雜貨袋，沖澡時背伸得太直，在警局裡被凸起的地板絆了一下，在疾駛的警車裡甩了一下，在辦公桌邊彎身拿檔案沒注意，甚至做治療體操，再再都會引發背痛像閃電一樣從下背往下、往上放射出去。這類突如其來的痛相當平常，但霍伊抓不準這樣的痛什麼時候會加劇變成聚集性的痛，所以每次一痛，他都覺得像噩兆，是特定的病徵，代表又要來一回劇痛。其實，霍伊等著背痛發作還多過因應背痛的問題、他常等著背痛來找他，很用心在抓背痛即將發作的感覺，他要「趁早逮住它」，「不給它機會擴大」，「不准它惡化」。

霍伊在高中的美足校隊可是十分彪悍的前鋒，後來當過建築包工，在工地扛起百磅的重物爬上長長一段鷹架對他是家常便飯；他還當過保鑣，在家附近的小酒館跟人比腕力也戰無不勝；打過韓戰，拿過勛章；當上警察也以「鐵面無私」自豪。這些都因為他的病痛而全盤改觀。

> 我像是變了個人，變得擔驚受怕，老是怕傷到背。我以前可從不會想到受不受傷，也不擔心受傷。但現在滿腦子想的只是我這要命的背痛。我絕不能讓背痛惡化，再變壞我可受不了，一想到就怕。沒錯啊，是我；一想到背痛就怕。我跟你老實說吧，我可從沒跟誰說過呢，醫師啊，我覺得我被背痛折騰得好窩囊。

霍伊也搞不清楚是什麼因素造成他的背痛惡化，但仔細回想一

下，他拼湊出大概的狀況：工作特別忙時，在家裡額外做些家務，兒子央求他玩投球他卻答應了，一時沒多留意，沒隨時隨地保護好他弱不禁風的脊椎，那後遺症可就來了。他的背痛以在家裡出現最多：和家人在一起時，出門之前或回家之後，下班回家時，或者擔心隔天他上班不知捱不捱得過去時。

背痛讓他變得退縮、孤立。他一背痛就會躲進房間，鎖上門，拉起窗簾，關燈，躺在床上休息，想辦法找到「減少肌肉緊張」的姿態，或冰敷後背，「讓滾燙、灼痛的神經涼快一下」。背痛發作時，他不可以跟人講話，不然會更惡化，這時他也受不了吵鬧的聲音、光線或是壓力。他連在腦子裡想事情也受不了：

> 我只想要腦子裡空空的，什麼也不想。之後，沒那麼緊張了，我就慢慢開始覺得輕鬆一點。這樣我就會感覺到肌肉放鬆，疼痛也漸漸減輕，我就知道會好轉了。這時候說不定是我最輕鬆的一刻，因為我有辦法放鬆了，感覺到背痛在好轉。不過，有時要好幾小時甚至好幾天才會走到這一步，也就是我覺得背痛減輕的那一刻，一開始只減輕一點點，之後就會加多。

霍伊的背痛起自他回老家當警察之前，那時他在外地鎮上幫人建教堂。工程進度落後了，他為了趕上進度，壓力很大。有一具重機械出了問題，他怕再耽誤進度，不等別人來幫忙，就自己去扛。

> 我是順利扛起來了，但覺得好像有什麼啪一下斷了，緊接著我就倒在地上，痛得要命。除了肌肉痙攣，照 X 光檢

查，都查不出什麼。但我心裡清楚正中央那裡出了狀況。
我就是知道，雖然很快就好轉了，但我心裡清楚。在那之
前，我可是和現在完全不一樣，我高大強壯，想要做的沒
有被難倒的。之後，我知道身上有地方壞了，我真的把身
體搞壞了。我應該多注意自己的背，要多加保護。在那之
前，我從不覺得自己會有受傷的一天，不管是小酒館、軍
隊或工地。過了幾星期，我跟小兒子玩球，一個轉身，我
想大概是太快了，哇！下背爆發一陣刺痛，瞬間，我就知
道這身子再也不是以前那樣了。我要懂得什麼可以做、什
麼不能做才行。到現在我能做的沒多少了。

　　霍伊擔心再傷到背，便辭了工地的活兒，由於不算病假，為
了謀生，警局有差事他馬上就接了。薪水比較少，但他覺得幹這差
事再傷到背的機會比較小，對於未來，這差事也比較有保障。他受
傷那時，在家裡也有壓力。太太剛生下雙胞胎，她要照顧兩個新生
兒、一個大兒子，還有病痛的姑母（她中風需人照顧，才剛搬進
他們家），忙不過來。霍伊不顧妻子的意願，執意離家到外地包工
程。留妻子一人應付這麼艱難的處境，他也十分內疚，後來工程延
誤，內疚就更深了。「我們一直有溝通不良的問題。不管大小事我
都不太說什麼，也不會和她討論工作的事。包工程可以賺比較多
錢，所以我就去接來做。」

　　進了警局後幾年，霍伊的背痛雖然愈來愈糟糕，但他還是在小
小的警察部門裡步步高升，當到小隊長，算是第二把交椅。要不是
因為背痛、動手術請了太多假，他原本有機會當大隊長的。但他對
這樣的工作經歷，倒也不怎麼失望。

你知道嘛，我連高中都沒畢業呢，其實沒資格當小隊長
的。我自己知道，我根本就做不來，我不太會寫公文，也
不太想扛那些責任，我再也不要有壓力了。你看我的背這
樣子，要把一天的活兒好好做完都很費勁呢。我擔心要是
再常常請假——你知道這傷與勤務沒關係——他們會要我
提早退休。我的孩子一個唸研究所，兩個唸大學，拿退休
金我們可活不下去。

即使是拿殘障補助，霍伊家還是有很大的金錢負擔。這筆錢比
退休金多，警局裡有幾位同事就拿殘障補助。

工作對霍伊是很大的壓力，不僅因為背痛的問題，也因為上
有愛嚷嚷但沒效率的長官，對下，整體算是不錯，但有少數害群之
馬，夾在兩邊之間吃力不討好。

都在搞權術。我們那老大根本沒能力，只懂怎麼給人使絆
子，罵人，只會把好好的事情搞砸。他坐上那位子靠的是
關係……但動不動就搞砸，老是幫倒忙，你也知道嘛，這
種人的性子你絕對應付不來的：徹底的自私，他要怎樣就
怎樣，不准別人反駁。他拿我當垃圾，不管誰他都當垃
圾。有的時候那真是啊，你也知道，真是最後一根稻草
了。搞得我好氣，好灰心。但我又要顧著我的背。我要真
氣起來，又能怎樣呢？

這麼多年下來，霍伊對工作的看法有了變化。他剛入警局時，
一心要當個出色的警察。如今他覺得自己過一天算一天就可以了，

不要請太多假，不要出太多錯，好好捱日子就行了。**很危險**這詞，他既拿來說他的工作，也拿來說他的背。警局由於財務、人力吃緊，而且一年比一年緊，他很可能被迫提早退休。霍伊的看法也坦白：「我能撐多久就一定要撐多久。每過一天，都像打了勝仗，但要是在孩子還沒畢業之前我就先丟了工作，這一場場勝仗就一點意思也沒有了。而且就算孩子畢業了，沒了這工作我要怎麼辦？我的背這樣子，加上一把年紀了，誰會要雇我？」警局的工作，他勉強應付得來。「過得去啦。那些小子都知道我背痛，情況不好時，他們會幫我掩護。我不該坐辦公桌的，但我硬就是坐辦公桌上班。隊裡的巡警都很出色，我就是靠他們才做得下去。」他的公事安排，都以減輕背部負擔為主。由於背痛到了近傍晚時會加重，所以他提早上下班時間。需要體力的工作，他便分派給助手處理。相關的公文相當繁重，讓他覺得自己教育程度不足。他覺得工作已到他能力的極限。下班回到家，就算沒被背痛壓垮，他也被工作壓垮了；老想著他應付不來的身體狀況，要為隔天上班得承受的壓力作心理準備，要努力壓抑他對上司愈來愈高的怒氣，要擔心他力有未逮的問題要怎麼遮掩，萬一長官看出問題了，他該如何處理。

他太太就說得一點也不保留：

家裡有兩個霍伊；一個擔心背痛，一個擔心工作。他的心力都放在這兩件事上，沒剩什麼給家人，也沒心思開心一下，單單笑一笑也好嘛。我們一起開懷大笑，不知是多少年前的事了。你看他的臉，他的眼睛，你看得出來這情況。

這一段話說明他們的家庭生活變得有多難熬。霍伊結縭三十五

年的妻子，艾倫，高姚，漂亮，堅強又有自信，金髮斑白。兩人在
一起時，都是她在主導對話，直來直往，尖牙利嘴的 。結婚頭十
年，她是全職的家庭主婦，持家十分辛苦，丈夫常在外地工作，孩
子又小，照顧十分費神，加上家裡還有位她要照顧的姑母。壓力太
大，導致她心情低落，威脅要離婚。但她還是站起來了。「霍伊的
情況往下走，我卻往上走。我回學校把大學學位唸到手，找到很好
的工作。我不再指望霍伊了，我不再等他帶我出門，這樣我可永遠
都出不了門。我開始跟朋友一起出遊了。」

　　艾倫說起丈夫的背痛，頗為哀怨：

> 真慘，毀了我們的家庭生活。他沒時間陪孩子，受不了吵
> 鬧，沒辦法陪孩玩耍，連一家人出去野餐、度假都沒辦
> 法。對我也沒好到哪裡，不過我們現在溝通情況比較好
> 了。他老是自己一個人獨處。我知道他背痛，可是每天都
> 這樣？真的老是那麼痛嗎？我覺得他也是個問題，他有點
> 慮病症，一開始擔心他的背痛就停不下來。我們根本沒有
> 私下相處的時間。因為背痛，我們好幾年沒上床了，最後
> 我也不想了。看他這樣子我就難過，我們年輕時，他是很
> 不一樣的。我也為自己難過，為孩子難過。我不想說出
> 來，但他曉得我說的沒錯：我們的孩子好像沒有過爸爸。
> 沒錯，我是一肚子怨氣，你要是像我這處境，你也會。

　　艾倫也擔心霍伊丟了工作，她覺得霍伊要是成天待在家裡，沒
人受得了。工作分散他的注意力，逼他要出門，給了他背痛之外的
事可以去做、去講。霍伊也明白這點：「你說我會怎樣？我的背痛

只會變壞，要是成天都在家裡，我就整天想著背痛。上班還算有意思，我蠻喜歡的，而且還能把我的心思從背痛這件事拉開，至少拉開一陣子吧。」

霍伊的三個孩子都討厭爸爸。近幾年孩子嫌他、氣他，表達得愈來愈明顯。長子就說：「他像個幽靈一樣，我們從來見不著他，不是在他房間，就是去上班。他從來不陪我們，跟陌生人差不了多少。」

「每次聽他說背痛，我就反胃，」雙胞兒子其中之一說：「我們怎麼知道真有跟他講的那麼嚴重？我是說，我不是不想相信，但你又看不到。他又不是快死了還是怎麼著。」

霍伊老是被家人、同事、醫師質疑，懷疑他的背痛真的如他說的那麼嚴重。「痛這件事，就以這最慘；你看不到，你絕對搞不清楚痛到底是怎樣。老天保佑啊，除非你自己遇上。我覺得旁人有時不相信我的話，對這我很生氣。他們以為我在幹嘛？裝病？」所以，霍伊覺得他捱過幾次大手術，還是有一樣明顯算是好的結果，因為手術為他受的苦留下記號，身上有疤可以給人看，可以自己摸一下，告訴自己他的背真的有「生理上的問題」。每動過一次手術，他感覺家人、同事、醫師，對他都比較同情了。他還在考慮是不是要再動一次大手術。外科手術有這樣的隱性功能，是他作決定的一大誘因，畢竟先前動的手術，整體看來，他覺得不好且反而更壞。

霍伊十分悲觀。他覺得再也沒什麼可以治好他的背痛，甚至也沒辦法修復一點損傷。他的背痛只會愈來愈壞，速度不會多快，但沒辦法避免。

證據就在每次背痛加重之後，恢復期都比以前要長，每天痛

的程度也在加重。過去幾年，他年年請假的天數加起來都超過一個月，今年他請的天數更多。他看不出有什麼辦法可以扭轉惡化的頹勢。每週他都要到醫師那裡做神經阻斷，注射麻醉止痛劑，拿止痛藥，評估神經和骨骼狀況，

我們面談期間，他說他已經不再向上帝禱告了，因為他覺得禱告沒用；他不覺得他這失能的狀況是神的懲罰還是試煉。我們有過十幾小時的面談，他放鬆下來的時候不過那麼幾次，其中一次，我問他上帝和他的病痛有沒有什麼關係，他難得對我淡淡一笑，說：「祂有更重要的事要管，祂若沒在管，那就應該趕快去管。」慢性疼痛症候群病人有百分之五十有重度憂鬱的症狀，一般慢性病人也有相當高的比例。霍伊符合重度憂鬱的公定標準，不過，他憂鬱的情緒主要是因為長年的疼痛而頹喪消沉，其他都其次。他睡眠、胃口、精力失調的狀況，甚至他的內疚、低自尊，有尋死的念頭（全都是公定的診斷標準），都可以直接追溯到他嚴重疼痛的經驗。所以，他是真有獨立的精神疾病，還是單純因為慢性疾病而有嚴重憂鬱的狀況，看來後者的可能性較大。而他求診的疼痛專家開了抗憂鬱藥物給他，對他的疼痛和消沉狀況都沒有效用。另一方面是他的家族史，由於父親和祖父都有憂鬱和酗酒的紀錄，他出現這類精神障礙的風險就比較高。不過，依霍伊的病痛紀錄來看，他和大多數疼痛病人一樣，明顯指向憂鬱是疼痛的後果而不是起因。

霍伊出身荷蘭移民家庭，父親是水電工，很愛喝酒，常打太太。霍伊五歲時父母離異，之後他就沒再和父親有聯繫。「我不算真的認識他。他那些不好的行為，都是家裡的人跟我說的，我不太記得他。從小到大我一直覺得我沒爸爸。」

霍伊九歲時母親再嫁，他覺得母親再嫁後，就把他晾到一邊，

對他疏遠又冷淡。母親再嫁後又生了兩個孩子。霍伊十二歲時改由遠親收留，和他們生活到他二十歲從軍為止。多年來，他和母親的關係愈來愈淡，兩人住處雖然只隔幾哩路，但他過去一年只見過她一次。他和繼父的關係從來就沒親近過。

霍伊說他年輕時是很堅強很獨立，後來被慢性疼痛折磨成依賴又軟弱。霍伊倒是一直都很安靜、內斂、不苟言笑。「我們家人向來不太講話，只有生病時才會有人注意到我。」他母親就常背痛，嚴重時就回房裡一待好幾天不出來。「我媽媽很容易生氣，她一背痛，我們離她近一點或是惹她煩心了，她會吼我們。我們都曉得離她遠一點才好。」霍伊因此也學會留心別人說身上哪裡痛，覺得這是生理和情緒狀態的指標。但他母親在他後來也有了背痛問題時，卻沒有相對應的表示。

> 我跟她講話，她講她的病；糖尿病怎樣，高血壓怎樣，她的背痛怎樣，就從來沒問過我的病怎樣。我幾次住院，她從沒來看過我，一次也沒有！而我看到她也沒話好講，我到現在還是怕她多過氣她，她真是鐵石心腸，我看我在她眼裡跟死了差不多。

（有件事情很有意思，霍伊有好幾次誤將母親說成「我繼母」、「我的異父姊姊」。）

霍伊內斂的性子和太太正好成對比。「她真能說，可以講個不停。以前我會充耳不聞，但現在學會聽了。」發生大事時，艾倫一馬當先往前衝，霍伊則是先按兵不動。「她要是沒辦法馬上解決事情，就會開始歇斯底里，但她通常都能解決。我這人就是靜觀其

變，慢慢解決，我的判斷都比她好。但之後我覺得我的背受到影響了——處理事情的壓力導致背痛會惡化。」在夫妻關係這方面，艾倫漸漸把主導權握在手上，雖然她本來已是全家的重心。（例如在夫妻一起進行面談時，霍伊向來把發言權讓給艾倫，即使聽艾倫長篇大論講他的事，他看起來很不自在。）霍伊知道他妻子和兒子都覺得他這人很軟弱，也討厭他這麼軟弱。

不管在對他人的信任，或對自己、對自己身體的信心上，霍伊的人格因背痛而起變化。「我的情況實在不好，雖然我沒辦法改變什麼，但我心裡清楚，這情況搞得我變得比較緊張，很在意別人的眼光，絕望無助，容易感到被傷害，覺得別人不尊重我。」有幾個字霍伊從來沒在我面前說過，但有幾次我覺得他好像要脫口而出把這幾個字加進來：**沒脊梁**——這樣的模樣，也是他對自己的看法。例如他太太逼過他回學校唸個學位，這樣才好再往上升。霍伊說他也很想，但他的背撐不住讀書的活兒。這藉口連他自己也一眼就看破。有一次他承認他不再求升遷，不只是因為他的背；先前便已提過，他覺得他在當前這位子已經力有未逮了，已經是能力的極限了。

韋伯・梅森醫師曾經負責霍伊的基礎醫療，遇到霍伊這病人，備受挫折。他認為他有體化症，會放大症狀和失能的程度。他覺得霍伊是個麻煩病人，老是在考驗他的耐性，不時還惹他生氣。

> 他那人就是沒用，他的問題有一半就在自己身上，自暴自棄，你說我能怎樣？他來找我治背痛，我當然得幫他處理，但我覺得我們幾乎沒什麼可以幫的。我在候診名單上面看見他的名字就受不了。他在我那裡看診那些年，我從

沒聽過他說覺得好一點了，也沒見過他笑，沒見過他樂觀
一點。這背痛問題把他壓垮了，也牽連到他的家人，還有
我。我覺得被他逼到牆角了，他能看的專科我都轉介過去
了，最新的藥我也開給他吃了。到後來，我覺得我處理的
不再是他的病，背痛都成了他過日子的方式了。

詮釋

霍伊背痛有幾類主要的意涵，幾乎誰都能一眼看透。其中主導
一切的是他覺得自己的身體極度脆弱，由於不想再出現背痛大發作
還有併發症等等，而自行對自己的生活加了不少嚴格的限制。一有
刺痛、抽筋的感覺，他就會仔細留意，再小的變化他也費心觀察，
如此這般，搞得他的人生就等於背痛，背痛主宰了他。

他的疼痛主訴和行為，就以這一幕機械力學才有的畫面為中心
在打轉：壞掉的脊椎會斷掉。只要抓到這一幕，自然能了解霍伊對
此深信不疑，那他的病痛行為就大多有解了。不過，脊椎撐不住、
不小心就會四分五裂，也是隱喻，說的是他心裡的恐懼，因為他的
職業、婚姻、童年時父親缺席、母親對他感情冷淡，他對自己有事
情做不到、做不好、必須依賴別人的狀況，而萌生的種種恐懼。霍
伊的背痛就從他的生命世界汲取這些意涵，我不知道這些意涵是否
真是他發病的原因，但敢確定會影響他的病程。他的婚姻問題要是
和他早年的背痛有關，不管關係是什麼，如今，他的疼痛行為和艾
倫對他的尖刻評語一樣，雖是間接但還是將他們婚姻的緊張關係表
露無遺。

　　疼痛是無法直接計量的，但疼痛對霍伊（還有艾倫、他人）行為的影響卻可以評量。病人和家屬講起疼痛，指的其實便是疼痛教你陷在爭不過、贏不了的循環裡。消除疼痛，也就表示消除這些悲慘的經驗和無望的關係。慢性疼痛就連霍伊以前的醫師也沒放過，一樣在他說的話、做的事都留下烙印，搞得他備受怨怒、無助折騰，不下於病人和家屬那邊。這痛到底在哪裡？在背上，好吧。但這痛在霍伊對自己的感覺，在他對自己童年的詮釋，在他和艾倫、和母親的關係，在他的孩子對他的反應，在他工作的場所，在他的醫師那裡，不也都看得到嗎？痛，是溝通和周旋織成的大網內的軸心語彙，而這張大網，是令人感到深陷痛苦的。

　　不論在談疼痛的專論或是討論慢性疼痛的研討會，時間大多用在神經生理學和生理病理學，之後才分一點給精神病學，晚近再多分一點給行為科學。但像霍伊這樣生活備受疼痛侵蝕的人，醫師面談好幾百位病人聊過後，便會提出下列這問題：那些書裡、那些研討會上，哪裡看得到慢性疾病也在決定病患的人生？我認為唯有了解疼痛的種種意涵，在疼痛病人的生活各方面都深入追索過體化牽動出來的種種狀況，才能教那些願意去看（關心）的人（還有因為看太多而不太想看的病人、家屬、醫護人員），真的看出來根本沒有「疼痛病人」這樣的分類（更別說沒「疼痛病人」了，連「慢性疾病患者」這樣的類別，不管哪類慢性疾病，一概都不成立）。進而馬上看出，單單瞄準疾病分類──只排除少數非典型個案──專注於找到一種理想的療法，是很危險的迷思。病人要能好轉，必須要改變病痛意涵和經驗的惡性循環，病人身處的社會體系既會影響這樣的循環，反過來也被循環影響。

　　這需要的是新式的醫療照顧，有別於現在通行的做法。以霍伊

來看，他的治療必須同時顧及他的行動受限、社交關係困擾、他消沉頹喪和自暴自棄的人格等等。治療的起點，應該要針對他生命經驗中的心理社會危機，進行系統化評估。他需要的療法，既須針對個別的嚴重問題進行治療干預，也須針對疼痛制定全面的門診醫療方案，且一一整合個別的治療干預。門診醫療不僅要控制疼痛，還要預防病症變成慢性並導致失能。而霍伊的醫師被他的病況搞得洩氣又生氣，不利於醫療照顧，也要放進全面的診療架構中作描述和處理才行。我現在相信像霍伊這樣帶著疼痛度日的生活，還會影響到他人的生活，這事教我們理解到：我們對疼痛和疼痛的起源之所以一直沒能確實理解，應該怪科學和臨床實務；我們不願把疼痛的意涵看得像疼痛的生物學理那麼重要。那些意涵都是由不得人的現實，在霍伊的世界明明白白就是存在的，可以拿來作可信而且準確的討論；也就是說，疼痛科學一定要將社會科學的詮釋加在生物醫學的解釋裡。疼痛科學一定要將疼痛的經濟、政治、社會心理等方面的知識收納進來。

然而，針對疾病意涵詮釋也可能太過，以致太偏向社會科學而變得像在蓋危險的空中閣樓。精神分析和文化詮釋分析對於潛藏的意涵，往往流於浮濫的揣測和無理的肯定。看出疾病有種種不同的意涵，這點固然重要，但詮釋有其限度，這點說不定一樣重要。霍伊的背痛病史除了我斗膽地詮釋，應該還有很多其他看法，讀者也當然各有主張。例如他背痛的病，和他少了父親這樣的角色可以建立親密關係以至於形成被動依賴的心理，是不是有關呢？他母親也有背痛，像是活生生的範例，與他背痛有沒有關係？畢竟他強烈的聯繫需求，在象徵意義上便只挑中母親這樣一件事來表達。小時候只有生病時母親才會注意到他，後來卻對他背痛的情況不聞不問，

所以，他的背痛成為頑疾是不是表示他憤怒又絕望地渴求愛？或者，背痛是他在婚姻關係中用來溝通的「對講機」，只是帶著自暴自棄、消極、敵對的性質？而這樣的背痛溝通一直持續不去，是因為這件事在家裡建立起怪異的平衡，一旦沒有了，他的家就會分崩離析？

大家對於任何詮釋，包括前述的詮釋，都應該自問是否成立？一旦覺得不太確定，就應該自動停止。這裡要講的「成立」有四種：符合現實，情理通順，放在當事人的問題脈絡中有其用處，說法漂亮。每一種走的方向都不相同。在臨床醫師角度，第三種才是重點。某一詮釋對於治療是有用，有助於減輕病人失能、痛苦的狀況，那才算成立。對於研究人員，其他三種說不定同等重要，甚至更重要一點。關於霍伊的病痛紀錄，其意涵的問題我大概頂多搔到一點皮毛而已。

第四章

活著就是痛苦

我想起那巢中幼雛我進茂密的草地，

烏龜在公路塵埃飛揚的瓦礫堆中大口喘氣，

癱了昏在浴缸裡，而水一直上升，──

一切無辜的，不幸的，見棄的。

　　　　美國詩人瑞特奇（Theodore Roethke, 1908 - 1963）

　　　　　　　　　　　　　　　　　　（1982, 227）

在純粹的環境是看不出社會的因果關係的，所以會有不確
定的孑遺把所有的因果歸納遮得模模糊糊──倒不是因、
果的結締關係無法確定（自然的狀況也是如此），而是結
締因果關係的式子要放進什麼項目，本來就難以確定。

　　　　　　　　　　　　　　　美國經濟學家海爾布羅納

　　　　　　　　　　（Robert Heilbroner, 1919 - 2005）

　　　　　　　　　　　　　　　　　　（1986, 189）

　　霍伊的生命故事是由痛在主宰，魯道夫・克利斯蒂瓦與之相
反，他的痛，全由生命而來。魯道夫三十八歲，白人男性，未婚，
有保加利亞和猶太人的身世背景，慢性腹痛病史總計十五年。他在

美國西岸一家大型研究機構的人事部門會計處當小職員。在我們近三年的觀察期間，魯道夫一直有輕度的持續腸道疼痛問題，會週期性惡化，導致虛弱無力。他也說肩膀和胸膛會有陣痛，外加暈眩、無力、便祕。腹痛和相關的症狀不至於要他常請假，大多也不會妨礙工作或私生活。但到了後文我們便會知道，腹痛外加附帶的症狀，反而是他充斥憂懼、挫折的生活中額外添加的憂慮源。

　　魯道夫腹痛最初發病，是在西岸大學攻讀研究所期間，出現嚴重的腹部不適和虛弱狀況。他專攻法國阿爾薩斯（Alsace）地區的社會、政治學。最先醫學檢查結果呈現陰性，也就是找不到明確的病變起因，醫師針對魯道夫的症狀進行治療，三週後症狀就消失了。一年後又再發作，那時他在法國阿爾薩斯進行人類學田野調查。這次，他的腹痛更嚴重了，長達一個月多才漸漸好轉。進行一連串腸胃道 X 光和其他檢查，還是查不出病因，醫師給的療法便是飲食清淡加止痛藥。

　　魯道夫說他那一陣子過得相當混亂：他喜歡住在法國，和一群親密的朋友來往，但他的田野調查卻「卡住了」。他對自己愛交際，只留那麼少的時間作研究，極為內疚。他拿的獎學金很豐厚，所以過得比在美國好，但是他心裡很煩，老是懷疑做出來的研究夠他寫論文嗎？「我好像有什麼心理障礙，雖然在那裡過得很好，但從來就沒真的用心去管自己該做的事。」魯道夫的腹痛似乎就在他最矛盾猶疑時出現，之後，他認了他在這裡的研究一無是處。

　　再一次腹痛發作，是六個月後在舊金山，這次的腹痛和虛弱症狀長達好幾個月，和先前一樣嚴重。醫療評估結果是他得了憩室炎，據此開立藥方給他。只是症狀消失後，持續性腹痛很快就又出現，而且這種輕度腹痛一拖就好幾年。「這期間我的生活大多亂

七八糟：失業，打零工，孤立，不快樂。」寫論文的工作「很繁重」，「不管在哪裡都感到頹喪。我像西西弗斯（Sisyphus）推石頭上山老是往下掉一樣，我覺得我的論文根本就是垃圾，我在學術界混得跟騙子一樣。」

　　終於結束這麼長的失業期，魯道夫找到差事了，先是當門衛，後來是小職員。這期間他一直住在遠親家（家人都在東岸），他們供他吃住，給與感情支持，有時還接濟金錢。而這樣的工作狀態對他有很深的影響：

> ……好多、好多不快樂──徹底絕望。我還會不時摸摸論文，搞搞看，但我的精神早已經離開學術界了，也像脫離了中產階級世界。找不到可以做的事，自暴自棄，日子過得悲慘。後來做過幾份藍領的差事，覺得工作沒意義，別人對我有敵意，甚至感受到反猶的心理，搞得我生不如死。從小我就覺得自己有點散漫，注意力不集中，小事情老是記不住。家人和學校老師都跟我說過，雖然他們也誇我「聰慧過人」。我覺得自己不太實際，或者是沒有在現實生存的技巧，沒辦法一個人把事情做好。失業，後來找到的工作，別人待我的嘴臉（當我是笨蛋），搞得我開始懷疑以前覺得自己不好的那些是不是真的。你看，論文的事就證明確實是真的。

　　魯道夫腹痛、虛弱的狀況，在他回法國阿爾薩斯待了很長一段時間，四處拜訪朋友，才開始減輕，這點就有重要意義了。一九八二年，他又在賦閒失業、做不合適的工作兩種狀況下打轉一

陣子後，終於進入一家大型研究基金會，在人事處擔任基層雇員，也就是他目前的工作。薪水不高，工作他也不中意，不過，依他觀察，工作環境至少很像學術界。而且有了這工作他便能自己租房子住了。他開始新工作之後沒多久，老症狀短暫發作過一次，那時他被派到現在的上司手下做事。他的上司年紀很輕，兩人的關係令他十分苦惱。「我對那裡的工作環境雖然不盡滿意，但相較於前次腹痛發作，可是不可同日而語。」只不過時日一久，辦公室內的關係開始惡化，教他十分洩氣。主管不時就找他麻煩，「他想盡辦法要開除我。」

除了暗自扛著自尊心連番受損、工作前途未卜的擔憂，魯道夫最擔心的卻是「對愛滋病的恐慌愈來愈嚴重」。魯道夫是同性戀者，在法國和美國兩地的性關係都相當混亂，因而覺得自己遲早會染上愛滋病。因為在學術圈走不下去——特別是他沒辦法取得博士學位——找到的工作又不體面，已經讓他自怨自艾了，同性戀之事又火上添油；「我受不了！」後來愛滋病的恐慌雖然消退，魯道夫卻還是連作夢都覺得他會染上愛滋病，然後「又再往下沉淪到生命最底層，像被人追捕的獵物一樣死去。」

> 工作壓力變大，或是擔心染上愛滋病，我的腹痛就明顯變壞，但還有別的老問題也會搞得腹痛加重。只要我開始自暴自棄，討厭自己是同性戀，恨自己沒能拿到博士學位，氣我做的是基層的活兒，沒交什麼朋友，都會激得腹痛加劇。其實我生活在這些方面的狀況比腹痛的問題還要大，腹痛我還忍得住。記得從小我就覺得自己不太對勁，老是聽人說我天賦很高卻沒好好發揮。我覺得我這人就是沒出

息，腹痛不過是為我再多添一樁窩囊的罪狀。這歸因於性
格的弱點，要遮掩起來才對，因為擺出去可不怎麼好看。

他的腹痛不是天天都會報到，發作的時候以中午前後那段時
間比較糟糕。「感覺像有東西在肚子裡拉扯，像有東西要破了。我
在心裡想像我的腸子撞在一起，像管鐘那樣，會抽搐，有時痛得嚴
重一點還會白熱一樣火燙燙的。」魯道夫在疼痛問卷的量表對他腹
痛勾出的形容詞有：「發顫，腫長，抽筋，絞扭，發熱，下沉，悶
痛，撕裂，可怕，麻煩，噁心。」他的醫療處方是抗痛素藥劑。魯
道夫雖說他的症狀「輕微」，卻幾乎每週都要找醫師。在醫師那裡
大多在講他的工作壓力還有其他生活問題。放鬆心情，不去想工
作，就能減輕腹痛，一去上班就變糟。到了週末，腹痛就減輕大
半。在我三年觀察期間，魯道夫的腹痛週期在中度惡化和改善好轉
之間擺盪，幾乎完全符合他工作壓力、家庭壓力還有其他生活壓力
惡化和好轉的變化。有一次，報章忽然一股腦兒冒出許多談愛滋病
的文章，反映當時的人對愛滋疫情的傳染幅度、傳染速度都搞不清
楚而爆發歇斯底里的反應，魯道夫的腹痛就跟著惡化到進了急診
室。

魯道夫這人

魯道夫面容蒼白，神情緊張，留著修剪整齊的紅色短髭，兩
道濃眉，髮際線已經在往後退，露出突出的眉骨帶著常駐不去的深
溝，眼神四處閃躲，兩手很忙好像停不下來。他的身體和眼睛、雙

手一樣老是在動，就算坐著也定不下來：一下駝背，一下扭身，一下挺身又彎下，還會忽然坐得挺直。他的嘴也和兩手、雙眼、身體一樣，忙個不停：微笑，噘嘴，鄙夷，撇住呵欠、忍下打嗝，不過大多還是忙著講話，講得很快很興奮。淺灰色的寬鬆長褲多年下來磨得發亮，棕黃色的蘇格蘭外套皺皺的，哥多華皮革鞋穿很久了但刷得很亮，看起來乏味的寬領帶像是一九六〇年代的產物──魯道夫這一身裝扮像個老大不小的研究所學生、又像個窮小職員努力擺出斯文的氣派。但這樣子──魯道夫生命中有很多事都是這樣──終究是假相，裡面含蓋著十分複雜的人格：有非凡的想像力，愛講話，深諳遣辭用字的樂趣。魯道夫有尖刻、聰慧、愛講髒話的巧點機智；他對思想、理想、尤其是人，有極大的熱忱，富感染力；他熱愛法國美酒、阿爾薩斯美食、普羅旺斯花草，具備行家的鑑賞功力，還因這些都是他負擔不起的奢侈品而更顯功力不凡。他最令人刮目相看的是熱衷自省，花很多時間在這上面（他說這是「經常作精神分析的成果──有自己做的，有專業醫師幫忙做的，還有我們這民族在集體下意識裡一直都在做的」），有明白徹悟道德的課題，有鐵面無私毫不留情地剖析自己的性格。糾結得這麼複雜、撲朔迷離的人格，應該歸入哪一專門的分類才比較準確，眾多精神病學家和心理學家都莫衷一是。

　　不過，大家似乎都同意魯道夫長久以來一直有人格違常的問題，耗損了他的能力。我們面談時，看得出來他偏執多疑的特質十分強烈，個人的怪癖也很明顯，他的上司還有剛認識他的人不被激怒才怪。但我這樣形容魯道夫的人格，其實也不全對。他會從天真無憂的自戀瞬間擺盪到尖酸刻薄的自貶，轉變得很快。他的行為常是標準的消極攻擊，一再扯自己的後腿，打壞他要追求的抱負。他

心裡的焦慮、恐懼好像無底洞；這麼強烈的頹喪感，令聽的人明知不可以還是忍不住跟他一起無望無助，無法自拔。魯道夫說他自己：「神經緊張、軟弱、孤單、太敏感、太在乎別人的眼光，老是內疚。」魯道夫在青春期有過一次「崩潰」，但很快就恢復了，後來除了嚴重的人格問題，看不出別的精神疾病症狀。

他身上最明顯也符合他人格違常的問題，是自覺備受嫌棄。「我不屬於哪裡，我在哪裡都是外人，我一直躲著見不得人，我不覺得會被誰吸引，我這人就是垃圾。」這是他對自己的感覺。雖然他對自己還是有很多肯定（只是他很少說），例如「我蠻有幽默感，我喜歡和人相處，我很健談，雖然算不上正經的知識分子，但起碼是個有文化素養、會思考的人，有很強的字彙能力；勤奮工作，重要的事情交給我辦，我會努力完成。」魯道夫認為他是個社會棄兒，有個被寵壞的個性（spoiled identity）。他的痛苦符合上述自嘲，是他自覺格格不入的另一源頭。

魯道夫一九八五年的年收入是一萬三千美元，供他在老舊的城區租了一戶一房的閣樓棲身，小得可憐，只有一張床、四張破椅子、一張很小的書桌、一具二手音響，書倒是多得教人想不到，外加小廚房和小浴室。他住的公寓大樓很髒，沒在維護，天花板的灰泥都泛潮了，牆面也有剝落，窗戶很髒，大熱天還是關著，導致房內幾乎悶不通風。但要是開了窗，戶外的嘈雜街聲便直衝而入，連行人的吵鬧也聽得一清二楚，還有重機械轟隆作響蓋掉一切聲音；感覺他像是住在街心。這麼簡陋的住處——就是魯道夫的世界——談不上宜人，卻教人覺得淒涼，淪隘而且困頓，我這訪客看了都覺得像魯道夫的內心顯露在外的象徵。剛踏入我就很想拔腳就跑，遠離這房間的壓迫感和無力感。不過，魯道夫譏誚的幽默感終究逗得

我開心，感受到他覺得終於和人有了重要的接觸而安心，但我在放鬆之餘，卻又覺得只要我一腳踏出他的住處，不消幾小時就會把他扔進自暴自棄的絕望深淵裡；那一口深井好像就在我們身邊。我們的面談先是每週一次、後來每月一次、再後來變更少，這一次次見面，就算不是魯道夫透露他真性情的重要出口，對他的重要性至少比一般研究訪談對象要高得多。家人都在遠方，魯道夫非常寂寞。沒有貼心的好朋友，有的是羞辱他、恐嚇他的上司，帶著幾乎撐不下去的絕望，把魯道夫人格溫暖、迷人的一面壓得出不來，困在窘迫的自厭自棄當中，成了他生活的主軸。不過，他的腹痛並不算是小事；腹痛有助於分心，是打進他孤立處境的外力，證明他真實的存在。腹痛讓他有機會和城裡會關心他的護士、醫師接觸來往，現在又多了一名疼痛研究員。

工作環境

魯道夫的腹痛症狀等同於他工作經驗的調解。他的上司年紀比他小很多，教育程度也比他低；魯道夫的學術背景，勤奮工作，讓他備受威脅。因此常找機會批評魯道夫，把魯道夫貶成落魄、失意的知識分子。魯道夫該做什麼，什麼時候休息，該做多快，做出來的成績怎樣，都由他決定。這些事，他一概想盡辦法找魯道夫麻煩，魯道夫說這是他一心要開除他的長期攻勢（以前是公開的，現在暗中進行）。雖然這工作比魯道夫的知識、志向低了一大截，但這是他目前僅有的一切。所以他奮力要保住這工作，還越級向上報告上司耍的花樣，而且告成了。「我覺得他永遠不會滿意我的工

作，老是挑剔我沒做對。我現在已上了年紀，需要一份穩定的工作。以前我高懸的學術志向早就不見了。他就是要打壓我，他講我的那些壞話，要是讓我聽到，準會火冒三丈。」魯道夫為了要保住工作，只會讓他更討厭自己，或者說他的工作和他這可怕的感覺合而為一，還準確一點。

　　然而，魯道夫還是抓不準未來該怎麼辦。「我覺得自己像陷在幽冥界裡，卡在十字路口。」他覺得那工作要是保不住，準會垮掉。「這不就證明我應付不來嗎？」可是保住工作又教他覺得日常的壓力愈來愈大。「我這主管故意不給我好過，每天上班都感到難過。」這樣兩頭為難是他的壓力來源，他真覺得他腸胃裡的壓力隨著上班時間從早到晚往上升。「唯有回到家我才有辦法釋放壓力，放鬆下來。」他回到家就先上大號，等於是在釋放工作時在肚子裡累積的壓力。他在廁所排出來的，便是壓力和內疚主宰的所有事情為他帶來的一切。他的症狀雖然對居家生活沒有多大的影響，但他的居家生活一樣是他苦惱的源頭，他沒有朋友或是家人來訪。每天晚上都是一人用餐，找不到人可以講話。他會讀一點書，然後聽法語的錄音帶或是音樂，然後入睡。儘管如此，這還是比上班的處境要好。他不時還是會碰一下他的論文，但他承認，「我這是在騙誰？我才寫不出來，也沒辦法寫得出來。」

魯道夫的家庭

我的日子根本就是父親的複製版。他自己覺得沒出息，就老是擔心我會跟他一樣沒出息。我覺得他不算是沒出息，

但我就真的沒出息了。他做的燈具生意不算成功，常在家
裡常大吼大叫，情緒暴戾，因為他覺得自己沒用又壓不下
情緒。他的責任感和標準都太高了，搞得自己做不到。我
們人不都是這樣……他把自己的問題，他覺得自己沒用的
感覺，都投射到我這裡。我在他眼裡跟他一樣沒出息。

魯道夫說他母親很能幹，很勤奮，總能推著他的父親往前走，
安撫他暴戾的情緒。母親也一直有疼痛的問題，尤其是頭痛。魯道
夫很愛他的父母和五個姊妹。「他們是我僅有的一切，我不想跟他
們說我生病的事，怕他們擔心。」同性戀也是禁忌，一樣不可以
提，不過魯道夫認為他父親應該心裡有數。

他會把這件事看作是自己的錯，又再證明他沒出息……他
們對我總是另眼相看，讓我覺得我不屬於他們，我總是有
什麼地方不對勁，老是達不到他們的期望……我父親有關
節炎和長期便祕的問題，但他從來不說；全部遮掩起來。
所以，我也一樣，我的問題也是這樣處理。

個人的病痛經驗

魯道夫對他的病痛經驗、對他人生的看法，既瀰漫著感傷，也
帶著諷刺，給我們一些啟示。他渾身散發的是長年的窩囊、怨怒、
失意、卑屈、羞恥、被人生打敗，困在屈指可數的選擇裡──這些
感覺，是他人生許多方面都有的況味，腹痛的問題只是其中之一。
不過，魯道夫本人還算知道他這些感覺也是自找的，動不動就拿來

自嘲一番。他對有同樣問題的病友，也能看透他們的經驗。

　　我和許多見過的疼痛病人一樣，給自己定下很高的標準，卻又做得不夠好，因為我們這樣的人都要求完美，以致對自己眼高手低有很嚴厲的批評，對自己很灰心與失望。我們太容易擔心，太容易被生活傷害，這可能是我們的感受太強了，才這麼失意與絕望。但也可能是我們這樣的人對人生的看法才是對的。人生就是痛苦、灰心、可怕。不管怎樣，吃藥對我們沒多大幫助，但我們為什麼還是會回來找醫師？大概因為痛是我們尋求幫助、尋求保護、找更強大的人來照顧我們的方式吧。

　　心情不好時，就覺得我這一生一無是處，沒有親近的朋友，工作也很糟糕，金錢方面老是捉襟見肘，和家人離得那麼遠，靠近他們，又覺得沒辦法融入。在精神上也始終覺得不足。但要是心情好一點，就看得到一些正面的，例如我和幾個姊妹十分親近。能撐到現在，我也算是有成就了。我這人心地善良，慷慨，算聰明，但有點刻薄。我最大的成就應該是憩室炎減輕了（老天保佑！），自力更生，有了自己的住處。雖然無能但還是撐了下來，世間事畢竟沒那麼壞。但我不自覺地複製了父親的人生問題。我對自己沒信心，但又會冒出假自信而且過度泛濫。我對寫論文、同性戀角色，都有心理障礙。要是經濟情勢變壞，我很容易就失業。腹痛的事，唉，不過是我人生的一部分。我多少會擔心腹痛的事，可能惡化，變成癌症，但都比不上我擔心工作、擔心社交生活、擔心愛滋病等。

詮釋

　　不論哪一種病痛意涵在這件個案的描述裡都看得到。魯道夫的腹痛，是他世界的一扇窗，揭露豐富的個人、人際意義。此外，他的症狀對他有特別的含義，例如他為自己的腹痛症狀勾勒的畫面，他認為他在職場未能明說的壓力就累積在他的腸胃裡。愛滋病在西方社會有強烈的文化意涵，是致死率最高的最新天譴性病，宛如現代黑死病，這樣的概念大家在報章雜誌電視上都見識過了。所以，愛滋病的文化意義在魯道夫心底是黑暗的恐懼，同性戀社群一樣人人自危，影響周遭的社會憂懼日深。魯道夫對他腹痛提出的說明，涵蓋了他對疼痛在他人生占據的位置所作的自省，甚至還有他對慢性疼痛病人引發病痛或是因病痛而產生的心理特質，也有一番看法。我覺得他見解犀利，不下於鑽研這科目的許多學人，但是，慢性疼痛的臨床或研究報告卻不會收錄這樣的病人見解。魯道夫的人生被長期人格違常所困，這情況顯而易見為他的病痛經驗添加了色彩，再加上工作以及別的社交問題，都成為他病情加重的因素。

　　我覺得從人類學來詮釋魯道夫的腹痛，以此說明慢性疼痛在北美文化的一大起因，特別有用。魯道夫算得上是美國社會論斷的窩囊廢，沒出息；以他的職業、收入，可以說是從他父母所屬的中產階級往下掉到無產階級了——他的父母也只是在中產階級的邊緣。他的心理問題無疑是促成社會階級往下掉的主因，這一掉，導致他淪落成他人剝削的對象，這在資本主義體制的下層階級特別猖獗，例如中國著名的小說家魯迅描述人世的苦難，說這是「人吃人」（1981, 4）。社會中卑微無力的人，承擔的風險本來就比較大，畢

竟有的壓力非他們所能掌控，需要支持卻無法取得，形形色色的病痛幾乎說來就來，包括死亡（Berkman 1981；Black 1980；Cohen and Syme 1985；Mechanic 1986）。經濟和社會體系會對生活其中的人們施加壓力，只是地區的社會體系不會（或無法）幫人把壓力的衝擊轉移出去或減輕影響。失業，長才低就、職場上的欺壓，在在助長惡性循環，以致原本就最不容易爭取到地區資源的人，財務的壓力反而水漲船高，還要面對不公不義的壓迫卻無能為力。這樣的地區環境不是引發就是加重無助感，導致這樣的感覺從特定的問題擴大到個人的生命整體，帶來艱苦、頹喪、絕望（Brown and Harris 1978）。慢性疼痛症候群雖然起自生理的傷、病，但會因為生活的苦難而惡化、延長（Osterweis et al. 1987）。先前便有的心理問題和精神疾病顯然會促使這樣的惡性循環持續下去，無止無休；不過，精神疾病的狀況也可能是果而不是因。魯道夫的生命就卡在這樣的循環裡出不來。

　　依我們在中國進行的研究，可知卑微的人在社會主義國度的生活也有相同的情況（Kleinman 1986）。我閱讀的那些跨文化文獻，教我相信這是普世皆然的人世困局。由我們談的這件個案可知，區域的惡性循環還是可用精神醫學、公衛、社工等途徑進行干預，以減輕惡性循環的效應，要是配合社會變革，說不定還可打破惡性循環。在這方面，魯道夫的處境最不幸的便是他病態的消極態度，很多事都責怪自己，而不是去正視身處的社會環境，發揮更有效的作用。另外他神經質的癖性也幫了倒忙，造成他不幸的先前條件就是：重蹈覆轍。無論如何，由魯道夫的腹痛可知現代生活的有一些核心狀況在人世是常見的，在愈來愈多人身上可見造成隔閡的原因和慢性疾病的誘因。這是有東西爛到骨子裡了，這是活著的痛

苦，醫學和社會科學研究除了探討這狀況引發的問題，也應該將這狀況當作研究的主題。

魯道夫的個案另有兩個主題也須進一步討論：他動不動就講髒話，這也是他父親發脾氣時愛用的語彙；魯道夫的同性戀、腹痛問題，也都落在這樣的語義網內。這樣的連結，說不定該看作是特定的惡臭象徵，在他的社交圈和生理之間調和。果真如此，那這樣去詮釋「符號—意指」（sign-object）的複合意義就大有可觀之處了。一來，它有的是徹頭徹尾的負面意義，再者，它是多重並陳的溝通管道（字詞、畫面、味道、聲音、腹部感覺、排便習慣），只要還沒找到途徑可以在象徵和自我、在聲音和生理、在感官和感覺之間建立起關聯，我們就永遠搞不懂這之間的牽連，更別提要把這麼糟糕的走向扭轉過來。

魯道夫的猶太身世也是個問題，有時我會覺得他像導演伍迪·艾倫（Woody Allen, 1935 -）創作出來的人物，是典型猶太性格的諷刺版，但在猶太民族性的表相下，有更深的層次。魯道夫攻讀博士學位的研究領域，涉及德國納粹在阿爾薩斯的活動，他鑽研的是阿爾薩斯人不願他鑽研得太深的部分。阿爾薩斯的歷史數度依於法一德兩邊，猶太民族、反猶運動在這地區有長久的歷史，因猶太人身分而遭迫害的法國軍官德雷菲斯（Alfred Dreyfus, 1859 - 1935）便以此為家，成為法國歷史反猶、親猶兩方分裂的象徵。魯道夫以猶太人的身分來到這地方，一開始很勇敢地做些事：他想探究阿爾薩斯有誰加入納粹，他們在法國淪陷區做了些什麼，戰後又如何。但他需要的文獻未必全要得到；有人扯他後腿，有檔案遍尋不著，有人拖拖拉拉，有人不願接受訪談。還有人提醒他，平衡得之不易，千萬不要再去擾亂。最後，魯道夫投降了，改把力氣放在

吃喝玩樂，不再去探究殺害猶太同胞的凶手——也許他有遠親同遭這些人的毒手呢。他本該繼續挖掘真相，卻這樣停下來。現代的猶太民族意識，要是有一主題可以代表，那便是不相信表相，同時急於挖掘埋藏在深處的動機和意涵。思想家馬克思（Karl Marx, 1818 - 1883）、心理學家佛洛伊德、作家卡夫卡（Franz Kafka, 1883 - 1924）、人類學家史維史陀（Claude Lévi-Strauss, 1908 - 2009），還有其他成千上萬的猶太人，都為人類的知性活動注入豐富的意涵，都是這幽蔽地帶的探險家，只是這樣的地帶又有恐懼和憎恨匯聚成的殺機。魯道夫認為他應該為自己的同胞、為全體世人做的事，卻一直沒做到。關於這點，他個人的內疚，他認為和當年納粹押解猶太人的鐵路家畜車廂駛進漫漫長夜，眾人冷眼旁觀而留下的存在罪惡感，是相同的。

　　一份文本的意涵，一來落在文本說的，一來落在文本為讀者打開的相關背景，讀者同時也在為文本加上他自己的詮釋需求和背景。人的性命真的有差別嗎？這算得上是有用的比方，可以用在醫病關係上嗎？也可以用在研究對象和研究者的關係上嗎？還有，研究這件個案的，正好也是猶太人。此外，我也去過阿爾薩斯；大學時的一年暑假頂著大太陽去的，過得亂七八糟，和魯道夫那時一樣逍遙快活。我在那裡從沒想過阿爾薩斯一九四〇年代的歷史，那也不過是十年前的事而已。直到有一天我在阿爾薩斯一小鎮郊外，走在美麗的運河岸邊，突然遇到一陣大雷雨。雨一開始下我便跑向一叢小樹林躲雨，滂沱大雨當頭澆下，我拚命快跑，慌不擇路，撞上一道很高的生鏽鐵柵門，鐵門硬生生被撞開。我往內衝，發覺頭頂上方的鐵門架上有猶太人的六角「大衛之星」。我幾乎是一頭撞上一具大理石碑，靠著石碑喘氣，壓低頭躲雨。這時才看清楚我撞

進來的是座墓園，猶太人的墓園，石碑是紀念姓魯賓的一家人。
我記得刻了十一個人的名字，由石碑上的生日，看得出來誰是祖
父母，誰是父母，誰又是年幼的孩子；至於忌日，魯賓一家人都是
同一天。慢慢的，這時我覺得胸口有一股感覺湧上來，很難過，很
強烈。好大的一個問題，還有這問題的恐怖答案，同時湧進我的腦
海。我就這樣戳破了亮麗的表相，看到黑暗的內裡。魯道夫向我說
起他沒能善盡道德見證的責任，而淪為心懷愧疚的研究生，說起他
即使只為他的族人，我們的族人，在屠殺浩劫的大難中追究小小一
部分責任，他也沒能做到──深埋在我心底，當年虧負個人真切存
在的那一幕，會湧上我心頭。「道德見證」，我覺得魯道夫說的很
對。家屬、醫師、研究人員見證痛苦而寫下的故事，對於活在痛苦
當中的生命，也是無法切割的一部分。

　　慢性病人大多與一般人一樣，安安靜靜過自己的日子，日日
都在為存在而掙扎奮鬥不招搖吆喝。我們的痛，像我們的喜樂，都
是小小的，留在心裡的，簡簡單單的。人的病痛或是人的生活，都
沒有偉大的時刻。然而病痛，還有別的苦痛，有時還是會為人的處
境點亮某種熱情和知識，而把人生打磨得更鋒利。痛和苦在有的慢
性病人那裡，與人生的牽連可比病程本身還要深──特別是人生黑
暗、可怕因而會去否定的那一面。所以，醫者還有家屬可能要像探
究人類苦難的歷史學家一樣，一定要願意傾聽──聽到症狀裡去，
聽到病痛的後面意義，尤其要去聽我們通常覺得最沒意義的──哀
號。

第五章

慢性疼痛：心之所欲始終不得

痛，散漫穿過我的骨頭，像抓不著的小小火球；
我這燒的是什麼？欲求，欲求，欲求。

美國詩人瑞特奇

（1982, 246）

知識和意圖是社會世界不可或缺的組成，所以，行為一概
具備自由決斷的成分，不論一般壓得多深都有。

美國經濟學家海爾布羅納

（1986, 193）

痛苦和自由

　　安蒂歌妮·派傑特，五十七歲的畫家，上背和頸部慢性疼痛，
過去八年半一直纏著她。[1] 安蒂歌妮看起來緊張又脆弱：身形高

1　這件個案是我綜合幾位慢性病人的經驗和故事寫成的，他們的情況太像了，
　　我覺得應該要合起來談才好。我為這女士取的名字：安蒂歌妮（Antigone），
　　有兩個理由：一是化名蘊含的諷刺。真有其人的安蒂歌妮（派傑特太太）無

艇，弱不禁風，膚白光潔，臉上的表情糾結，眼周布滿一道道深刻的魚尾紋，使她看起來比實際年齡老十歲。她走路的姿勢十分僵硬，脖子不時要左右動一下，好像在紓解僵硬還是痙攣，她偶爾還會忽然擠眉弄眼一下，但很快就消失。我第一次和她面談是在很冷、很溼的冬天。雖然天氣冷得人手腳麻痺，她卻要我把辦公室的暖氣關掉，說得客氣又堅決，理由是擔心暖氣流走過，可能有一股冷氣跟著過來，刺激她肩頸疼痛惡化。

她的肩頸痛是痛個不停那種，不時會惡化，就算偶有不痛頂多只一個小時而已。安蒂歌妮說她的痛是「搏動的、煩人的、尖銳的，熱、痠痛的，緊繃的，糾纏不去，很受罪。」每天都出現的肌肉痙攣導致肩頸痛更麻煩，不出幾分鐘就加劇痛楚，緩解卻很慢，要好幾個小時。可待因（Codeine）沒什麼效用，其他止痛藥和消炎藥也一樣。她的痛很敏感，稍微有一點冷空氣，手臂動作大一點，肢體活動例如運動或分量重一點的體操，都會導致惡化。早上的情況一般還算溫和，但過了中午就會加重。由於疼痛的關係，她對未來充滿徬徨、害怕，磕磕絆絆沒辦法把事情做成，十分鬱悶，「對任何事都提不起勁、也沒興趣」。而她長年的老毛病：舉棋不定、無力決斷，也因為疼痛而加重。她的肩頸痛剛出現時，牽連到更年期的熱潮紅症狀而加劇，如今則是加重她緊張的感覺，揮之不

法作選擇，導致她的痛苦（說不定還有別人的痛苦）每下愈況；而神話裡的安蒂歌妮，也就是古希臘悲劇作家索福克里斯（Sophocles, 497 / 6 - 406 / 5 BC）寫的角色，她的選擇就太絕決了，以致為她自己還有他人帶來一連患悲慘的惡果。二是想依照艾瑞克森（Erik Erikson, 1902 - 1994）檢視馬丁·路德（Martin Luther, 1485 - 1546）的做法（編按：可參《青年路德：一個精神分析與歷史的研究》），提議：私人問題可能也表達出文化困境，而問題得以解決便也等於解決了文化困境。

去，一天下來只教她覺得虛弱無力、筋疲力竭。

安蒂歌妮的肩頸痛是車禍造成的。一九七五年聖誕節前夕，她和朋友一起從芝加哥家裡開了一小時的車去買禮物，回程時在幹道上出了事。

當時我大概在想以前的事，想那時有的麻煩，想未來要怎麼走；聖誕節的聚會向來都把家庭問題搞得比平常還真實。忽然間，一輛車衝向我們，那車的後輪爆胎。我朋友想緊急閃過那車，我們的車就在冰上打滑，先是撞上護欄，然後打個轉衝向對向車道。好險！我們的車竟然沒有迎頭撞上對向來車。我朋友還好，但我整個人猛然被甩了一圈，肩膀瘀青十分嚴重。當時我嚇呆了，根本不覺得痛，也不知道受傷了。我和朋友原本大有可能沒命的，竟然還能活著，真好。疼痛是第二天才開始慢慢出現的，接下來幾個星期愈來愈糟。先是背上好像有東西在爬，到了月底，就嚴重成這樣了，就是我現在肩頸痛的狀況。現在比第一年疼痛狀況要好多了。車禍時我的身體應該是扣在安全帶裡被甩來甩去，力量很大，一下這方向，一下那方向，變化得很快。

安蒂歌妮說她的痛是起自：

腫起來一大塊——又熱又痛——肌肉、神經、肌腱在我上背糾成一團，覺得被甩上一遭之後，什麼都裂開來了，被嚴重拉扯。疼痛好像來自拉扯與緊繃，會刺進脖子，我的

脖子有時感覺很僵硬，有時又軟趴趴，很脆弱，隨時會斷掉似的。

我當然希望會慢慢好轉，但又擔心會愈來愈糟，變成嚴重關節炎、功能退化等。我的肢體活動、工作，已經大受限制與影響了，我覺得不管做什麼都會愈來愈糟。老是未見好轉，讓我很氣餒，十分失望、挫折。

她的症狀經多次醫學檢查，結果都是軟組織受傷，有幾個痛點會引發肌肉痙攣，但沒有嚴重的骨骼或是神經系統受損跡象。精神評估結果顯示，安蒂歌妮其實有長期的輕度憂鬱，起自車禍後第一年，發作過幾次嚴重的憂鬱和恐慌，持續數個月，服用抗憂鬱藥劑加上短期的心理治療已有所改善。而她的憂鬱和恐慌又因為她不時會爆發一陣的焦慮症而更複雜。車禍之前，她沒有過精神疾病，雖然她說自己從小焦慮感便很重，有過種種身體的不適，但都不明確——她看過的醫師都認為這些不適都屬於身心症的狀況。她小時候得過風溼性心臟病，所以心臟有輕微的雜音，但目前沒有心臟病的症狀和臨床證據。

我心情緊張時，脖子也會緊繃，有拉扯的感覺，我覺得像纖維糾成一團，像個球被拉來拉去的，也感覺像有兩條繩子被扯得很緊，又覺得有很多條又熱又痛的繩子。我作畫的時候，如果不小心，顏料會堆在一起，變成一團，我覺得它就像這樣。

在工作時的重要關卡，她的疼痛會惡化。她在畫室只能工作

兩小時。當她必須趕時間完成畫作或是要掛畫時，就會覺得脖子僵硬，不得不停止工作。

安蒂歌妮肩頸痛的主要意涵，一直等到我和她面談過好幾次，前後達一年半，才透露讓我知道。我們那時終於建立起信任感，讓她願意跟我說她的疼痛和其他生活問題有何關聯。

我被它控制、綁架了，最多只能走到一個地步，之後痛就會擋下我。每當我必須做費體力的事，或是應付壓力大的狀況，疼痛就加重。我的婚姻有事情須作決定，疼痛也逼得我要停下來不要再繼續想，要放鬆，把疼痛壓下來。痛得厲害時，金錢、事業上的事我一概沒辦法處理。

我的痛教我要維持獨立、不低頭，但十分困難。金錢方面，由於我沒有安穩的保障，情況也就更困難，我沒有那種可以完全獨立的感覺，而且，我也有搞砸家庭的內疚感。另方面卻是要自由，要主導我自己的生活。我目前處在風雨飄搖的狀況，我感到沮喪。

你知道我怎麼想的嗎？我這脖子僵硬的毛病啊，是一種象徵，代表我必須做個強悍、硬頸的人，而我的實際狀況正好相反：虛軟無力、脆弱的脖子，是我真實的，或說是我害怕變成的狀況。這是疼痛的結果嗎？還是疼痛顯現出我生命中的緊繃狀態？我不是真的有肩頸痛，但痛在肩頸那裡，就帶有這樣的意義，就表達這樣的意涵。我再說說這樣的比喻，你看到文藝復興和中古時期的繪畫，耶穌被釘在十字架上，全身癱軟，頭垂下來，脖子拉得幅度好大，手臂張開。就是這樣的姿態，我停下來看我在畫布上

畫了什麼，這姿勢就在我脖子上施加壓力，帶來最嚴重的
痛。

釘在十字架上！她最後說畫面，我想意涵大概便在這裡了。
不是痛本身，而是像她說的，痛是象徵，代表別的事情。而這別的
事情，等到我們明白安蒂歌妮人生的其他部分後，就清楚浮現了。
首先，她指出的重點值得留意：她為了要獨立、強悍、主宰自己的
人生，為著不被疼痛或疼痛代表的宰制而掙扎。她覺得自己受到壓
迫，這樣的感覺很強烈，但她同樣強烈感覺到要發奮圖強，「掙脫
我這輩子一直被綁住的束縛。沒錯，自由便是這衝突的徵結。」

安蒂歌妮連結上這重點的人生難題，源自家庭和童年。她是第
五代的挪威裔美國人，是堅強獨立、重視家庭的新教移民，落腳在
明尼蘇達州北部。她的祖先都是技術性勞工，安蒂歌妮是第一個上
大學，也是從鄉下老家的親密群組離開的第一批後代。祖母特別寵
愛她，卻常跟她說因為她是女性，日子注定過得慘淡淒涼而且沒人
會感謝她。

她的祖先都是虔誠的信徒，性格固執，不太願意改變。父親
是鐵路司機，心願想當律師，但只有高中畢業，依照家傳神話，他
也只能認命，一輩子為家人的問題和健康操心——也就是安蒂歌妮
和她幾個兄弟姊妹。「我們一有症狀，他就會小題大作。倒不是說
他會規定我們要怎麼處理，但他會著急，甚至害怕可能會出什麼不
好的事。」他們家的氣氛偏向嚴厲、疏遠、緊張。要是遇到孩子生
病，氣氛就更緊繃了。

我們家裡有很多規矩，不准我們這樣、那樣，以免生病或

是受傷；不准離家太遠，晚上不准出門，遇到打雷閃電、颱風下雨，絕對不能出門，因為家裡才安全。不准我交男朋友，晚上也不可以到朋友家裡去。真好笑欸！現在回憶起來感覺好專制啊！尤其是想到我自己是怎麼帶我四個孩子的。但那時我乖乖地接受，覺得大家應該都這樣，這是自然而然的事。我從未反抗，一次也沒有。

安蒂歌妮十歲時得了風溼熱。依她父親緊張著急的性子，加上家庭醫師保守的醫學觀念，導致她幾乎一整年的時間都待在床上養病。之後她既沒症狀也沒有身體機能減損的狀況，父親只准她唸當地的大學，還一定要住在家裡，畢業後也不可以離家太遠，就因為擔心她的健康，父母可以就近照顧。

我認輸了，我受不了心裡強烈的內疚（還是應該說是他們要我覺得內疚？）我要是沒照父親的意思去做，他就會很煩惱，母親其實也是，他們的意思就是不讓我離開家人，要我把家人擺在自己前面。但我想脫離他們，我想獨立追求人生的需求很強。熬了好幾年，雖然一直覺得做不到，一直沒辦法下定決心，但我還是掙脫了。不過那是後來的事了。

　我從小接收到的訊息就是千萬別惹爸爸煩惱，因為他太容易擔心了。我不記得是不是有人叮囑過我別教他擔心，因為擔心會害他生病或是更緊張。我始終覺得要是害他太擔心，會傷害到他。

宗教信仰在這裡很重要。

我們是基督教原教旨派的信徒，從小就被教導要相信人生來有罪，相信人要懂得自制、要悔改、要求得神恩。大人都跟我說要順服神的律法。我差不多也是相信世上有魔鬼，我是覺得要是沒控制好我的感情，魔鬼就會控制我，這些觀念直到上了大學才全被翻轉，現在都拿來當比喻。但以前，這些根本不是象徵，而是真真實實的事，那時候，大人強化專制壓迫的感覺。我把對宗教的質疑藏在心裡。我有什麼需求，我想要反抗，連我是怎樣的人，那時我都隱藏著當作祕密。

　　其實，有人教我怎樣藏住大祕密，怎樣堵住我想掙脫的需求，如何在內心裡反抗。七歲時，有個男鄰居開始猥褻我，我向父母提過，但他們不相信我的話。最後，他自己停手了。但這期間，我學會怎樣藏住祕密，我在心裡劃出一塊專屬的地方。我一直沒有學會勇敢表達自己的需求、痛苦和傷心。後來我察覺心裡有很多沒表達過的憤怒；關於被猥褻這件事的憤怒，關於父母保護過度的憤怒。到現在我內心深處還是有那種感覺，要是說我父母的不是，他們就會出事，好像單是說出來的話就有法力似的，會帶出不好的事情。

　　安蒂歌妮最後終究還是掙脫了。「我決定要到很遠、很浪漫的地方去當服裝設計師；我想去義大利。唉，終究沒去成義大利，不過我到了芝加哥，進一家畫廊工作。」這是安蒂歌妮掙脫父親專制

壓迫的最強硬手段。「他嚇得要死，我也擔心他不知有多煩惱。」但她還是獨立自主作自己，至少實現一部分夢想、幻想，過起獨立一點的生活。

「後來我還是認輸了，辭了芝加哥工作，回到老家，遇見了我丈夫，但那時我已開始學畫，起碼算是有自己的工作吧，雖然還沒什麼成就。」

回顧那麼多年的婚姻生活，安蒂歌妮認為當年她嫁人時，還沒獨立成為自主的人，還沒清楚地認識自己。「我年紀不算小了，卻還沒找到自己。結婚之後，生活的輕重緩急步調就不一樣了，不過，一樣不屬於我的。婚前，父親的憂懼排第一；婚後，丈夫的學術追求排第一。」安蒂歌妮流產過一次，之後三個月出現悲傷、易怒、虛弱無力、疲乏、失眠、沒胃口等憂鬱的症狀。現在回顧起來，她的這些症狀應該算是重度憂鬱了，但那時沒診斷出來。後來，這些症狀都消失了。

> 經歷這麼一回，我真的變了個人；有悲哀、傷痛就往內心埋，埋得很深很深；像是體內的痛。過去這麼多年，有時候也不知為什麼，忽然就會感到痛苦一股腦湧上來，好強烈的悲傷、孤單、失落、傷心、無助的感覺。這時我會撒手不管，倒不是號啕大哭，而是壓在深處的無聲嗚咽。

她和丈夫剛領養長子不到六個月，她就因病痛連番住院幾次，有好幾個月沒辦法照顧兒子，更加重她的內疚。她提起對這件事的內疚，忍不住哭了，「我想當最好的媽媽，現在一想到我犯的錯，我就亂了。那時候不懂得母子間要建立好情感的關係，這對孩

子的影響很大；他的個性退縮，做事很猶豫。我覺得都要怪我。」

安蒂歌妮的丈夫和她父親一樣，要她凡事都聽他的，她也照做。結婚初期，為了配合他唸書，為了他剛拿到的學院職位，為了他教學的任命，為了他學術事業的發展，他們時常搬家。對於這些事的決定，安蒂歌妮少有意見。丈夫認為她對這情況本來就應該忍耐，她也真的忍耐，把痛苦埋在心底沒表現出來。

> 車禍那件事讓我開始思考死亡，想我這一生都是怎麼過
> 的。我向來不太跟丈夫說心裡的痛，它像我生命中那麼多
> 不好的事一樣，不要提。但這下子不一樣了，身體的痛實
> 在忍不住了，變得帶出另一層意義——心裡的痛——逼得
> 我一定要做點什麼，我一定要行動才行。

車禍後第三年，她決定離開丈夫，一個人獨立過活，靠她的畫作勉強維生。幾個孩子現在都已成年，當時先是跟著她，之後回到她丈夫那裡。目前這幾個孩子不是獨立生活，就是離家就學，他們全都希望父母可以和好。所以，安蒂歌妮這時就要下決定了，看是要回到丈夫身邊還是辦妥離婚。「很難作決定，每次我快要決心回去的時候，就會感到害怕，怕我們永遠不會在內心深處真正親近，事情很快又會回到以前那樣。」

她說起兩人分開的重要原因：

> 疏遠，缺乏溝通，有實質的怨氣沒有處理，就埋在心裡，
> 不快樂，沒辦法解決衝突……我現在非常孤單。但之前，
> 我覺得被他控制，沒有自己的力量，沒辦法自己作決定，

我覺得自己像被人塗銷、抹掉了。我丈夫就像我父親，全權要聽他的。而我也任由他這樣對待我。

我們談起她做事猶豫不決，老是一拖再拖，不肯下定決心，談到最後，她變得十分苦惱，問我：「你是心理治療師，這方面的事你懂。你看我有沒有辦法作選擇，解決這件事呢？」

我的感覺是，她的肩頸痛雖然糟糕，但卻幫了她一把，教她不必對婚姻作出最後的決定；而這關係到她能否獨立、自由。這決定確實難下。安蒂歌妮未能解決衝突，以致消磨了自信，放大了痛苦，把她從所屬的世界推了出去。必須在家庭、自我之間取捨，非常痛苦，無法面對；相對的，她的肩頸痛也教她不必作出痛苦的決定，拆散家庭或是壓制自我。

安蒂歌妮對她的人生與肩頸痛的關係，有下述說法：

如果我全身上下沒病沒痛，那我應該是活力旺盛的，我會多往外去活動，多探索不熟悉的事物。至於藝術創作，車禍之後，我在畫室裡的狀況也不一樣了，我沒像以前那樣樂在其中。畫室和我的痛有明確的關聯，這就像必須針對生活作決定一樣，作畫也會帶來疼痛。

我知道我的痛在阻撓我去開展人生，不讓我把安靜藏在內心裡的情緒釋放出來，不教我敞開心扉去接納他人。我一想到要痛下決心結束婚姻，就想到結交新朋友，對於結交新朋友，我又恨又愛，因為怕對方又要控制我，這時又會有內疚了，我不該這樣想。我的痛，控制了這些，我怎麼想也知道這有多痛。

　　我不知道靠自己活得下去嗎？孤單其實沒多糟，只是我一個人時，疼痛就會惡化。雖然十分拮据，金錢上還過得去。只是在畫室裡，感到孤單，肩頸疼痛，有必須作決定的苦。沒有依靠，我想要的那些我覺得都有威脅，這些對工作的自律造成干擾，害我做不下去。

　　那種苦，我是說婚姻裡的問題，也就是我沒辦法再讓丈夫主宰我。帶著這樣的苦，我愈來愈不快樂，也真的必須為自己做些什麼。在婚姻裡先前我沒辦法決定什麼，就像我的身體我也沒辦法決定什麼；我也沒有一點力量。不管原先我覺得自己是怎樣的人，後來都不見了。以前我像是在學祖母，她什麼事都聽祖父的，和丈夫分居後，力量開始回到我身上了。

　　我最後一次有安蒂歌妮的消息時，聽說她的肩頸痛惡化得十分嚴重。她原本決定打算回到丈夫身邊，但後來又延後了。她也沒辦法進畫室工作。她的未來，跟我們面談之初一樣，無法確定。

詮釋

　　每位病人都為醫護人員帶來一則故事，將病症纏在種種意涵織成的網內，而且唯有放在該病人特有的人生裡去觀照，才看得出來。但要了解病人的人生及其所創造的病痛經驗，就一定要將人生和病痛連上文化脈絡。病人的敘事，依照他的生命世界來詮釋他的故事，既會吸引醫師也會嚇跑醫師；吸引醫師的是，這樣便有可能

了解病痛對一個人和這個人的世界產生什麼影響，又如何被影響。許多醫師都覺得慢性疾病的醫療要做到人本、有效，以這途徑最為保險。而會嚇跑醫師的是，擔心自己會捲入病人的故事造成心思混亂，反而沒看出病症的蛛絲馬跡（也害得診斷更加困難），或者是打亂病人真正需要的治療方案。

安蒂歌妮的敘事，有助於我們了解病人的故事為什麼在行醫這件事會占據中心位置。我自己在這件個案的角色，只限於是記載故事的研究人員。但以醫者的身分，我敢說安蒂歌妮的臨床治療若要有效，就一定要同時處理身體的經驗和個人因生命危機而遇上的痛苦。（對於後者，除了一定要知道病人的人格是限制的條件，也一定要知道病人承受的重大文化壓力也是同等的限制條件。）病人身體的痛或心裡的痛，只注意單一方面，都會扭曲身心一體的問題。我在臨床醫療的經驗，便看過醫療照顧在這兩方面未能合一，以致問題屢屢加重，而得不到解決。要解決安蒂歌妮的問題，就必須考慮慢性疼痛和爭取自由二者的交互作用——而爭取自由是貫串她生病歷程的主脈。這位病人需要的醫療照顧必須加入心理治療（說不定連家族治療也要加進來），而且焦點要放在這樣的主題及其與病痛經驗的關係。此外，她的心理治療還必須加入生理治療成為一體，而不可以抽離在生理治療之外變成獨立的事。我在第十五章會以安蒂歌妮和其他同類型的病人為主體，勾畫他們所需的一套「生理—心理治療」。這套療法特別強調醫師要經由真切見證病人的病痛經驗、針對其中的重要意涵詮釋，協助病人振作精神。安蒂歌妮這件個案的心理治療，就必須讓她悲悼生命失去的一切，也協助她面對癱瘓生命的婚姻抉擇，實際作出決斷。安蒂歌妮雖然作過心理治療，但未將這些問題放在她迫切的病痛經驗裡當焦點處理，沒有

效用自然也不足為奇。

安蒂歌妮掙扎追求自由，是她個人生命故事中帶起變動的力量，也足以作為某類型病人的代表。美國的中產階級婦女常見以身心症狀作為訴苦的語言，既傳達個人的生理和心理問題，也表達出共有的文化壓力：家庭生活的傳統期望，以及個人因當代社會種種壓力的刺激而渴望體驗自由，二者有所衝突而未能解決。安蒂歌妮很想追求自主的人生，但是又愛又怕，所以她所在的文化地域、遇上的多重社會動力，都必須多加闡述，絕不是我在這裡寥寥幾句就說得完全的。[2] 不用多說，大家都知道當代美國中產階級婦女有很多都身負沉重的壓力，一方面是文化期望她們可以發揮個人潛力；也就是要她們有事業或至少要有職業，而不是待在家裡。往深層的個人內在去看，這樣的要求等於限定她們要確認自己到底是怎樣的人，而且要表達出來（也就是所謂的「做自己」），在近幾十年還強化成為美國文化對個人最重要的精神要求（Bellah et al. 1984）。這樣的期望，在當今的消費社會是商業意識型態立足的基礎，把它看作是電視廣告塑造的神話可就錯了。當今孩子接收到的文化訊息中，就以這傳輸的火力最強──帶著他們既走向個人的內在發展，也走向不斷變化的世界。至於成人呢，這樣的文化訊息就領著他們去評估自己的狀態、別人的狀態是不是「活出你的極限」。這樣的訊息，人人都已經內化，之後在無意識間投射到周遭的經驗，以至於最後發覺這是「真實」世界「自然而然」的組成。

在女性這邊，這樣的文化理想對上文化對女性同樣強大的期

2　參見 Showalter（1985），他對過去一百五十年英格蘭女性身處的文化困境，及其在精神和身心病症的關係，有長篇的討論。論及的成因和效應，和我對當代北美婦女的看法相近，可見這問題在西方文化仍是更長也更深的僵局。

望——養兒育女，建立家庭，用心經營家庭，成為家庭穩固的重心
——就形成衝突了。對職業婦女而言，這是違逆的道德訊息，近幾
年就算不是貶斥也教人為難。事業相對於婚姻，加入勞動市場相對
於持家育兒，表現自我相對於他人的愛與支持——這些陳腔濫調道
出了同一種文化核心的衝突，對於一個人應該怎樣做，有相反的價
值觀，結果形成雙重束縛。安蒂歌妮就是卡在這裡，而這兩方相持
不下的角力困境，也是她那世代婦女身陷的危機。此外，她的問
題還因她的人生故事和生活世界的特性而益發嚴重。困境之所以惡
化成悲劇，既在於個人生活有其特有的變動力量會去強化個人的需
求，也在於同時達成兩方目標所需的必要資源比較匱乏。這樣拉扯
的壓力如何表現，因人而異——有人悶不吭聲陷於絕望，有人爆發
沖天怒氣——不過，受苦的身體語彙倒還相當一致，也應該是北美
社會的醫師有辦法好好處理的。

　　安蒂歌妮必須作的決定是她到底要不要離婚，她是否要顧及
自己的精神而扛起拆散家庭的苦，還是為了維持家庭完整而勉強自
己。她之所以軟弱，倒不在於她必須孤單承受這樣的決定，而在於
她不得不面對這樣的決定之前，便已經身陷如此的境地。她的痛既
表達她難以取捨的困境，也為她的難以取捨提供理由。她發覺作出
決斷，對丈夫、孩子、父母都是改變命運的打擊，卻未必真能解決
她個人的問題，因為她問題的根源要回溯到童年、祖先，以及西方
社會的結構。義務，這個詞她雖然絕少提起，但和權利、忠誠還有
反抗一樣長存在她腦海裡。從她的角度看，她自有生以來便因歷史
淵源而一直夾在獨立自主和社會秩序的衝突之間掙扎。所以，她自
己也明瞭她的痛在這兩邊都有意涵。她的病痛意涵有統合感，其凝
聚力依我的經驗十分罕見。她的病痛就像她的人生，都聽命於同一

強大的衝動，而一再重現核心的衝突。該衝突並不是神經質的重複強迫症——不管這件個案在精神分析是屬於什麼狀況——而是社會和個人經驗二者之間的辯證，每當她有新的經驗便會被挪到這衝突裡去發揮作用。如果要了解她慢性疾病的意涵，就要去了解這裡的心理文化動勢。痛，在這裡是腳跨兩邊的象徵。治療，也就必須兩邊都作探索。

第六章

神經衰弱：
美、中兩地關於衰弱與疲累的議題

多種症狀裁成一襲飄逸的長袍，是為神經衰弱，長袍裡裹著焦躁、沮喪的人。攏住這人的種種文化壓力和家庭期望，卻只教症狀更嚴重，拖得更長久。

美國精神科醫師祝林卡（George F. Drinka）

（1984, 235 - 36）

神經衰弱有兩大源頭：一在病人的體質（生物），一在社會的種種力量。

一位中國精神科醫師

（一九八六年十月私下談話）

我們現在來談另一類病痛行為，雖然十分常見，但在當今的北美已經不流行了，在一九〇〇那年卻是醫學的北極星。[1] **神經衰弱**一詞，既指神經衰弱也指精神耗竭。神經衰弱是混成詞，將慢性疲勞症候群、衰弱，還有多種互有關聯而且假設起因是在神經方

1　有關神經衰弱歷史的討論，摘自 Kleinman 1986, 14 - 35。

面的身體和情緒不適，集合在同一病症類別裡；此外，當時和現在都認為這是「真正的生理病症」。這名詞是紐約一位神經病學家喬治·貝爾德（George Beard, 1839 - 1883）在美國南北戰爭後不久提出來的，但這現象在西方早已見諸記載，只是稱呼不同。在貝爾德為這病症起了新名稱後五十年，神經衰弱成為西方世界最流行的診斷。貝爾德原先還指這是「美國病」；他說，由於現代文明的「壓力」，尤其是十九世紀末期的美國，以致這類的病人大幅增加。喬治·祝林卡（George F. Drinka）以進化論（社會達爾文主義）和電流比喻，掌握到貝爾德為維多利亞時代神經衰弱的男性勾畫出來的醫學典範——進化論和電流都是貝爾德那時代首要的文化象徵，塑造了當時醫學看待病痛的模式：

> 有神經質傾向的人會被迫要去思考、工作和追求成功，會把自己、把生命力逼到極限，繃得十分緊張。因而就像超載的電池，或像普羅米修斯為了取得眾神的天火，攀得太高而筋疲力竭，導致電力系統燒壞，因而爆發火花，也就是症狀，引發神經衰弱。（1984, 191）

　　北美被工業現代化搞得翻天覆地，這時期為精英階層婦女看診最有成就的醫師就屬韋爾·米契爾（Weir Mitchell, 1829 - 1914）。他強調維多利亞時代的婦女因文化而受困的艱難處境——籠罩著典型的父權思想——逼得她們墜入神經衰弱的生活：失意於情愛，失去社會地位和財富；「日常生活的苦惱和憂慮，走過婚前少女階段後，便失去了明確的目標和意向；這些在男性的生活裡可像機器裡的飛輪有穩定的作用。」（引述於 Drinka 1984, 201）

芭芭拉・席克曼（Barbara Sicherman, 1934 - ）專攻美國十九世紀晚期歷史，指神經衰弱表達出那時期最主要的緊張來源：「超載的電路和超支的帳戶」。那時的人認為人的神經能量有其限度，而且與資本主義市場裡的金錢、商品一樣，社會壓力對其「需索無度」（1977, 34, 35）。當時被診斷為神經衰弱的名人有：思想家威廉・詹姆斯（William James, 1842 - 1910）、文學家亨利・詹姆斯（Henry James, 1843 - 1916）、心理學家佛洛伊德、生物學家達爾文（Charles Darwin, 1809 - 1882）；貝爾德十幾歲時，這樣的診斷要是已經流行起來，那他應該也會被醫師診斷為有這傾向。

霍華・范士丹（Howard M. Feinstein）在他為威廉・詹姆斯寫傳記（*Becoming William James*, 1984）時，將神經衰弱的文化前身和重要的社會意義概括如下：

> 十九世紀中葉的新英格蘭，這樣的病（神經衰弱）便從浪漫思想、清教信仰的模式陶鑄成一種持久的社會角色。由清教信仰崇奉的是：工作便是得救，病痛就是譴責，逸樂恐難信靠，受苦帶來恩典。從浪漫思想衍生的是：堅持要表達自我，重視閒情逸致，推崇細膩優雅和敏銳的感性。兩股思潮交會，衝擊激烈，疾痛在這當中有不小的功用，得以供社會進行界定，裁決逸樂是否得宜，以休閒為保健良方，擋下提早到來的使命，迫使旁人照顧關心，表達未能見容於流俗的感受同時也保護重要的個人聯繫。
>
> （1984, 213）

在這樣的時代，社會發展飛快，當今不論通俗還是專業都稱

為「壓力」的，就改由神經衰弱和其他醫學標籤取代。社會日益從宗教轉向俗世，對於個人問題該看怎看待，多種助人專業占有的分量也愈來愈重（Lasch 1979）。美國社會學家菲利普・瑞夫（Philip Rieff, 1922 - 2006, 1966）說這樣的發展是「治療的勝利」。之後，美國、歐洲社會的病人對神經衰弱的主訴，會再以心理的不適和對痛苦的詮釋取代身體的不適。

祝林卡（1984, 230）指神經衰弱病患是他們那時代的麻煩病人：症狀會拖很久，很難完全治癒，醫病雙方都默認這樣的病像是文化令牌，也有社會功用，供人在難堪的關係當中有正當的理由不必再周旋下去。至於「鍍金時代」（Gilded Age，大約是一八七〇至一九〇〇年）的中產階級和上流社會，有關個人和群體在社會的痛苦源頭，祝林卡舉的例子有：「令人尊敬」的男性和女性有雙重標準而且十分嚴格；極重視個人的事業，並要求穩當，精明地經營；有責任維護家族的產業和名聲。

神經衰弱如今已不再是時麾的疾病了，在北美甚至不算是病，美國精神醫學會（American Psychiatric Association）頒佈的第三版《診斷和統計手冊》（*Diagnostic and Statistical Manual*, DSM-III，美國精神醫學公定診斷標準），已將**神經衰弱**從正統的病症分類排除，代之以憂鬱症和焦慮症（這也是我們這時代指歇斯底里〔體化症〕的代名詞），外加多種心理生理和心身症狀的名稱。神經衰弱在世界衛生組織發行的第九版《國際疾病分類標準》（*International Classification of Disease*, ICD-9）中雖然還看得到，但在西歐已經不普遍了。不過，像法國人愛說「疲乏」（fatigue），英國、北美愛說「神經」（nerve）、「壓力大到沒力氣」，這類帶著文化標記的不適還是存在，只是換個新名詞罷了。

　　東歐、日本、印度、中國這些地區，神經衰弱依然循其原先的意思，當作重要的診斷標籤在使用。我在中國做過田野研究，中國的情形就特別值得注意。因為神經衰弱這醫學診斷，打從二十世紀初期從西方傳入中國，便是中國最常見的精神疾病診斷，也名列普通門診十大常見診斷之一。憂鬱症和焦慮症反而是不太常見的診斷。我妻子是漢學家，她和我在一九八〇、一九八三年在湖南醫科大學（今為中南大學雅湘醫學院）進行研究，探討神經衰弱和憂鬱的關係——湖南醫大前身是美國耶魯大學雅禮協會與湖南育群學會合辦的「湘雅醫學專門學校」。我們就發現中國人的神經衰弱病人主訴，有很多都是貝爾德和米契爾當年在神經衰弱上的問題：渾身無力、疲乏、衰弱、頭暈、頭痛、焦慮，其他反覆發作但不甚明確的身體不適，形形色色。我們發現這些病人依照美國 DSM-III，大多可以診斷為憂鬱症或焦慮症。然而，就算服用應屬有效的抗憂鬱和抗焦慮藥劑，他們的慢性神經衰弱症狀還是存在。這樣的病人唯有先解決家庭或工作上的重大難題，病情才會有所改善。政治、經濟、工作、家庭、個人等方面的問題，對病情發作或加重也都有密切的關係。我們的研究發現，慢性疾病類的神經衰弱，對於病人所在的地區和所屬的大範圍社會體系內的影響力，反應極為敏感。十九世紀的美國似乎也是如此。

　　如今北美的基礎醫療或精神醫療雖然少見神經衰弱的診斷，相關不適的症候群還是找得到，涵蓋在「壓力症候群」這名目下也很常見。診斷名目不同，治療這類病人的方法也就不同。在此我要舉兩件神經衰弱的個案來說明，一件在中國長沙（湖南省會），另一件在美國紐約。我的重點是這樣的症狀和行為對病人、家屬、醫師有什麼意義。兩件個案也各自像鏡子一樣，映照出各自社會的文化

和地區系統。而我對個案的詮釋，也著重在了解這兩處差異很大的
社會，及其對神經衰弱病發、病程、後果的影響，還有神經衰弱對
個人的生活情境又有何影響。不管社會的公定醫學詞彙是不是把神
經衰弱當作確實的**病症**，長期疲勞的症候群確實是到處可見的**病痛**
行為，對於特定的個人在特定的文化背景中，面對特定的處境和人
際關係，是可以用來描述和詮釋的。其實早在**神經衰弱**這醫學名詞
引進中國之前，它就已經是中國傳統醫學文獻在講的「慢性行為問
題」了。而且，北美將神經衰弱排除在公訂疾病的行列之外那麼久
了，中國的門診醫師還在治療這樣的病。

　　首先，我要簡單描述一件神經衰弱的個案，取自我們在湖南醫
大精神病學系的研究計畫，之後再詳細說明個案的狀況，藉以詮釋
中國現今社會的一大面向，最後再談談北美的個案，比較這兩件個
案，有助於對疾病的意義有更深入的認識。

中國的神經衰弱個案

　　嚴廣珍，四十歲，在湖南鄉下小鎮教書，聰明，口齒伶俐，重
度憂鬱。她坐在我們對面的板凳上，眼睛盯著地板，黑髮在腦後緊
緊挽成一個髻，夾帶著絲絲白髮。她長相俊秀，高顴骨，但有一條
條深刻的皺紋從眼角朝外伸展。她慢慢述說長期神經衰弱的歷程，
頭痛、疲累是她不舒服的主訴。[2] 這位嚴女士坐在我們面前，全身

2　這件個案修改自舊文（Kleinman 1986, 134 - 37）一件個案史。我原先寫這個
　　案時，重點在慢性疼痛症候群，所以強調頭痛的主訴，而把其他不適看得輕
　　一點。現在的版本描述是比較完整的更新版。

散發出倦怠、疲憊氣息，看起來比實際年齡老很多，有的時候好像連身子也撐不住，講話的聲音有氣無力。

> 神經衰弱的來源有好幾個：文革之前，我個性很外向、活潑，自視很高。十幾歲就當上地方共青團書記。我的志向是要為黨服務，要接受高等教育。我家人和朋友都認為我會很有成就，我自己也有志向，有很高的目標。之後，文革期間我被嚴厲批鬥，共青團的位子也沒了，下鄉到很遠的地方，那裡很窮，[3] 那樣的環境我適應不來：勞動太累，吃的太少。到處臭烘烘的，沒一處乾淨的地方，生活條件很差！

後來，明瞭她的志向是不可能做到，甚至也不可能重回城市後，這樣的處境就更難忍受了。她的雙親都是知識分子，家裡好幾代都是專業精英，而她沒有機會上大學，不可能再為黨服務了——在中國社會這是向上發展的起點——令她萬分失意。家人、朋友、書籍、報紙，她都摸不著、碰不到了，下鄉那裡的農民一開始對她

3　一九六六年五月至一九七六年十月中國文化大革命期間，有數百萬名青少年離開他們在城裡就讀的學校，上山下鄉到偏遠、貧窮的農村公社，去向農民學習耕田種植作物。城裡的青少年不懂農村生活枯燥又辛苦，上山下鄉之後對環境的適應便相當困難。相對的，鄉下農民要適應城市來的學生，也不容易，尤其是公社裡的資源有限，已經不敷所需了，再加進來這些學生情況更加拮据。這現象成為中國文化危機的舞台，被許多中國作家撰寫及記錄在許多文章裡（cf. Chen 1978；Link 1983；Barme and Lee 1979），也是許多海外華人傳記裡的核心（Frolic 1981；Liang and Shapiro 1983）。文化大革命受害民眾的生活經歷，Thurson 的著作（Thurson, 1987）有出色的描述。

相當排斥，讓她變得冷漠、孤立。之後文革加劇，她偶爾就會被拖上批鬥大會挨批。有一次她到鄉下醫院看病，護士還不肯替她打針，罵她是「臭老九」。於是她的人格開始起變化，老是覺得消沉落寞，不再樂觀了，生活處處變得無助無望。她覺得情況只會愈來愈壞，因此變得沉默，她老是覺得農民或黨幹部看她的眼神是在批評、排斥她，讓她神經緊張。她先是壓低志向，之後就開始貶低自己。原先積極進取變成猶疑不決，原先信心昂揚變成徬徨不定，她覺得自己一無是處，因而再把自己的人生又壓得更低，變得獨來獨往。後來，她在鄉下小鎮的小學謀得教職，她的同事看出她的聰明才智，要選她當校長，卻被她謝絕，因為她怕承擔責任。萬一做不好，又要失去更多，她可不想再受罪。

後來，她嫁了當地人，原先是礦場裡的幹部，如今務農。夫妻兩沒住一起，她顯然也寧可這樣；她丈夫住在遠地的村子裡，而她住在市集小鎮。他們有三個孩子，兩個青春期的兒子跟父親住，女兒和她住。她對丈夫未能歸建，拿回幹部的職位，十分生氣；她的丈夫也放棄了，說他再也要不回到以前的身分地位。這是她長年積累的挫折源頭，是她人生另一難關，她覺得跨不過。

第三件令她生氣的是女兒。

> 當初我根本就才不想要她，兩個孩子已經夠多了，懷孕期間我有好幾次用力去撞牆，希望會流產，但我丈夫要這孩子，所以我無法請醫生為我墮胎。結果，我生下來的女兒有一隻手臂是萎縮的，我覺得是我害的。[4]

4　從生物醫學來看，孩子先天異常和母親懷孕時的作為，幾乎沒有關係。但她

144

　　她的女兒長大後很漂亮、很聰明，學業成績十分出色。身為母親的她，為了女兒畸形的手十分內疚與自責。「在中國，正常男人是不會娶個殘廢妻的，雖然煮飯、洗衣、遊戲她什麼都會，但我知道她是嫁不出去的。」病人講到這裡，不禁落淚，眼睛看著地板。

　　她先生陪著她，樣子比她還老，他只來過幾次省會，所以看什麼都覺得稀奇，他飽經風霜的臉，比起他妻子細緻的容貌反差很大。妻子說到這裡，他也陪著掉淚。嚴廣珍繼續說女兒的事：

> 她哪有什麼希望。雖然她在高中是頂尖的學生，但她沒法兒考大學。她的校長和黨支部書記認為，只有完全健康、正常的孩子才可以考大學。我們跟縣黨部陳情，但他們也這樣認為，我們一點辦法也沒有。女兒只能待在家裡，看她能做什麼就做什麼。[5]

　　病人講到這裡停了好幾分鐘講不下去，不停啜泣嗚咽。最後她說，她和丈夫為女兒安排和鄰鎮另一位「殘廢」者相親。但她女兒說她不嫁殘廢，寧願單身。

　　嚴廣珍把她心裡的絕望無助全講給我們聽，常說她覺得死了倒了事。她因為頭痛和慢性疲勞，不願與人交際。她的「壓力」已經夠多，沒辦法再增加了，她已經太苦惱了。「我的身體狀況怎樣很難說，能做的也不多。我只在乎我的頭痛，不想未來也不想過

對自己一度要弄掉孩了的內疚，跟中國人傳統的民俗醫學觀念有關，中國人認為母親懷孕時的心思、情緒、行為都會在肚子裡的胎兒身上留下印記。

5　過去幾年，中國已更改歧視殘障學生的政策，現在殘障學生基本上是可以上大學的，但民間以殘障為恥的心態依然普遍。

去。」她把自己的世界限定得很小，非必要的責任，一概不管。她不出遠門，「因為天氣啊，吵鬧啊，人多啊，對我的健康有壞影響，即使是小事，她也覺得累得要命，她說她這狀況是什麼都沒力氣，很虛弱，動不動頭暈，什麼都沒興趣。

由於她覺得什麼都不好、全沒有希望，於是把生活劃定在學校和宿舍，只在週末偶爾去看看丈夫。她和女兒兩人像是隱士，各自為各自失去的東西傷心。如今嚴廣珍的世界便只有痛苦和疲憊：感覺她的痛，等著她的痛，怕她的痛，講她的痛，把她的問題怪在她的痛上，覺得被痛搞得筋疲力竭，只有靠睡覺和休息才能喘一口氣。她的痛和相關的苦惱還有別的不適，為她在工作、在家庭的退縮找到正當理由。這些不適也是她孤立、消沉的許可證。她因人生失去的種種而產生的憂鬱，就以慢性疼痛和疲勞來表達，雖然徒勞無益。我們離開前，接到她的一封信：

> 對我病了這麼久，我一直覺得難過。我老覺得頭痛、頭昏、不想講話，什麼都覺得沒意思，老覺得頭和眼睛發脹，頭髮一直掉，腦筋動不了。和別人在一起情況會變壞，自己一人就好一點，不管什麼事我都沒信心。我覺得因為這病啊，失去了青春、失去了好多時間，失去了一切，沒有了健康，真教人傷心。我每天都跟別人一樣要做好多事情，但我對眼前的日子沒有一點希望。我覺得沒有人有辦法。

三年後我再收到嚴廣珍的信。我們要她回診作追蹤面談，她婉拒，來信說她的症狀沒改變，她實在沒力氣出遠門，長途坐車還有

那麼多問題，都會令她頭更痛，所以她沒辦法再面談。她向學校請了一年長假，也在申請殘疾人身分，這樣她可以減少授課時數或是提早退休。後來，她獲准回到出生長大的城市，但父母已經老邁衰弱，她也沒力氣照顧他們。連寫一封信她都會累，令她的頭陣陣作痛。她正在看中醫，治療氣虛的問題。

中國文化中的神經衰弱

　　神經衰弱在當代中國社會的角色，類似十九、二十世紀之交的北美。神經衰弱賦予假定存在的生理病症正當地位，供人以身體來表達個人和社會的痛苦，要不然這樣的痛苦就失去了立足的基礎，甚或更糟，被人貼上情緒問題和精神疾病。精神疾病在中國社會裡是一種恥辱，不僅殃及病人也會禍及全家。家有精神病人，表示遺傳不好，代表家門不幸以及體質不良；子女不容易談親事，家族的地位也不易維持。所以，中國的個人和家族都會以間接隱匿方式來比喻，述說心理社會這方面的痛苦，以免被貼上精神疾病或情緒問題的標籤。在當代北美社會，壓力的用語已經取代神經衰弱這名稱來表達同樣狀況，但在中國，神經衰弱卻找到了更受歡迎的新家。[6]

　　神經衰弱在中國被常使用的另一原因，是用它就可以不用**憂鬱**這類詞，因為**憂鬱**帶著心理和社會政治意味的離間隔閡。例如文化大革命的混亂期，毛澤東便說過這類的精神疾病不太算是病，而

6　「壓力」這觀念這時才剛開始在中國普遍被接受，主要出現在專業人士階層。

是錯誤的政治思想。所以，憂鬱這標籤直到晚近在中國還一直是很詭譎的詞，因為憂鬱間接帶出了政治不滿的意思，這放在中國道德狂熱的政治環境裡可是萬萬不可的，因為在這樣的環境，人人都必須熱烈參與群眾政治運動和地方政治組織才對（參見 Kleinman 1986）。

最後，神經衰弱這概念很容易被中國的傳統醫學接納，中醫從古代便注意虛、乏的問題。這狀況中醫歸之於**氣不順**或是**氣不足**，或者是**陰陽失調**。神經衰弱在中醫的概念體系中，經過近百年的吸收消化，中醫用起來已經活像是它本有的產物而不是舶來品了。

嚴廣珍的經歷點出了強大的社會力量（政治標籤、群眾運動、失根流離、貧困等等）以及心理因素（憂鬱、焦慮、人格問題），都是助長神經衰弱發作、加劇的原因。然而，承受同樣壓力的中國人也未必個個都會有神經衰弱的症狀，也就表示遺傳傾向、家庭處境、個人發展都會導致某些人的風險會大一點。社會力量對個性脆弱者的打擊，也會因地區的社會環境而有不同。有的環境對於政治迫害、經濟剝削能夠抵擋、推開或是降低其效應。有的卻對特定個人或是某幾類人反而會放大（例如受政治排擠的人）。

神經衰弱在現代中國像是「令牌」。診斷出這樣的病，病人可以領取殘障福利，有理由提早退休，也可以換工作或是從鄉下搬進城裡；在共產極權社會，這些改變可都不容易。由於神經衰弱在北美已經沒有這樣的作用，這類社會目的要靠公訂診斷當中的慢性疼痛、憂鬱症、創傷後壓力症候群或其他特別的生理病症才有用。在北美，一定要以殘障、醫學、法律和其他公家機構明列出來的病症，才能取得相關的殘障正式資格。

我們談的這些，治療嚴廣珍的醫師一個個心裡都有數，不過

一般不會直接點破。這些門診醫師開出神經衰弱的診斷有他們本土的標準，對於神經衰弱的種種症狀也自有其特定的治療方案。神經衰弱病人在中國的地位，就像美國的慢性疼痛病人：都屬「麻煩病人」，治不好，搞得照顧他們的人很頭大。不論針灸、草藥，還是現代生物醫學藥物用來治療神經衰弱，效果都不顯著。說不定我們在談的這一慢性疾病，不論怎樣的醫療體系一般處理起來都有困難。我和一位流行病學同事在台灣作的研究也發現連民俗療法——民俗療法在非西方社會處理病痛行為的問題，據說相當有效——用在神經衰弱病人身上一樣左支右絀（Kleinman and Gale 1982）。問題的癥結可能就在不管哪類醫者，遇到病人的病要是屬於治不好的那種，而且還有強大的社會功用和文化意義，長期的醫療照顧都會有重重難關。

現在再回到北美來看一個沒力氣、很疲憊還有生物心理苦惱的病人，由此來想這問題：美國的神經衰弱哪兒去了？

曼哈頓城中區的神經衰弱，一九八六

伊萊莎・哈特曼，二十六歲，身形苗條，面色蒼白，一雙大眼卻顯惺忪，一頭長髮。她住在紐約市，白天擔任派遣祕書以求糊口，晚上和週末，純為興趣和喜好吹奏雙簧管和單簧管，她是個迷人、敏感的女子，洋溢舊世界的魅力和古靈精怪的諧趣，但既沒力也沒勁。她的舉止有一種慵懶的氣質，教人想起十九世紀歐洲人說的「悠閒」。她的個性也給人柔弱的感覺，不時會出現猶疑的表情，略帶慌張，有時甚至內疚。她跟我吐露的第一件事，就是說她

老是覺得很累、沒力氣，結果被醫師診斷為慢性疾病，讓她很不好
意思，好像在說這是失能、嚴重，甚至危及性命的事。但馬上她跟
我說，她的症狀確實像在慢慢「要她的命」。說起自己的狀況，
她如數家珍般，每說一種就要停頓一下，好像腦子裡有一長串詞，
得花點時間仔細挑：「好累」、「虛弱無力」、「喉嚨老是覺得
乾」、「喘不過氣」、「老是覺得要感冒了」、「從來就沒覺得好
過」、「累得要死」等等。說最後那幾個字時，還特別加重音，同
時有一聲慵懶的長歎，搭配眼簾、嘴角、頭部一起下垂的無聲動
作。伊萊莎說她這情形，開始於兩年半前有一段時間罹患單核白血
球增生症（mononueleosis，簡稱 mono）。

> 我累過頭了，結果得了 mono。那時我在曼哈頓一家餐廳
> 當全職女侍，每天要走路四十五分鐘去上班，再走四十五
> 分鐘回家。不過，我回家前還要先到一處小閣樓，自己練
> 一下雙簧管和單簧管，之後再和一支小樂團合奏，那裡離
> 我的住處約半小時路程。我們練得很賣力，因為那年夏天
> 要在紐約北邊的小型音樂節演出。有時候我們一練就到半
> 夜，之後再和男友一起走回我們租的小公寓。那段時間很
> 累人，我和男友在鬧分手，每天晚上醒著的時候就是在吵
> 架。我覺得從來就沒睡夠，因此乾脆睡在練習的小閣樓，
> 省得來回奔波容易淋雨、著涼。我覺得這應該也是我病痛
> 的起因。
>
> 　罹患 mono 真的嚇到了我。不知道自己哪裡不對勁，每
> 天都覺得比前一天糟，我虛弱到只走幾段路口就筋疲力
> 竭，全身疼痛，而且喉嚨很乾，感覺身體好重。我現在就

有這種感覺，不太動得起來，很費力。不過，即使這樣，我這人有鋼鐵的意志和決心，我還是硬往前走；意志走在前面，拖著身體在後面跟。但有一個月我什麼也做不了；沒辦法工作，沒辦法玩樂器，退了演奏約，無法和朋友外出。由於我獨居，只能靠自己，這樣的情況令我十分害怕。

你看，這麻煩就在我沒真的痊癒，沒時間痊癒。不回去工作不行，我只找得到這工作，不回去連這都保不住。我覺得全身像累積了不好的能量，無法擺脫。我回頭又再過以前那種疲累的生活，就這樣一直病到現在。我需要時間，一段時間，好好休息，徹底痊癒，找回我的力氣與健康。我要是繼續這樣過日子，我不知道——想來就怕；我好像沒辦法解決這問題。現在要是中了樂透，那我就有辦法好好休息，讓身體好轉，不必再操勞過頭，把力氣用在重要的事情上：音樂。我擔心的是老覺得 mono 又再回來了，搞得很嚴重。我沒辦法再來一次——好可怕，什麼都會斷絕，又很難重新開始。我搞不來。

伊萊莎覺得她像是在「腐朽」、「敗壞」、「沒力氣，被抽光了」，她常覺得喉嚨「又紅又腫」，這些症狀幾乎每天都纏著她，每個月頂多只有兩、三天好過些。早上她的狀況通常還不錯，但「到了下午三點，我就覺得力氣全用光了，喉嚨開始痛。」晚上她要是沒睡夠八小時，早上的情況就不好。「我要是不講話，能休息，睡得好，有長時間身邊沒人煩我，練習不過頭，情況就會好一點。」只是伊萊莎不覺得她能控制自己怎麼過日子。以致她覺得她

的抵抗力很差，動不動就「著涼」，身體又更虛弱。

伊萊莎很討厭她現在做的派遣祕書工作，她覺得這工作「無聊、死板、沒勁……但我又沒本錢不工作，我的收入就靠它了。」由於她體力不行，又需要全職的工作，逼得她不得不犧牲喜愛的音樂。退出樂團，這是她極大的失落，甚至將練習時間減到不能再少的程度。雖然做了這麼大的調整，依這樣的作息，她還是覺得挪不出足夠時間好好休息，以恢復體力。

伊萊莎為了找回健康，看過各種醫師，特別是標榜「全人健康」（holistic health）——她是全人醫療的堅定信徒——還有健康飲食顧問，以及各種心靈輔導、按摩、冥想、瑜伽。她還找到一位整骨兼飲食專家，慢性病友自助團體；最近才連番找過腳底按摩專家、發音治療師、中國草藥專家。伊萊莎試過多種食療，以素食、原型、無糖為主。她也吃各種抗生素，藥櫃裡滿滿都是形形色色的維他命、補藥、草藥，還有幾種奇珍類的東西，例如香港來的虎掌、北韓的人蔘。以她年收入才一萬七千五百美元，她在保健上的花費著實不小，算是除了房租和吃喝之外的主要支出了。

我和伊萊莎的基礎醫療醫師在電話裡談過，他近兩年一直負責伊萊莎的生物醫學照顧。他把伊萊莎的問題標記為「無力、疲乏、咽喉炎反覆發作」。我郵寄問卷給他，有關人體是那些部位會影響她的病，他圈的是人身整體，他把伊萊莎的症狀歸為「十分嚴重」，但她身體失能的狀況屬於「輕度」，他認為是：心理問題和情緒苦惱綜合成為身心症。這位資歷不淺的門診醫師對伊萊莎在他那裡的醫療處置相當有信心，同時卻又擔心，因為她「難治到了極點」。他跟我說：「要是回到以前啊，伊萊莎會被診斷為神經衰弱或什麼感染後衰弱症候群之類的。」

能幫伊萊莎（還有會絆住她的），就是她自己了。

我以前老是希望從別人那裡求得協助或支持，但這樣沒什麼用。對我的這些症狀，我已經單打獨鬥兩年了，始終在擔心，始終在賣力要恢復健康。導致我生病的因素——拚命作為，也還在作怪。以前我覺得生病、趕不上別人，很丟臉，於是逼自己好轉。現在我應該要懂得生病就生病吧，不要再逼自己趕快好起來，那樣沒用。你不可以覺得好像有什麼感覺對你的健康有什麼影響，便一頭栽進去想控制這些，你應該要讓身體去把這些感覺顯現出來，你應該要給自己一個地方、一點時間，可以哭一哭，可以生氣，可以大笑，把感覺發洩出來，這樣心理的壓力就可以減輕了。

以前一有壓力，像是上台表演之類，我會全身緊繃，緊盯著第二天要做的事。其實我睡得不太好，感覺累到骨頭裡，喉嚨變得更痛。我大部分時候都在擔心，不能休息或是放鬆或好好睡覺。我有辦法改善健康嗎？

我的醫師和醫院的專家都沒把我以前得過 mono、沒有全好、疲乏沒勁這些狀況當一回事。最近看過一位傳染病專家，就覺得好一點了。說不定他們找得到病毒，像 EB 病毒。要是醫院那裡的檢查結果是陰性，那我對醫師就比較有信心。他沒要我去檢查，是我自己去的。

伊萊莎說她的症狀是「全身都覺得累」。她要是太操勞，或是休息不夠，就特別容易疲勞、倦怠、極度虛弱，這種脆弱的感覺常

出現，對她日常作決定和生活型態有很大的影響。她一開始練習雙簧管或單簧管，就常覺得有一股疲憊感全身串流，要是疲憊感沒消失，她就覺得應該放下樂器去睡覺。有時她乾得要冒火的喉嚨也會干擾她練習。好好睡一覺可以緩解喉嚨不適（也可以消除疲勞），保暖、在溫暖的地方休息，「像泡一次長長的、悠閒的澡」，還有「窩在被窩裡」都會感到舒服。睡得不夠、休息不夠，受涼，吃到糖分或小麥，管樂器吹得太久，都會使她的症狀惡化。

> 我得 mono 病痛時，沒辦法停下腳步好好休息，讓身體完全康復。那時我照顧的是男友，不是我自己。我一直工作、再工作，不懂得照顧自己。好後悔我生病那時，完全搞不清楚狀況，病得那麼久，只覺得很丟臉。現在最擔心的是又會再病一次，又得從頭來，害我花了那麼久的時間才好，又好不容易慢慢有了進展，如果再被打斷，搞不好又要再花五年時間才可重拾健康。

她的病史在精神病鑑定得出的結果，符合「情感低落症」（dysthymic disorder）的診斷——因為病痛以致有長期輕度憂鬱和消沉。這情況和她的病、她的整體生活，關係密切，似乎都成了她人格的一部分。因為病情、她不滿意的工作、不得不放棄的音樂喜好、沒有男朋友，而覺得寂寞、悲傷、生氣、走投無路。有的時候她還會內疚，把自己的處境怪在自己頭上，又有的時候自責她的健康問題害她感覺孤單、不快樂，有時還覺得沒有希望。

伊萊莎擔任派遣祕書，工作內容是簡單的打字，她說這工作「千篇一律、枯燥、沒有成就感」。這工作占去她很多時間，讓她

沒剩多少時間去做喜愛的事——吹湊樂器，這是造成她挫折感的源頭。她的工作無法提升職業水準，薪水也不好；但她只能找到這樣的工作來維持獨立的生活開銷。儘管如此，她還是覺得這工作讓她不像個人，也難以投入。因為她精力不足，她擔心自己找不到更好的工作，但又害怕丟了工作，所以遲遲不敢和公司商量提高待遇或者減少工作時數；有了較好的工作環境，她才有機會創造她想要的生活。她認為這為難的處境是因為她這人不夠能幹，在這競爭的世界裡不夠強悍。

談到伊萊莎的家庭和童年對她目前的困境有什麼關聯，她的敘事就在兩條相反的情節線上來回穿梭：一是她認為父母把她保護得太好，以致她沒能準備好去面對「真實生活」裡的困難（現在也還是沒準備好）；一是她認為父母（還有別人）做的不夠，沒給她時間、金錢和實際的協助，以致她生病了沒能完全復原。她的敘事不太像是在描述經驗，比較像是在強作辯解，說她的人生怎麼會遇上連番的打擊，害得她從期望的人生軌道岔了出去，志向和嚮往都被打亂，「卡在進退失據的幽冥地」。

伊萊莎是個獨生女，父親是信奉天主教的德國移民工程師，母親是篤信公誼派（Quakers）的家庭主婦。伊萊莎敘述童年的生活：「爸媽太寵我了，以致鄰居的孩子不喜歡跟我玩。這是我第一次領會到爸媽口中說的：人生和實際的人生有矛盾。」

她在父母身邊時，

> 都沉浸在自己的世界裡；獨來獨往，沒多少朋友。我的功
> 課很好，卻常擔心功課會不夠好。
> 　我父母傳達給我的訊息是：永遠都會有人把妳照顧得好

好的。我是在中產階級的生活型態裡長大的，要什麼有什麼，他們也要我覺得永遠都會這樣。沒人跟我說生活或工作會這麼辛苦；你要學會強悍，要鍛鍊體力，才能面對及處理問題。終有一天你要一個人面對世界，沒有人可以依靠，只有自己。情況實在不好的時候，根本就沒有人照顧我。我怪父母害我會這樣想。我母親從來就不像我這樣，以單身女子及音樂家的身分來面對世界。她沒教我怎麼面對人生，她從來就不必管事業、賺錢的事；她出身家境優渥的上流人家，我父親跟她出身相似而且還更明顯，父親不應該不懂這些。我很氣，必須離開他們，學習獨立，結果遇上困難。

我在成長期間，從沒有過自己的人生；別人要我做什麼我就做什麼。我像被裹在蠶繭裡一樣，到現在才要從繭裡爬出來，看別人怎樣便怎樣，從來沒人教我要好好照顧身體，要規律生活；我又胖又邋遢。

伊萊莎就像歷史學家翻案一樣，把自己的生平放在她目前的困難、父母沒教她如何處理病痛、每天做的都是沒營養的苦差事、她孤單一人等等的透鏡下，幾乎全盤翻新，重新詮釋。她認為父母從沒正視她的病，不接受她是慢性病人，要她配合他們，對她的疲累、心理狀況，不理不睬。伊萊莎在童年、青春期常常會生些小病，請許多病假。如今她也曉得自己要是覺得壓力過重，就會放大她的不適，尤其是疲勞和腸胃症狀。她也認為父母從沒接受過她這一副容易病痛、虛弱的模樣，但他們還是讓她請假不去學校。

我是奶奶養大的，她什麼都幫我弄得好好的。我從來不覺得自己能幹，連吹奏樂器我也一直會懷疑自己。我的生活暗藏著壓力，只是我不願意承認——也就是我的生活瑣事都是別人幫我打理的，我才會覺得安心自在。例如朋友幫我打理公寓，我就覺得沒什麼不對，我的感覺是事情做好了，一切都好了。但要是他們留下什麼要我自己處理，我就害怕了，覺得這事要嘛做不成，要嘛很難做。我大概永遠做不完，準會要我的老命——搞得我每天早上起不來去上班。我就是覺得撐不下去了。

伊萊莎處理起真實世界的問題，這種依賴、做不來的感覺常被她隨便打發掉，推說都是因為她生病才會如此，或是因為生病才加重。她的病給她一種提不起勁的感覺，導致她在事業或人際關係的發展老是慢半拍，也是她會有這情況的正當理由。「我覺得沒時間吹奏樂器了。每天都耗在從病中康復這件事上，像行屍走肉一樣活著。」

伊萊莎倒還能帶著譏誚的冷眼旁觀，看待自己的無能和失落：

有時我覺得這社會的組織就是要我們每個人把活著的時間都用來求生就好，而不給我們時間去分心看一下大家擠得你死我活的樣子，看一下世界真正的面貌。我們只是一個勁兒把眼睛、心思塞在小事、個人的事務上。我就是這樣，你知道吧。我的病，我的工作，錢的問題，練習樂器，我每天就這麼過的，沒時間看看外面的世界，搞清楚胡蘿蔔和棍子的意思，分析些什麼。我們的世界很需要人

類學家啊。

不管伊萊莎有那麼多理論，時時都在抱怨，有件事她堅信不移：先天精力不足，骨子裡就有衰弱的狀況；也就是她生命的元氣有問題，生命的能量消耗光了，身體機能在走下坡。之後我拿中國和美國兩邊的神經衰弱個案比較時，都會談到她這堅定的想法，以及她看不出自己拿她的症狀當對策或藉口，她的病是她強大的非語言溝通工具。

詮釋

關於伊萊莎，我們有的資料比嚴廣珍多，我們在她們身上整理出同等重要的異、同。她們表達苦惱的症狀相當類似：衰弱—無力—消沉，符合貝爾德提出來的標準神經衰弱症狀，這可是早在伊萊莎和嚴廣珍之前百年，由貝爾德在曼哈頓提出來的；伊萊莎同樣住在曼哈頓，嚴廣珍卻身在十萬八千里外迥然不同的社會文化裡。兩邊有類似的地方不足為奇，畢竟這樣的症候群是有壓力、消沉的生物學理為基底（包括大腦邊緣系統、神經內分泌系統、自主神經系統、心血管和腸胃生理等等出現變化）。關於嚴廣珍，是由中華文化不論通俗或專業兩方面，對神經衰弱共通的概念而得出的意涵。在北美社會的的情況就比較複雜了，伊萊莎大概不知道神經衰弱是什麼意思，她解釋自己的病，用了一堆生物醫學、另類醫學、通俗的觀念，亂七八糟的。例如她說生命元氣不足，就符合她看過病的一家全人治療中心標榜的觀點，那裡強調一門「恢復元氣」的課，

這觀點也反過來助長伊萊莎去注意她這方面的問題。她也用上了壓力模式，坊間的冷／熱理論、精神分析的心理療法，還有許多別的。伊萊莎甚至到曼哈頓中國城找過中醫治病，那位中醫現在還在曼哈頓執業。上述便是不同文化社會間的知識、商品交易狀況。

在因果關係方面，這兩件個案也看得到重要的類似情結：伊萊莎和嚴廣珍都捲在人際往來的惡性循環裡無法脫身，她們意志消沉及身體的表現，都是由此而來且強化。她們的人生不論工作、家庭、個人的問題，都是前因和後果的重大助力。這裡就看得到人世境遇（human condition）有一項長存不滅的道理，不論在中國湖南還是美國紐約都一樣。兩方如何利用病痛的歷程，也是人性的共相。

另一重要的相似點是：兩人都認為她們的病是起自生理因素。生物醫學對慢性病毒病症興起的興趣，提供伊萊莎新的醫學解釋，用在她的慢性疲勞症候群上，不僅減輕了她的自責，也為她帶來希望；說不定能找到治癒的技術。這在美國醫學界其實是有爭議的──慢性病毒感染真的會引發慢性疲勞和憂鬱？抑或是倦怠無力以及神經衰弱之類的症候群應該是病人對生活問題的心理反應，是在拿社會比較能接受的醫學症狀為理由。這樣的爭論，和北美二十世紀早年繞在神經衰弱打轉的爭議沒有不同；另也可以想想，現在醫學界有關低血糖和食物過敏是不是會引起疲勞，或肌肉痛點是不是會引發疼痛等等的辯論。神經衰弱在當代中國社會是某些問題的醫學擋箭牌，要不是這樣，這些問題會對個人責任帶來嚴重的道德質疑；所以，疾病標籤在嚴廣珍和伊萊莎身上是有同樣的功能。

不過，這兩件個案也有幾點差異，也就是中、美兩國的社會之所以大不相同的社會政治、經濟、文化體系的差別。兩位病人各自

所在的地區環境、兩人的個性、世界觀、對疾病的反應還有結果，都有顯著的差異。嚴廣珍堅毅隱忍，嚴肅而務實，她活在崇尚道德教條的農村社會，一般人言語粗俗、生活條件惡劣，普遍認為個人的問題大多是小事，忍忍就好。她的處境和伊萊莎剛好是鮮明的對比。伊萊莎樂於表達，會自我探討，察覺到自己缺乏實際經驗，討論起人生問題俏皮又淘氣，而且是透過她過於雕琢、屬於都市、上流社會的語彙在看，也認為個人的問題大多是可以改變的。所以，他們的個案分析走的是不同方向，嚴廣珍偏向她的社會處境，伊萊莎偏向她內心因素；嚴廣珍的醫師把焦點放在神經衰弱生理失能因素，伊萊莎的醫師大多強調心理因素。

而她們沒看出來，自己的慢性疾病既在表達她們人生際遇上的緊張狀態，也有助於解決緊張。這說不定是放諸四海皆可見的突出共相。慢性病人單是處理切身問題的急迫要求就應接不暇了，他們對於社會結構在病痛的因果關係，就算有見解，一般也認為不應該說出來。這是病痛在社會虛構的角色。病人要是想正當拿下這角色，最好不要清楚知道她從疾病要到了什麼，疾病又有哪些實際的用途。

在北美要治療「神經衰弱」，心理治療是合適的干預手段；但在中國，幾乎找不到有什麼可稱為西方人說的心理治療的方法。然而，社會干預在這兩件個案應該都有助益。只不過不論在資本主義還是共產主義底下，為了減少特定的社會問題而推動相應的社會改革，似乎都不可行。其實，嚴廣珍的問題與大規模社會變化有關係。儘管如此，這類問題有的還是可以從改變工作，或是在工作場所和家裡採取高度集中的干預，而得以好轉。這兩件個案都需要這樣的干預，外加標準的心理和醫學治療。只不過兩地文化中的生物

醫學照顧似乎會擋下病人所需的必要社會干預。

　　嚴廣珍和伊萊莎都跟我先前談過的慢性病人一樣，各自在所屬的醫療體系，也都是麻煩的病人。慢性病人照顧之所以有跨文化的相似處，有數點原因，不消說，慢性疾病單單是因為症狀長期不去、治療的效果不好、容易有併發症、很花錢，外加這群病人的治療動輒會遇到難題而打壞療效，都讓病人、家屬、醫師備感挫折。然而，這當中的問題有個起源很接近本書的主旨：病人看他自己生病的重點，相較於醫護人員看他們治病的重點，兩邊先決條件便可能有衝突；所以，慢性病人的醫療照顧難保不會帶出這衝突，而且衝突還真多。之後幾章我們會檢視這樣的衝突，看看在醫療照顧的過程中，一般人和專業人士提出來的解釋模式如何交鋒。

第七章

解釋模式在慢性疾病醫療的衝突

我們……生活所在的世界，其組成是我們能夠以理性、科學、精心計畫等方法去發現、分類、行動的；但……我們……又淹沒在一樣介質裡，由於我們注定會將這介質當成本來就是其中的一部分，以至於我們不會也無法退到外面那樣去觀察介質，無法作分辨、測量或是操縱，甚至沒辦法完全察覺到，因為這介質在我們的經驗裡滲透得太深太密，和我們之所以是我們、我們之所以有行動，交織得太緊密，而無法從生命流裡抽析（這介質便是生命流），像客體一樣由我們以科學的超然眼光去觀察。

　　英國哲學家以賽亞・柏林（Isaiah Berlin, 1909－1997）

（1978, 71）

　　所謂解釋模式，是病人、家屬和醫師對某種疾病在某次發作時的看法，它不算是對病人的病到底是怎麼回事提出的正式說法，但在臨床上有極重大的意義，若置之不理，說不定會要人命。這些說法回應的是這樣的問題：這問題是怎麼回事？我怎麼會遇上？怎麼會是這時候出現？之後會怎樣？我的身體又會變得怎樣？我應該要做怎樣的治療才好？這樣的病、需要做的治療，我最怕的是什麼？

解釋模式都是針對緊急的生命處境作回應。所以，這些都指出病人有權利知道實際的醫療對策，而不是生硬難懂的理論。其實，這些說法多半還是沒說出口，要不至少沒說完全，這些說法也常會相互矛盾或前後不一。這些都是我們生命流的經驗在文化的表露，因而也像本章的卷頭語所說，是生命流和我們的領會在某一處境中固著、凝結以至於現形，只是到了另一處境卻又消散不見。此外，這些解釋模式——不妨想像是認知圖——都落錨在強烈的情緒裡，都是難以外露的情感，但會將一人對另一人的解釋模式染上強烈的色彩。

　　帶動病人和家屬說出內心話的解釋模式，有助於醫師正視病人的觀點，以此組織臨床醫療的對策。而醫師將自己的解釋模式清楚地傳達給病人了解，相對也有助於病人、家屬對於什麼時候要開始治療，要找哪些醫師治療，進行怎樣的治療，成本效益大概如何，作出比較實用的判斷。醫、病的解釋模式要是有明顯的衝突，雙方先行磋商才能去除重要的障礙，加強治療的效果，也有助於醫師多發揮同理心、多注意醫療倫理。相反地，醫師要是輕忽病人、家屬的解釋模式，也就意味不懂尊重對方、不屑聽到不同的觀點、也沒把醫療照顧的心理面當正事看待。醫師明擺出這般輕蔑的態度，不僅有礙醫病的治療關係，也會打壞醫療照顧的溝通。下列事例便點出解釋模式在門診醫療的重大意義。由個案中的敘事，可看出病人和家屬在醫療過程也能扮演重要的角色。

個案：威廉・史提爾

　　威廉・史提爾，四十二歲，白人，美籍律師，有兩年氣喘病史。他的氣喘從病發以來便一路惡化，如今他要固定吃許多藥，包括：每天二十毫克類固醇「強的松」（prednisone），睡覺時床邊附近要有加溼機，白天要用上好幾種支氣管擴張吸劑，還要喝很多水保持支氣喘溼潤。他作過過敏測試，也作過花粉和灰塵的減敏治療，都沒什麼效果。他並沒有氣喘的家族病史，小時也沒得過氣喘，不過上呼吸道感染倒是常事。

　　詹姆斯・布蘭徹，是他的基礎醫療醫師。布蘭徹醫師對威廉說：氣喘這種病是支氣管收縮導致病人呼吸困難，起因不明，但是過敏、壓力，有的時候連運動——正是威廉的情況——都會誘發氣喘。他對威廉清楚講過氣喘是長期的疾病，沒辦法根治，但適當服藥可以將生理作用控制得相當好。過去兩年，布蘭徹醫師終於教威廉明瞭抽菸、喝紅酒都會加重病情，威廉便都戒了。布蘭徹醫師也對威廉夫婦有關針灸、自我催眠、長壽飲食（macrobiotic diet）的問題提出意見，說目前還沒有科學證據可證明這些民俗療法有何效果。他還介紹威廉看過兩位專家；一位是胸腔疾病專家，他認為布蘭徹醫師的評估和治療都沒問題，但建議威廉另外作一套肺功能檢查，追蹤病情；另一位是精神科醫師，經他診斷，威廉因為氣喘和服用強的松，患有次發性憂鬱症，所以建議威廉要服用抗憂鬱劑兼作心理治療。布蘭徹醫師不太贊成威廉作心理治療，他說：「病人可是個潘朵拉盒，誰知道打開後會怎樣？」他倒是認為威廉可以服用低劑量的抗憂鬱藥妥富腦（Tofranil），但在病人說有口乾、頭

昏、便祕的副作用後就停藥了。

依布蘭徹醫師的看法，威廉的病情一路惡化，而且還是以前沒有症狀，卻在中年急性發作，他覺得實在費解。他認為應該是有過敏源，所以考慮要作進一步的過敏測試和減敏。但幾個月後，威廉的太太對先生的病情十分擔心，堅決向醫師提要求，布蘭徹醫師不得不把病人再轉介給第二位精神科醫師治療。以下情況就是這位精神科醫師帶出來的。

威廉認為，他氣喘發病而且一路惡化，是可以解釋的。他的氣喘是四十歲生日後一天早上突然出現喘鳴而開始的。前一天過生日時，他為一件很棘手的案子出庭，遭法官數落好幾次，說他未能提供足夠的資訊，以致和客戶吵了一架，吵到後來沒辦法收拾，沒想到客戶竟然馬上解聘他。當晚，威廉太太帶著三個孩子（十歲到十四歲）為他慶生。他記得那時他對人到「中年」的感慨極為複雜；他身上的壓力極大，不論是律師事業（到了這年紀，事業沒像他預期那麼成功）還是家庭（他和妻子、長子、岳父母的關係日益緊張）。

> 我覺得沒一件事稱心如意；事業沒什麼成就，和妻子的關係愈來愈差，我也受不了岳父母，他們一開始就不贊成這婚姻，老是跟妻子說我不會有出息的。而我兒子呢——唉，天老爺啊！我小時候有學習障礙的問題，結果他更糟，中學階段的孩子大多令人頭痛，也搞得我很沮喪。所以，就連孩子這邊，情況也一塌糊塗。
>
> 　唉，說起那晚，過完生日後，我就睡不著，在床上翻來覆去，想著未來該怎麼辦，一家子要怎麼辦。要是我律師

做不下去，妻子會離開我嗎？孩子會看不起我嗎？我要是死了呢？我以前也有過各種夢想，夢想要功成名就，要當個威震八面的大律師。但我怕我的專長不是在出庭這件事上，生日那天發生的事不就證實了我最害怕的情況。我從大學起就有的夢想，那麼努力在追求的夢想，看來是要放棄了。那我又該做什麼呢？我一時覺得好茫然，胡思亂想到睡著。

唉，那晚我就作了很不好的夢，像是噩夢吧；我們在法庭裡，有我、客戶、法官，還有妻子、岳父母、兒子，我站起來要發言，法官說我犯了大錯，客戶插嘴進來罵我怎麼會出這樣的錯，後來是妻子、岳父母、兒子，全都加進來罵我，「錯！錯！錯！沒出息！沒出息！沒出息！」這時法庭燃起大火，把我們都捲進去。這時我就嚇醒了，拚命咳，咳得喘不過氣來，我的氣喘就這麼出現了。應該和這有關聯吧，我覺得起因就在此。

在那之後，禍事一件接著一件。我覺得我完了，無法控制氣喘，也無法控制生活。我落掉太多工作，事務所裡的同事都發火了。我卻只能拚命吸氣喘吸劑，拚命咳嗽，拚命揮掉他們抽菸噴出來的煙霧。工作呢，做不了多少；回到家，我也只想一人待在自己的房裡，避開壓力，幾乎每天都要和妻子、孩子吵一架，真受不了。我啊，不是氣喘害死我，就是我自己了斷。

威廉的太太對他的病也有看法，她帶他去天然食品專賣店，鼓勵他改吃長壽飲食，還介紹他去看一名賣草藥的針灸師，她覺得氣

喘病把威廉嚇壞了，害得他消沉不振，搞得他像變了個人。

> 他這情況把我們的婚姻搞得一團糟，我們不再一起出門
> 了，成天講的就只是他的病、他的藥，他連房事也怕，因
> 為很可能會影響他的健康。至於孩子呢，他連他們正常的
> 行為也受不了，老是吵，接著他就開始喘起來。我們兒子
> 有閱讀障礙，在學校的情況很不好，他不知道怎麼面對；
> 但他只知道躲。他不像以前的那個人了，變得怕東怕西，
> 全心全意都在他的氣喘上。再這樣下去，我不知道我們會
> 怎樣。

威廉這樣子說他的氣喘：

> 你也知道，氣喘發作起來是很可怕的；就像，就像要淹死
> 了，要悶死了，沒辦法呼吸，我整天都在擔心這件事，想
> 盡辦法避免。像是感覺要喘起來了，我就提高藥量。我什
> 麼也不做，免得運動會引發氣喘，以前就有過。我能怎麼
> 辦呢？我覺得一點辦法也沒，說不定找人把我拖出去一槍
> 斃了還好一點。

威廉說他一有氣喘發作的徵兆，再輕微他也會驚慌，很怕他就
這樣一口氣上不來死了，所以他會自行增加藥量，往往就這樣出現
中毒的症狀。他覺得自己陷在惡性循環裡，但沒辦法掙脫，因為怕
會沒辦法呼吸而一命嗚呼，怕得不得了。

威廉有好幾次自行改動他的治療方案，沒讓他的醫師知道；

有一次他自行停下一種藥，完全不吃，因為他覺得那藥害他變得極為焦躁，但他同時又把另一種藥的劑量放大一倍，結果引發中毒反應。再有一次，他聽從草藥針灸醫師的意見，他口服支氣管擴張劑，結果出現一次大發作，進了急診室。

威廉和太太兩人都認為個人、工作、家庭的種種問題都是造成他病情加重的原因。他們向布蘭徹醫師提起這點，卻覺得醫師沒把這當一回事，也沒要他們進行心理輔導。後來，他們的婚姻和家庭問題愈來愈嚴重，威廉的太太堅持要布蘭徹轉介他們去作精神評估。布蘭徹醫師拖著不肯替他們轉介心理治療，也不太願意再開抗憂鬱藥劑（先前提過了，第一次開的藥因副作用關係不吃了），後來還是威廉太太一再要求，布蘭徹才將威廉轉到另一位精神科醫師那裡去作治療。

威廉的幾個孩子對爸爸的病也有自己的看法；大兒子有學習障礙，他擔心課業不好，害得爸爸病情加重；另外兩個孩子覺得兩人老是吵架，也害得爸爸呼吸困難。

威廉的岳父母認為他的氣喘有很大成分是自己弄出來的，他們說他藉氣喘來贏得妻子、孩子的同情，來控制妻子和孩子。他的岳父母出身美國中西部，有民粹思想，屬於天主教神恩派（贊同靈療），反對專業醫療，推薦自然飲食、順勢療法、宗教治療。他們說：「這是天主在懲罰他。有嚴重的宗教問題時，吃藥是沒效用的。我們一開始就覺得他是那種人。」

歷經六個月的心理治療、婚姻輔導，也吃了一陣子的抗憂鬱藥，威廉的氣喘症狀和心理狀況都有大幅度的變化；服用的藥少了很多，也完全不需要類固醇了。之後幾年，他的婚姻關係也有好轉，事業也作了大轉彎；他不再當律師，改和父、兄做起漁貨批發

生意。在氣喘病發後四年，他不再需要氣喘藥，也不再出現症狀。

> 你知道嘛，我的直覺是對的，這不是過敏問題，是生活的
> 問題，壓力太大了，一想到我心裡就怕。我心裡清楚我在
> 律師這行是沒前途的，我必須放棄夢想，但我放不下，我
> 更賣力，事情就變得更糟，我想是身體在告訴我，不改變
> 不行。心理治療很有用，不過，真正重要的是我改變了生
> 活，現在在家族事業裡工作，感覺很舒坦，不必再逼自己
> 去做我做不來的那種角色、去做我做不來的那些事。我覺
> 得我對生命更有自主力了。

　　到了這時候，威廉太太的看法已經與先生合拍，不過，布蘭
徹醫師沒有；他說氣喘的問題單純因為心理社會的緣故就消失，是
十分罕見的，他也指出氣喘在四十歲才發病，一樣很罕見，他認為
這說不定是因為暫時性過敏源（養寵物、以前沒接觸過的花粉，或
是環境汙染），引發了氣喘，之後過敏源消失，氣喘就好了。威廉
對他氣喘痊癒的說法，最早為他作精神評估的精神科醫師也不完全
同意。雖然他認為減少壓力、改善人際支援、潛藏的憂鬱症狀得以
治療，確實是痊癒的助力，但他認為應該還有別的心理變化也是助
力。至於第二位精神科醫師，也就是真正為威廉治好的那位，就比
較接受心身症的解釋了；他認為憂鬱是威廉出現氣喘症狀的主因，
這方面的治療才得以痊癒。威廉的岳父母則相信他得以痊癒是天主
的恩典。在這案例裡，家屬、病人的解說模式並不相同，而且各方
的解說模式有所衝突，也算是造成威廉氣喘的因素。不過，這中間
特別重要的一點，是病人雖然神奇痊癒，醫師的解說模式卻拒不接

受病人本身對治療結果也有貢獻，或不接受心理社會這一面的干預也有強大的效用。

　　威廉相信另類療法或是自療有其用處，這一點布蘭徹醫師不同意。有關心理社會這部分與慢性疾病的關係，他的態度好的話，是不置可否，壞的話，可就是毫不遮掩其敵意了。布蘭徹是頗有名望的資深門診醫師，他不在乎病人的生平或病人、家屬的看法，這些都等到有精神科醫師加入會診，才被發掘。他認為醫學治療便是開立藥方，但這不是威廉或是他太太的看法。布蘭徹醫師沒注意到病人關注的重點在哪裡，結果不知不覺成了共犯，等於推了一把，教病人陷入不遵守醫囑、心理社會的憂懼解不開的惡性循環當中，反倒使得病入的氣喘惡化，以致醫療治療竟然在製造問題而非解決問題。這裡看到的是醫學將身、心強行二分的惡果，這樣的二分法認為病痛在生理這方面的現象才是「真的」，唯有生理的治療才夠「硬」，可以帶出生理的變化。威廉這件個案最終獲得神奇的好結果，非常罕見，但是，專業的正統立場不知不覺在助長病人和家屬陷入被動和消沉，卻是慢性疾病治療很常見的情況。

專業的解釋模式：
長年病痛建構為病症

　　下述對話出自乾癬病人姬兒・羅勒太太和一位頂尖的皮膚科醫師，由我一位研究助理陪著姬兒進醫生的診間而記錄下來的。姬兒・羅勒，三十五歲，女性，罹患乾癬症十五年了，她對這病症的知識極為豐富，廣讀醫學文獻，連最新的研究報告也不放過。她一

樣以身心症的觀點來看病痛和生活壓力的關係，這是行為和社會科學家大多數都有的看法，另也有愈來愈多醫師開始接納這看法了。由於她剛從外地搬過來，因此是第一次來看這位皮膚科醫師，這醫師是採用新技術來治乾癬的專家。

姬兒：我和瓊斯醫師約好要看診。

接待員：請坐，請妳填表，寫下醫療保險還有目前的健康問題。

姬兒（進了診間）：瓊斯醫師，我是來看乾癬問題。我知道您是新療法專家。

瓊斯醫師：妳得乾癬有多久了？

姬兒：大概十五年了。

瓊斯醫師：怎麼開始的？

姬兒：我唸大學時，考試的壓力很大，我們家有皮膚病病史。那時是冬天，我穿了很厚的羊毛衣，好像對我的皮膚不好。我吃的東西……

瓊斯醫師：不是，不是！我是問妳最早在哪部位的皮膚看到脫屑的？

姬兒：肩膀和膝蓋，但頭皮有一陣子一直不對勁，我從來……

瓊斯醫師：過去幾年有什麼進展？

姬兒：有好幾年很不好，我是說我的工作壓力很大，私生活也是。我……

瓊斯醫師：我是說你的皮膚問題有什麼進展？

　　讀到這裡，這樣的對話應該足以教讀者了解，病人想表達的一直講不下去，心裡的挫折感會有多重。這位乾癬專家對病人生病這件事，只關心病人對乾癬這種病能提供什麼線索，他的作風專斷，像在審問，他沒認知久病也可以成良醫，病人依她在慢性疾病方面的長年經驗，應該算得上是半個專家了，她的見解說不定也有用處。其實，兩人的對話講到這地步，瓊斯醫師十有八九會惹毛病人。果不其然，這病人沒再回去找他看診。我對瓊斯醫師略有點了解；像他這樣單憑短短幾句話就建立起麻木無情的形象，我倒是從沒感受過。不過，他確實是非常忙碌的門診醫師，這是他第一次與這位病人見面，他想要盡快掌握病症的癥結，才好判定他的新療法適不適用。要是瓊斯醫師（還有許多醫學專家），認定病人哪有可能對病症以及治療的臨床判斷有絲毫貢獻，我認為絕非太過。遇上急症，審問式對答說不定有其必要，這樣有助於醫師對可能可處理的病症盡快作出診斷，盡快以技術干預進行治療，尤其是生命危急之時。但是這樣的作風遇到慢性病人，可就必須一再強調，是極其不當的臨床手法了。

　　艾略特・米什勒（Elliot Mishler, 1924 - 2018, 1985）是哈佛大學行為科學家，長年研究醫病溝通的社會語言學，就指出前述的醫病互動其實便是醫學、生活兩方言語交鋒的場景。他作的研究、他對許多討論臨床溝通的論文所作的評論，都指出醫學的言語動不動就會悶死生活的言語，每每對病人的觀點相當不屑甚至排斥。由於病症的診斷根據的是病史，是以符號將外行的說法轉換成專業的術語，留意有關病痛的說法便屬必要，就算是用專業狹隘的目標來看病人的述說也好（Hampton et al. 1975）。等待醫療照顧也把病人、家屬能夠發揮自主動力列為目標，懂得以同理心去傾聽、審視

病人說的病痛故事，就一定是門診醫師主要的治療工作了。

然而，醫師一般間接傳達給病人和家屬的訊息卻是這樣的：你們的看法哪有什麼意義，能給治療下決定的是我，我作決定要考慮的因素和判斷，你們不要插進來瞎攪和。這是醫學本位的看法，和病人、家屬**想要**的慢性疾病醫療，還有當今認為應該要有的醫療，已經隔得愈來愈遠了。千萬記住，病人和家屬的說法才是最原始而且最重要的病痛自述，醫師要詮釋的文本就在其中。我說各位醫師啊，回頭去找原始的說法吧！我們可是非常關注醫師如何回應病人的要求。我必須強調：醫療照顧的首要領域不在醫師的回應，而在病人對他病痛提出來的說法。醫師都說他們是聽病人的述說才診斷出疾病的（**好好聽病人說話，他在告訴你該作什麼診斷**，這是醫學院學生都知道的著名格言。）這一點雖然重要，但醫師一定還要超越這點，回到自己剛開始學醫那時，一腳踏進既像專業之外也像專業之內，在自己接觸到的第一批病人面前，專心聆聽病人用自己的話述說自己的事，幾乎像崇敬一般，面對世人受苦的情境，心底浮起深厚的同情。我認為這才是了解病痛經驗再實際應用到醫療實務最好的途徑。

專業訓練對病歷記載的影響

在病歷寫下個案的狀況，看似無關緊要的筆記，其實像是重大的儀式，經此一舉，病痛變成病症，人變成病人，專業的價值觀也從醫師轉嫁到「個案」上。醫師寫下病人的自述，也就將病人從**主體**變成**客體**，而且這客體先是專業詢問的對象，而後是專業擺佈的

對象。病人的病歷成為正式的檔案，用的是生物醫學的語言，在法律及所屬機關都是重要文件。醫師在求學時就要學習如何寫個案報告，怎麼記載症狀、病史，如何運用有依據的醫學用語重作詮釋，寫成正式的診斷書。每名醫學院學生都要學會遵循嚴格的標準，將個案的自述改寫成標準格式；這些報告也算是學業成績。之後，多年臨床工作下來，醫師也都學會寫病歷時既要符合專業標準，也要留意法律和相關機關的審核；因為別的醫生也會看到病歷，其他如護士、同儕審查委員會、醫學倫理小組、臨床病理審查小組之類的單位，也都看得到——要是再有司法案件，那就還有律師、法官、陪審團要看了。

　　從人類學角度來看，記載個案算是世俗儀式，是將社會現實正式進行複製，也再次確認其間的核心價值，然後以標準格式一再套用在人世境遇的中心問題上。世俗的儀式一如宗教儀式，由其表達、操縱的核心象徵，將一套共通的價值觀和信念聯繫到實際的行為。由這樣角度去觀察病情是如何寫進病歷的，對於專業的價值觀（還有專業人士的個人偏好）是如何照顧慢性疾病的醫療，應該就看得比較清楚了。為此，我謄錄一份醫、病對話，之後再針對醫師正式寫下的病歷用字加以說明。下列案例絕對談不上代表，其實我認為這案例裡的專業麻木程度相當罕見，但我覺得醫師把病症放在一切之上而置病痛於不顧，至今依然司空見慣。（提醒一下：在這裡我看到的只是雙方多次互動中的一回合而已，要是將每次互動都加進來，說不定會大為改觀。）

　　對話的兩方是梅麗莎・佛勞茲太太和理查茲醫師。梅麗莎，三十九歲，有高血壓，黑人，生了五個孩子。

　　她和四個孩子、母親，還有兩個孫子一起擠在市中心的貧民

區。目前她在餐廳當女侍，但不時會失業，得靠救濟金過活。她結過兩次婚，兩任丈夫都拋妻棄子一走了之，以致她成為孩子的唯一支柱，撐起大家子的生計。在社區的浸信教會梅麗莎是十分活躍的教友，多年來教會一直支援她們一家人。她也加入社區行動小組給予他人協助。她母親，蜜德蕾，五十九歲，因長年高血壓未好好控制，而導致中風半癱瘓。她的長女，梅蒂，十九歲，未婚，但生了兩個小孩，目前無業又再度懷孕，曾吸毒。她還有個十五歲的女兒，瑪西亞，也懷孕了。至於十八歲的兒子，傑地，坐牢中。泰迪，十二歲，有逃課和稍嫌頑劣的毛病。十一歲的女兒愛蜜莉亞是全家的寵兒，媽媽梅麗莎說她是天使。一年前，梅麗莎長年的男友艾迪在酒吧與人打架遇害。梅麗莎最近愈來愈苦惱，她不時想起艾迪，擔心傑地在牢裡不知會變成什麼模樣，也怕泰迪會步上兄姊後塵沾上毒品，同時煩惱母親失能的狀況日益惡化，也很擔心這是失智症的早期徵象。

理查茲醫師：妳好啊，佛勞茲太太。

梅麗莎：醫師啊，我今天不太舒坦呢。

理查茲醫師：怎麼回事呢？

梅麗莎：我也不清楚，說不定就是那「壓力」的問題吧。頭痛，睡不著。

理查茲醫師：妳的高血壓有一點惡化，但跟以前比起來不算太糟。妳該吃的藥都吃了？

梅麗莎：有時候吃啦，但有時候壓力不大就不吃了。

理查茲醫師：唉呀妳看看妳，我不跟妳說過要定期服藥，否則會跟妳媽一樣生大病。妳每天都要吃藥才行。

　　　　那麼，鹽呢？妳又吃太鹹了？

梅麗莎：給一家子人作飯沒鹽怎麼行，我哪來的時間單單
　　　　為我一個人另外做，午餐我都在餐廳吃，那個查理
　　　　啊，我們那廚子，愛灑鹽。

理查茲醫師：那就是大問題了，少吃鹽，也就是低鹽飲
　　　　食，是妳這問題的重點。

梅麗莎：我知道，我知道，這些我都會做的啦，只是有時
　　　　候會忘記，我有那麼多事情要打理，而且一樣樣好
　　　　像都會有壓力。家裡有兩個懷孕的女兒，我媽的情
　　　　況又愈來愈糟糕，我看她好像老糊塗了，而且我也
　　　　擔心傑地，泰迪也開始有同樣的問題了。我……

理查茲醫師：妳會覺得呼吸急促嗎？

梅麗莎：沒有。

理查茲醫師：那胸痛呢？

梅麗莎：沒有。

理查茲醫師：腳會浮腫嗎？

梅麗莎：腳是有一點腫，可是我整天在餐廳裡走來走
　　　　去……

理查茲醫師：妳說妳會頭痛？

梅麗莎：有的時候啊，我覺得我過的日子才大大害人頭痛
　　　　呢，這一點不算什麼。痛好久了，用年來算。但是
　　　　最近幾個星期痛得比以前屬害。我是說啊，一年前
　　　　的上禮拜，艾迪，就是我那男友，你知道吧，呃，
　　　　他啊，死了……

理查茲醫師：頭痛的地方跟以前一樣嗎？

梅麗莎：對，同樣地方，同樣的感覺，只是次數比較多。

　　　　但是，我說啊，艾迪老是跟我說不要去管……

理查茲醫師：視力有問題嗎？

梅麗莎：沒有。

理查茲醫師：會噁心嗎？

梅麗莎：不會。喔，吃到泡菜汁會有點。

理查茲醫師：泡菜汁？你喝泡菜汁？裡面多的是鹽呢。這

　　　　樣很危險，妳有高血壓啊。

梅麗莎：但我這禮拜覺得壓力大（pressure），我媽跟我

　　　　說我可能可以吃一點，因為我血高（high blood）

　　　　而且……

理查茲醫師：欸，不可以吃泡菜汁。佛勞茲太太，不管怎

　　　　樣妳都不可以吃那東西，對妳不好，妳怎麼就是不

　　　　懂呢？裡面那麼多鹽，鹽對妳的高血壓很不好。

梅麗莎：喔，好。

理查茲醫師：還有別的問題嗎？

梅麗莎：醫師啊，我睡不太好，我想是因為……

理查茲醫師：入睡有困難？

梅麗莎：對啊，然後一大早就睡不著了。常夢到艾迪，想

　　　　起好多事，常哭，覺得好孤單。

理查茲醫師：還有別的問題嗎？身體上的？

梅麗莎：除了很累的感覺，沒別的了，可是這樣子也有好

　　　　幾年了。理查茲醫師，你看，擔心、想念是不是會

　　　　害人頭痛？

理查茲醫師：這我不知道，要是緊張性頭痛是有可能。但

　　　　妳沒有別的問題吧，像是頭昏、全身無力、累？

梅麗莎：我就是說這個啊，我那累的感覺有好一陣子了，
　　　　壓力搞得它更糟。但我要問你的是擔心的事，我有
　　　　一大堆事情要擔心，亂七八糟的。我老覺得提不起
　　　　勁，好像我再也應付不來了。錢的事，現在真的很
　　　　頭痛。

理查茲醫師：喔，那我要馬太太，就是那位社工，來跟妳
　　　　談一下錢的事情，看她幫不幫得上忙。現在我們作
　　　　一下體檢，看看妳的情況怎樣，好吧？

梅麗莎：情況應該就是不好吧，我自己都可以跟你說了。
　　　　壓力太多了，搞得我的血壓不太好。我也覺得自己
　　　　真慘。

理查茲醫師：嗯，等一下就知道妳的情況怎樣了。

體檢過後，理查茲醫師在病歷上寫下：

一九八〇年，四月十四日

三十九歲，黑人女性，有高血壓，每日服用一百毫克氫氯
噻嗪（hydrochlorothiazide）、二克脈得保（aldomet）。血
壓現為 160 / 105，有幾個月是 170 - 80 / 110 - 120，定期
服藥之後轉為 150 / 95。輕微充血性心臟衰竭徵兆。無其
他問題。

印象：（1）高血壓，控制不良

　　　（2）不遵守醫囑導致（1）

　　　（3）充血性心臟衰竭——輕微

　　方案：（1）脈得保換成阿普利素寧（apresoline）

　　　　　（2）轉送營養師，實施低鹽飲食。

　　　　　（3）財務問題交由社工諮詢。

　　　　　（4）固定三日回診，直到血壓下降、穩定。

簽名：理查茲醫師

　　理查茲醫師也寫了一張簡短的筆記送到營養師那裡進行會診，「三十九歲黑人婦女，高血壓控制不良，不遵守低鹽飲食。請協助設計二克鈉飲食，再度向她解釋一次鹽的攝取量和病症的關係，要她一定不可再吃高鹽食物和加鹽烹調。」

詮釋

　　這件個案寫進病歷之後，感覺和對話謄文裡旳那位女性病人很不一樣。梅麗莎・佛勞茲被簡化成高血壓、不遵從醫囑，有心臟衰竭的早期徵兆，還有她服用的藥。梅麗莎這位病人身受極大的壓力，被家庭的難題折磨得憂慮又消沉，在病歷裡卻全看不到（參見 Dressler 1985）。她這些問題反映的是美國下層黑人階級身處社會崩解、暴力叢生、資源不足、機會受限等等人生困境。雖然要理查茲醫師把梅麗莎身上一重重的不幸寫進病歷裡，未免強人所難，但他沒把梅麗莎人生的困境寫進病歷——例如家庭的重重難題，傷逝的悲哀拖得很久，混亂的社會環境帶來的心理影響——還是很不該。（我贊同將病痛在社會面的起因也寫進病歷，這樣才能具體指明該作怎樣的改善來預防、治療這樣的人生難題。）不過，話說回

來，對於這幾項重點，理查茲醫師要不是沒再以明確的問題追問下去，就是沒讓梅麗莎好好把事情講清楚。也就是說，理查茲醫師只肯讓梅麗莎講她的病症，而不肯讓她講她的病痛；所以，生理不適的傾訴，醫師是接納的，心理或社會的牢騷，有些醫師就充耳不聞了。其實，醫師寫出來的診斷還扭曲了雙方的對話；只有記錄關於病症和治療的事。在梅麗莎的慢性疾病中，人生的莫可奈何與痛苦占了很大的分量，醫師卻避而不提，簡直是拒不受理。

　　這社會文化難題就這樣充耳不管，當作沒聽見；如果這樣處理生物問題，那算是臨床醫療失職了。梅麗莎說起高血壓的用語（壓力，pressure、血高，high blood），是美國下層黑人社會的慣用語（參見 Nations et al. 1985）。醫師說她不遵從醫囑，但從這樣的觀念是可以解釋的；例如 high blood，依他們慣用說法是指血流沖到頭部，他們認為會引發頭痛，偏方處理的方法就是喝泡菜汁（去「拉低」、「稀釋」和「沖淡」）。理查茲醫師要是多留意一下他們的想法，就能比較正確地掌握梅麗莎的行為，進而向她解釋生物醫學的觀點，告訴她哪些可能是有害的，應該怎樣調整。梅麗莎用 pressure 這個字時，是用一種整體的概念，將社會和心理的壓力連結到血壓來。生物醫學理論不太願意，但還是承認壓力確實也是高血壓的誘因，但只限長期的壓力源，不是短期血壓數據起伏的重要因素（參見 Blumhagen 1980）。最後，理查茲說的「不遵守醫囑」，指病人未能乖乖聽醫生的話。這觀念源自醫療專業對醫病關係的看法，而且是父權式、只以一邊為尊的看法。這樣的觀念如今已漸漸不存在，一般都要求更為平等的醫病關係，病人在醫療決策上是與醫師對等的。

　　對話紀錄與病歷紀錄的差別，兩相對話和寫下診療重點的差

別，點出了病人的問題在病痛，醫師的問題卻是病症。傳統生物醫學的核心價值是怎麼組織起來的，可以從病人變成病例來看。急病有魔術子彈可以治，而唯有理出病症的頭緒才能找到適合的魔術子彈，所以，對於急病走的是狹隘的生物醫學途徑，通常都算適用也有效用。慢性疾病出現急性惡化時也一樣，畢竟這時有危及生命的問題，一定要控制下來。但是放在慢性疾病的長期照顧，可就不適用了。原因就在這本書裡。狹隘的專業路線在過去那麼普遍，幸好現在已經愈來愈不吃香了，連醫學專業也是。不過，這情況還是屢見不鮮，尤其是出身中上層的醫師在治療出身下層的病人時。這時，社會普遍的階級關係就會在真實的醫療情境裡複製；製造如此階級關係的政治經濟，也像當事人的影子一樣跟著進入診所。梅麗莎如果是白人，和理查茲醫師同一社會階級，理查茲醫師的態度會不會這麼麻木無情，可就難說了。

請讀者務必諒察，上述對話和門診紀錄之所以如此，並不是理查茲醫師這人的個性使然，而是他的醫學訓練導致他沉浸在這樣的專業文化裡；這樣的對話不過是他學習來的對話模式，依樣畫葫蘆罷了；我和許多醫師學習到的面談也都是如此。我也一直在說明，這樣的專業模式反映了一套特定的價值觀，關係到生病到底是怎麼回事？醫學做的是什麼？要把人看作是什麼？這樣的價值觀對慢性疾病的醫療照顧，明顯有害無而利。先不管醫療照顧的問題，單單以生而為人這點來看，有的醫療作風不僅沒把病人當人看，連醫師也跟著一起不是人，這難道不該批判嗎？

第八章
以勝者之志應對慢性疾病

要是沒趁年輕時用心去學習擁抱希望、學會愛——而把內
心的信任投向人生——何其不幸啊！

　　小說家約瑟夫·康拉德（Joseph Conrad, 1857 - 1924）

　　　　　　　　　　　　　　（〔1915〕1957, 338 - 39）

　　我在前面幾章為各位講的故事，讀者說不定覺得太灰暗、太沉
重。也有許多人縱使渾身是病甚至嚴重失能，一樣將人生活得相當
安穩、出色，成為勇氣的模範。這樣的病人不會被轉介去作精神評
估。即使不作篩選而針對一般病人進行人類學研究，也可能因為焦
點放在問題最嚴重、治療最棘手的病人身上，而有偏差。在此就有
必要平衡一下，談談有位病人與自己的病痛相處得很好，將病痛在
生活或醫療引發的種種難題上都處理得妥妥貼貼；他把病痛纏身的
日子，過得像身邊砲火連天但他始終瀟灑自在。在重大的橫逆面前
依然懷抱希望，受損的軀體雖然日日帶來精神重擊，但始終都能奮
起，走過一路掠奪、一路威脅的失能漫漫長路，終於凱旋邁向終點
——這些是值得每個人學習的功課，都是人性最光輝的典範。即使
有人得天獨厚，一樣是值得稱頌的好榜樣，尤其是輪到自己受苦受
難時。日復一日身受長年病苦無法解脫的人，都是無上的見證。

　　我有幸認識幾位這樣的「英雄」，他們人生的理想不僅沒被慢性疾病摧折，反而更加高遠，他們與疾病長相左右的人生，走得下去便是凱旋，但這不是在渲染他們傳奇的色彩，扭曲他們日復一復掙扎的生活。首先進入我腦海的，便是派迪·艾斯波西托燦爛的一生。

　　故事起源於一九七三年，我在新英格蘭一所大學教學醫院擔任住院醫師。初冬時節，白天灰暗、寒冷，入秋時的興奮（還有剛開始專業訓練開心的那股勁兒），已經消逝，換上沉重的領會，冬天（還有接下來的訓練）可是會拖得很長、很辛苦；心頭想的是捱得到下一天就好了。實習醫師和住院醫師一般大多一肚子怨氣，只想著熬過就好：一個個像是務實的懷疑論者，戰戰兢兢地尋找平衡點；一邊是醫學院學生的「柔軟」熱情，眾所鄙棄，另一邊是老練醫師的「硬頸」智慧，眾所追求。他們的精力和耐性無時無刻不在折損，即使大多數病人在醫院希望得到同情與關愛，他們卻很難做到。其實，長時間睡眠不足，加上正值青春期——又卡在專業生涯與個人生活兩頭燒的境地——個個磨得性情暴躁，見識淺短。這便是我那時的寫照。

　　我那時還成為住院復健中心的聯絡官。該中心專門照顧四肢癱瘓和下肢癱瘓的青少年。我每週要辦一次小型團體治療，找一間物理治療室，安排六到八名癱瘓的青少年病人與會，有坐輪椅的、有困在病床上的，他們在我身邊圍成大大的圓圈。作這治療的目的，是要協助這些傷勢嚴重的年輕人適應身體機能大幅受損的處境，有的兩腿都不能動，有的頸部以下完全沒有感覺、不能動（包括如廁），另還有病人連呼吸也無法自主。其實，這聚會像是連續版的集體追悼會，悼念他們失去的，同時宣洩他們復健受挫的怒氣。這

時候提勸告或是建議，就跟你不覺得他們困獸似的存在有什麼大不了的差不多，所以，他們不太對別人喊加油，反而是藉痛罵給彼此鼓勵——痛罵命運、痛罵醫師護士，還有我，而且還安撫不下來。院方相當讚賞我舉辦這樣的出氣大會，花一小時或一個半小時讓他們發洩怨氣，依院方的說法，說不定還能遏止怨氣上升，或是朝好的方向去疏導。但我對這事卻有疑慮，也抓不準這樣的團體治療要怎樣帶領才好。

　　有一次聚會氣氛異常悲哀，有幾位決定一起來談自殺，因為依目前大家受限的狀況，幾乎沒人願意再承受下去，未來也感到黯淡無光，自殺說不定是合理的解脫。我在一旁聽了十到十五分鐘哀告的心聲——聽得我覺得再這樣下去，根本有害無利，只會搞得人人槁木死灰——所以我發言了，不過是從我自己的焦慮和無助出發。我拿標準的老套說辭，向他們說明自殺為什麼沒用，甚至是懦弱的，他們在這樣的復健單位裡，根本自殺不了。我講得舌粲蓮花，大談勇氣與希望——現在想起來還會臉紅——我甚至還說日子過久了，他們自會接受這狀態，照樣生活下去。

　　那時時間已不早了，我也覺得疲累，只想吹出激昂的號角為聚會收尾；週五下午五點了，而前一晚我待在急診室通宵沒睡，週末正好可以休息。我計畫好帶妻子和孩子到鄉下玩雪。忽然間，病人中年紀最小的一位——十六歲男孩，因車禍下背脊椎受傷，在醫院裡事事都看不順眼，得罪所有的醫護人員——衝著我大喊：「你混蛋！凱博文醫師！你混蛋！你下半輩子又不必這樣過活，怎麼知道我們是什麼滋味？竟然還跟我們說教。你要是跟我們一樣，你準也會想死，也想要了結自己的命！」他這一喊，帶動其他人一股腦兒把怨氣、悲傷像雪崩一樣全壓在我頭上。

聚會結束後，我回到家，心情多少受到震盪，因為我知道那男孩子說的對，我錯了。接下來幾週、幾個月，那次聚會的事不時在我腦海盤旋。我是虛偽沒錯，我根本不懂，我要是也陷在他們那般悲慘的困境裡，還真沒辦法想像我會是怎樣的感覺。殘障代表什麼意義？這問句日後一直在我的經驗裡迴盪，關於慢性疾病，我要是得出什麼體悟，這問題就會冒出來迎頭痛擊我。

我就這樣退縮到醫療虛無論裡了，還要靠派迪・艾斯波西托適時拉我一把，助我脫困。派迪這人，怎麼說他才好呢？他三十歲，極高瘦，幾乎永遠穿一身藏青色燈心絨西裝，紐扣孔插著一朵小紅花（他說這是慶祝，因為「每天都是好日子」），留鬍子，一臉兇相，但笑容隨時隨地會從他表情豐富的大嘴與柔和的棕色眼睛綻放開來。他說不上英俊，但走進房裡，人人幾乎都會看向他，有他在場，會令人舒坦。他的性格溫暖、開放，講究禮節，也流露深沉的平靜。中國的古人大概會說：他的**氣場很強**，參透了人生的**道**，散發出**仁心**。

派迪在城郊一家小型醫院當悲傷諮詢師，專門輔導垂死的病人和家屬。就像他常說的「講話頗有兩手」，他認為這和他義大利及愛爾蘭的身世背景有關，所以特有自嘲的幽默感。他單身，但朋友多。但他得了一種神祕的進行性炎症（myocarditis，心肌炎），會影響他的心臟平滑肌，所以他動不動就喘不過氣。不過，許多人都說這是他最不值得一提的事。他的身體機能雖然嚴重受限——限制他的活動，引發嚴重症狀，最後於一九七六年過世——他卻不以為意。即使他本身就是醫院裡的病人，但只需和他講上幾分鐘的話，就會忘掉他也有病纏身，只感受到他全心全意關照你的困難。有這樣的性格特質，就算跟他不熟的人也樂於向他傾吐煩惱。他是一位

天生的心理治療師。

　　他內心極為平靜，我覺得，他擁有透徹的人生智慧。在法學院讀到二年級時，派迪便因診斷出心肌炎而輟學。他一直想環遊世界，特別是到印度、尼泊爾、東南亞，因為他對佛教極有興趣。後來，他在亞洲待過三年，大多住在印度的修道院和佛寺，這時期的體驗對他日後有很大的影響。在生病之前，他根本靜不下來，野心極大，自私自利。等他回美國後，健康更糟，但他自己說得很妙：「我內心的感覺更好了。」

　　他決定要利用餘生幫助需要幫助的人，要與大家分享他找到的平靜和智慧，所以他擔任「悲傷諮詢師」。這工作可不簡單，那時臨終關懷工作在北美還沒興起。大一點的聯合醫院不要他，因為他自己就是重症病人，他沒放棄，算是自己推展專案吧。他的輔導工作做得很出色，但由於個性含蓄內斂，不愛張揚，他的成績只有自己知道。他很低調，也明白表示別人的讚許他不在乎；說他反對我們這時代自我膨脹、沒有人味的個人形象，還不如說他對這些根本就看不上眼。他不看電視、不讀報紙，問他這些事，他還會跟提問的人開玩笑，說去讀一讀李爾王對女兒考狄麗婭說過，政治野心、社會階級和愛與幸福沒一點關係。[1]

---

[1]　我想派迪說的應該是李爾王在劇末的轉變，他即使身陷大牢，能和女兒考德麗亞重聚他欣喜快樂（譯註：考狄麗婭和父親李爾王被俘下獄，考狄麗婭心有不平，李爾王便對女兒說：）

不，不，不，不！來，讓我們到監牢裡去。

我們兩人將像籠中鳥一般唱歌；

當妳求我為妳祝福時，我要跪下來

求妳饒恕；我們就這樣生活著，

　　派迪提出李爾王之後，通常還會再接著說：「貪」是不快樂的源頭，「捨」是超脫的基礎。他說「抱負」在一個人心裡應該是為了讓人得到小小的祝福；友誼，內心平靜，助人的快樂，勇氣，尋找自己人生可以依傍的意義。不過，派迪從不宣揚佛教思想，我從沒聽過他要別人接受自己的信念。其實，他不太相信淺顯的真理和制式的答案，活出自己的「道」，才是重點。他性情淘氣，一點也不嚴肅；他認真面對自己的目標，但作風親切，經常展現真心的笑容。他跟我說，看看我們社會的領袖們貪得無度、追求淺薄無聊的消費，這些全都是身外物啊，被檢視時卻一臉嚴肅地辯護，他就覺得好幽默。「而且呢，」他說，「還批評我這樣的人不切實際呢。怎麼（我聽得出他輕蔑的笑聲）拜物也算清醒明智呀？」

　　派迪沒有穩固的經濟基礎，過世後，大家還要湊錢為他辦喪

祈禱，唱歌，說些古老的故事，
嘲笑那班像金翅蝴蝶般的廷臣，聽聽那些可憐的人們
講些宮廷裡的消息；我們也要跟他們在一起談話，
誰失敗，誰勝利，誰在朝，誰在野，
用我們的意見解釋各種事情的祕奧，
就像我們是上帝的耳目一樣；在囚牢的四壁之內，
我們將要冷眼看那些朋比為奸的黨徒
隨著月亮的圓缺而升沉。
（莎劇《李爾王》第五幕第三景 8 - 16 行；朱生豪譯文）

派迪說不定是指他危及生命的病情，就像李爾王和考狄麗婭被關進去的大牢。一個人就算身負重病，一樣可以活得有勁、活得快樂。其實啊，他的意思說不定還更進一步，是說：他的病，甚至可以是他生命的活力和幸福，可以是他智慧的泉源，而不僅是激發智慧的情境。另外，還有個慢性疼痛的病人一樣很有意思，他是位英語文學教授，也用李爾王的悲劇來面對自己的病痛，說他因此減輕了身體的不適。

事，這時才發現他薪水本來就不多，竟然還大半捐給慈善機構。他以佛祖為模範，手頭拮据時，他還說他來到這人世間時可是什麼也沒帶來，走的時候自然也什麼都不帶走。人們才是他的人生，不是商品。

我對他所知不多，其實我知道的，大多從別人那裡聽來的，但有一次他的病情已經到最後階段，我們在醫院有過一次長談，那時我跟他說起當年我面對那群脊髓受傷的青少年時，實在不知該如何回應他們的困惑以及有關對生命意義的問題。我記得他那時病得嚴重了，卻還笑著對我說，正是要徹底絕望、生命將盡之際，才能創造出真實的意義。他說的話大概如下：

> 你若設身處地替他們想一想，應該就知道要怎麼回應他們的問題了。那些孩子太年輕、太受寵，還不知人間疾苦。說不定這是我們文化的問題，你應該比我清楚，我們都不肯面對受苦、死亡的現實。我們有效力強大的科技，卻缺乏生命的智慧；一旦科技沒用，我們就只有滅頂。可惜我沒機會跟那些孩子談談，我有東西可以告訴他們，關於普遍的人性，關於我自己的經歷。

派迪接著跟我說起他的生平。他在南加州長大，父母是勞工階級，他有個姊姊，姊姊十幾歲時得過腦膜炎，之後便有癲癇問題。派迪對姊姊癲癇發作這樣的事，覺得很難堪，會躲著她。有一次姊姊在他們學校附近發作，他記得姊姊倒在地上，兩眼翻白，四肢抽搐，一夥人圍在姊姊身邊卻不知所措。派迪覺得好丟臉，不敢出面，就裝作沒看到，走開了，卻感到全身僵硬，茫然無措，不知道

該怎麼辦才好。

他講完這件事後問我：「你讀過康拉德的小說嗎？」然後說（我當時沒錄音，所以是轉述）：

你知道的吧，康拉德寫過《吉姆爺》（*Lord Jim*, 1900）和《勝利：荒島傳奇》（*Victory*, 1915），都要平凡的普通人去接受勇氣的考驗。兩本小說裡的主角一開始都沒通過考驗，跟我一樣。他們失敗，是因為無法突破恐懼，看清楚自己的能力、看清楚自己是誰，青少年和年紀輕的成年人都是這樣，都太在乎自己以及自己對事情的反應上。他們沒通過大考驗，之後又覺得自己懦弱而羞愧逃避。他們不想對別人有責任，所以逃離。但他們躲不掉，就算跑到南太平洋那遙遠的地方也躲不掉。兩位主角又再遇上同樣的考驗，但這時他們免不了又和別人建立起新的聯繫。這便是我們人人都會遇上的大考驗：助人，而且因助人而做個更好的人。我也是啊。我年幼時就是因為太自私，結果很自責、很丟臉嗎？但遇到第二次機會，就設法把人生轉化成勝利，也許不是偉大的美國夢那種大勝利，說是小勝利也可以。欸，信不信由你，我的第二次機會可是我這該死的病給的呢。

我說過，我很想多認識一下派迪，但沒機會。有人倒是和他很熟，這人跟我說他覺得派迪生命最後那幾年，是人類精神神聖光明的典範。我不知道該怎麼述說他這樣的精神，但我相信派迪·艾斯波西托因為病痛而作出的回應，代表我們人性最神聖光明的

一面。傑克森・貝特（W. Jackson Bate, 1918 - 1999）為約翰遜博士
（Samuel Johnson, 1709 - 1784）立傳，在結尾說，「他把一個人能
給別人的最寶貴施予全付出了，那就是希望。他在種種橫逆面前證
明了，人生這一場怪異的歷險記還是走得完的，而且一路走來的姿
態，都是對人性的禮讚。」（1975, 600）。

　　我不知道派迪身處逆境時是怎麼應對的（用「應對」，真是配
不上），對別人算不算是榜樣值得效法，因為我們應該沒幾個人有
那樣的心性和自律去做到那樣的地步。我想當年那位癱瘓的少年提
出來的問題令我大為困擾，這時應該可以用派迪的一生來答覆。病
痛的意涵是在重大疾病的情境裡，由個人和文化困境裡的組成製造
出來的。唯有被殘障或死亡的威脅嚇得跳出現實之外，我們才會轉
向自己人生中產生這些意義的源頭。意義是沒人逃避得了的，也就
是說，病痛一直都有意義。病痛的經驗未必會把人打倒，病痛也可
以是成長的契機，是邁向更深刻、更好的起點，代表美善，也為美
善立榜樣。

　　我在臨床工作或教學時很少說起派迪的故事，他的故事太罕
見了，說不定引不起大多數病人的共鳴。就這點來看，以他為模
範，說不定還會增加他們的負擔，因為沒幾個人做得到。不過，雖
然我只遇見過一位派迪，但我覺得病人面對慢性疾病還是有別的途
徑可以（應該也時常可以）應付得很好。這樣的途徑沒那麼特別，
而且因人而異。此外，應付得好，也不是一蹴可幾、一勞永逸的。
病人、家屬，尤其醫師，疲於應付皆屬日常，而且日復一日無不如
此。星期二應付得不錯，星期三早上卻搞砸了，星期五早上又砸了
一次，如此這般。（參見第九章哥頓・史都華的故事）甚至「應付
得好」有沒有一般通行的標準，都沒人說得清，有的只是個人各自

在各種情境裡的各種經驗。這裡能說明白的，就只有慢性疾病是現在進行式：是一個人遇上的難題，老是會冒出來對科技的控制力、對社會秩序、對個人的自主力，形成挑戰。

病痛與人生其他事情一樣——只是備加集中、強化——一定要綜合起來看待，不可以只重視這一面、放掉另一面：我們都很勇敢，我們也都很軟弱；我們沒幾個人當得起偉大的英雄。但在慢性病人當中，是有人以他渺小、安靜的身影，以精神而非武力，當上真正的英雄。大多數病人單單是日復一日應付慢性疾病的挑戰，便堪稱更實在、更合人性的榜樣（及考驗），示範著哲學家懷海德（Alfred North Whitehead, 1861 - 1947）說過的：「教人直接察覺到具體的成就『真真實實的……有高處灑落的光，照耀出這成就於今所以寶貴的地方。』」（引述於 Bate 1975, xix）。今天敗得灰頭土臉，過幾天重燃起希望，慢性疾病的嚴酷逆境為人帶來那麼多威脅、奪去那麼多東西，確實是一門磨練精神的功課，就連冥頑不靈的人也可以從中學習到不要絕望。

第九章

病與死

神啊，賜與人人各有各——各有各的死吧，也是；

死得有如生時自然推演如此，

一生有過意義，有過愛，有過缺失。

　　　　　詩人里爾克（Rainer Maria Rilke, 1875 - 1926）

　　　　　　　　　　　（引述自 Enright 1983, 46）

他們（一些行為科學家精英）說死亡要加進快樂折衷一下。死亡應該是心情平靜的人以審慎但莊嚴的姿態，從樂於互相協助的社會離開，而該社會眼見生物有這樣的變化，還沒有意義、沒有痛苦、最終也沒有恐懼，不僅未見撕裂的痕跡，甚至沒什麼苦惱。

　　　　　法國中古學者阿里耶斯（Philippe Aries, 1814 - 1984）

　　　　　　　　　　　　　　　（1981, 614）

好好向人世告別

　　哥頓・史都華，三十三歲，作家，癌症瀕死。醫師，海德雷・艾略特，家庭科醫師，五十多歲，在一家安寧醫院工作。艾略特醫師為史都華看診六個月了，幫他緩和疼痛和其他症狀。史都華的病情已到末期，直腸癌惡性轉移到全身。我聽了他們一次看診的錄音帶。史都華臨終的日子是在家裡度過的，這是他的強烈意願，而他得以在家裡告別人世，艾略特醫師的照顧便是關鍵。我沒見過史都華，但聽過錄音帶後，卻感覺好像認識他。我對他極為尊敬，對他的醫師也是；他留下極為重要的功課給我們。我也很欣賞艾略特醫師，因為他為史都華提供的臨終照顧，是我臨終前也希望擁有的，但依我的經驗，卻是可遇而不可求。

　　錄音帶裡的對話，史都華全程不時爆發劇咳，胸腔裡呼啦呼啦響，呼吸像拉風箱。他講話的聲音微弱但清晰，不時會停下來再接下去。下面選錄的謄文，就不寫出這些帶著死亡回響的人身預兆。

　　哥頓：我就要死了，對吧？
　　艾略特醫師：對，是的。
　　哥頓：這裡看得到花園，看得到陽光。我知道下星期，說
　　　　　不定明天呢，花園還是會一樣燦爛，一樣美麗，但
　　　　　沒有我在看了。我不會在人世了。你懂嗎？你想像
　　　　　得到那感覺——那，說你要死了而且對你而言真的
　　　　　是要死了的感覺？
　　艾略特醫師：我想我可以吧，但不一定。

哥頓：那些人寫的什麼臨終階段，胡說八道，活像有完整
　　　的手續一道道辦好就走過去了——走進房門，穿過
　　　去，就什麼都撇下了。簡直廢話！那種氣憤啊，震
　　　驚啊，沒辦法相信啊，傷心啊——每天都會面對。
　　　還有，哪個先來也不一定。是誰說你終究會走到接
　　　受這一步的？——我就不接受！今天我就不接受！
　　　昨天有接受一點。週六那天，算是到達那一步，有
　　　一點失神，坐著準備好等死了。可是現在不行，
　　　今天，那種害怕全都湧上來了。我不想死，我才
　　　三十三歲，還有大半輩子要活！不可以現在就折了
　　　我，這不公平。為什麼是我？為什麼現在？你不用
　　　回答，我只是這時候心情很差。乾等最後時刻到
　　　來，有時候是會傷春悲秋，變得軟弱。我平時都還
　　　不錯，對不對？只是有時候會有不知什麼——年輕
　　　的、嚇人的，忽然冒出來。要不然我就跟個老頭子
　　　一樣，準備好要走了——而且是等幾個星期，不是
　　　幾年……
　　　　至少我還可以依自己的意願，在家裡離開人世，身
　　　邊有家人圍繞，我的書、我的音樂就在身邊。花園
　　　——在這之前我一直把我的花園想作是天堂，要用
　　　我的眼睛去欣賞，好教我掙脫自我裡的唯我世界。
　　　世事運行不輟，你看得明明白白。反映了我這一
　　　行，寫作便是在體驗奇想幻象，勾畫心靈的視野，
　　　字斟句酌，苦苦尋覓。但現在我把花園想作是感情
　　　的投射處，好好爬梳整理。人就是要看向外在、整

　　潔的地方，才能打理內在。有道理吧？還是我又胡
　　言亂語了？

艾略特醫師：有道理，很深的道理。

哥頓：你還記得吧？我以前跟你說過，要是會影響我的心
　　智的，我就不吃。謝天謝地，沒影響到，至少到現
　　在還沒。

（接著是很長一段沉默）

我想起以前我遇到人生大問題時，總是先跑掉——之後，
沒力氣再跑了，才開始想這問題，現在沒得跑了，這件
事我躲不了，我要死了，這感覺跑哪兒去都躲不掉。你知
道，會有一種感覺；你心裡很明確有一種感覺，知道自己
在萎縮，愈來愈虛弱，有很重要的東西在流失。我不知道
這樣子說或形容準嗎？但就是有一種感覺。

　　我最初被告知罹患癌症時，跑去喝個爛醉，實在沒辦法
接受這噩耗，我覺得自己蠻好的啊，唯一的徵兆是糞便
帶血。我覺得這兩方的差異可真大——一方是癌症這兩個
字，與死刑差不多，另一方是我那時候的感覺。唉，十八
個月後，我滿符合診斷的結果，我的模樣真糟，感覺也很
糟……

　　我想過要寫下這感覺，但根本沒力氣也沒辦法專心，忘
了經歷過什麼，好多時間耗在門診、候診室、住院、一次
又一次化驗，每次都比前次糟。擋不住病情的惡化，感覺
到身體裡有個異物，那「東西」正在啃噬我的身體。而

我，創造出這個吃掉我的東西；癌細胞就是我，但又不是我。我被殺手入侵，等著死亡到來，但我真的不想死，我知道我準會死，我就要死了，但我不想死。

（又是長長的一段沉默）

艾略特醫師：要不要關掉錄音機？

哥頓：不用，不要關，錄下來，我想留下一點東西。也許和我以前有過的高遠志向差很多，但終究也是一點東西吧⋯⋯

醫師，我要向你道謝，謝謝你花這些時間陪我，為我做了這些事。要不是有你，我這時候不會在這裡。我受不了在醫院裡臨終，那跟我珍惜的一切——大自然、家、生命、人情味、溫柔——背道而馳。謝謝你，醫師。

艾略特醫師：哥頓，這些都是你自己達成的，不是我。

歌頓：我知道，沒人可以替我死⋯⋯當初我聽到癌症這詞，就知道被下了死刑的判決。但是，有種種死法呀，我們要是有得選，大家都會選擇走快一點。癌症讓人覺得像是被凌遲的酷刑，從體內一點一滴被癌細胞吃掉。在我就是這樣。

（講到這裡，哥頓和艾略特醫師談起了：藥劑的用量，哥頓的遺囑，葬禮的規劃，還有一封信；哥頓請醫師送給安寧醫院的朋友和醫護人員。）

哥頓：醫師，我還要說一下別的事情。

艾略特醫師：請說，我有時間，也想聽聽。

哥頓：死亡讓我學習到許多事情。像我父母，我不太見他們，因為他們受不了；等我走了，他們一定很難過。可是有的時候，就像現在，我已經準備好可以叫停，徹底結束了。我們來到人世，花好長時間學習長大，然後離開，之後新的面孔取代舊的，如此循環不已。想到這些，不得不相信靈魂轉世之類的，即使我是無神論者，也要在這問題裡想出點意義來。這是不是在破解大家都還不知道的進化謎題？我們的種種脆弱，種種憂慮，是不是都應該有其目的？而我這樣的人生，這樣的病，會早死，又有什麼意義？我還在想，還沒想透呢。這絕對不會是：砲火連天依然瀟灑自在，或者是忽然有什麼大徹大悟，而一定是比較貼近個人的。死亡說不定便是生命的意義，唯有真的面臨死亡，我們才會認真了解及面對死亡，這才是最大的關聯。醫師，你看啊，死這件事讓我變成哲學家呢，感謝你這位好聽眾，跟你講話我的感覺變得真好。醫師，我覺得我準備好了，要是我可以下命令，我現在就想走了。話才說一半呢，有點諷刺啊，最好的還沒說出口。醫師，你可以離開了，今天你處理得真好啊。

這一次對話之後十天，哥頓在家裡逝世，艾略特醫師陪在一旁。艾略特跟我說：

哥頓走得很安詳，直到最後一刻都很清醒，他有韌性，有
性格，死時一如生前，始終是他這個人。他的怒氣沒減
少，他到最後都沒接受這樣的命運，他也沒失去諷刺的功
力，發揮遣辭用字的專長。他好像轉變成他想成為的那
個人，他的死，肯定了他的生。沒在場的人，大概會說
三十三歲的英年，事業才剛起步，這樣的早逝真是悲劇，
但我們有幸在場，知道這樣的結局不能說是悲劇，而且哥
頓最討厭這兩個字，覺得有傷春悲秋的意味。他面對死亡
所作的安排，絕對不能用「悲劇」這兩字來形容。他是我
的榜樣，我死時，也要這樣去面對。

怕得要死

朱利安・戴維斯，六十三歲，建築師，第二次心臟病發。他
原先身強體健，直到五十九歲生日過後不久，開始出現心絞痛。一
個月後，心臟病發作，順利復元，不到兩個月便重返工作崗位。經
過四年，第二次心臟病發作。他的治療醫師梅德瓦要我去看看朱利
安，因為梅德瓦覺得他這病人已經了無生趣，雖然生理狀況穩定，
沒有嚴重的後遺症，卻不肯進行復健。我在朱利安心臟病發後三星
期和他見了面。

朱利安身形矮胖，禿頭，在郊區家裡，穿著睡衣和絲綢浴袍
半躺在大皮椅上。他見到我，只點頭打一下招呼，目光低垂無神。
他太太在他身邊繞來繞去，一下替他拉平腿上的蓋毯，一下幫他加
水，一下叮嚀他別使勁兒，且不時打量我，顯然帶著戒心。

　　我先問朱利安身體狀況如何，他跟我保證他真的不覺得有哪裡痛，也沒別的嚴重症狀，接著我跟他說我看他的樣子有點消沉，他聳聳肩膀，我問他是不是覺得人生無望，他點了點頭，我再問他是不是想撒手不管了，他說：「大概吧。」我問他為什麼。這時，打從我進了他這房間，他第一次正眼看我，他說他知道準會死在心臟的毛病上，所以他當然沒道理去做什麼復健。這時朱利安伸手抓住我的手臂，張大眼睛，臉上冒出細汗，看起來相當害怕。

　　他是真的害怕。朱利安壓低聲音跟我說他好怕死，說著說著便哭了，雙手蓋住臉。他不忌諱讓人看到他自認來日無多且有多傷心。他太太趕快過來，斥責他怎麼可以這麼激動，也斥責我害他這麼激動。朱利安揮手要太太走開。他和我又再談了二十分鐘，期間，他又再次說起他對自己的健康很悲觀，覺得不會好轉了，而他非常非常怕死。我問他，第二次心臟病發的反應和第一次怎麼有那麼大的差別，他說第一次比較輕微，他不相信那位心臟科醫師給的警告，說他是「大發作」。其實，他回去工作後，也沒去復健，因為他不相信自己的心臟有嚴重的毛病。第二次發作就全然改觀了，痛得要命，住院頭幾天極為虛弱，這就教他相信他的心臟真的壞了，會危及生命，這次搞不好撐不過去。這樣子想，他就慌了。想到他只要用力一點、忙一點就可能害死自己，就感到驚慌失措。所以，他怕得不敢去做復健，怕得連照顧自己健康這樣的事也不敢做。

　　朱利安的母親在他十一歲時難產而過世，這件事對全家人是極大的打擊，失去母親幾乎壓垮他，在他心裡留下很深的傷痕。他父親則是二十年前心臟病發之後，纏綿病榻很久才過世，先是頭幾個月體力日衰，之後出現心律不整，之後心臟衰竭，最後因為肺栓

塞而死。朱利安對我坦承他應該會步上父親的後塵,健康一路走
下坡,而他無力回天。晚上會從睡夢中驚醒,害怕自己忽然停止呼
吸,或是睡著睡著就死了。害怕緊纏著他。

朱利安沒辦法和妻子談他心頭不祥的念頭,妻子對他的關懷備
至,像母親照顧孩童一般呵護,他卻覺得這便是他病情嚴重的另一
跡象;他說他好像走到生命「末期」了。他不相信心臟科醫師對他
的勸慰,他把醫師的說辭解釋成「職務上必須說的好話」。我在離
開前,明白問了朱利安一句,他真的相信自己準會死嗎?他說他相
信,回答時眼睛又再浮現恐懼。我想勸他不要多心,但沒多久就知
道這是白費力氣。

回到辦公室後,我打電話給梅德瓦醫師,向他說朱利安確實心
如死灰,認定他準會死。我讀過另一位醫師喬治‧安格爾(George
Libman Engel, 1913 - 1999)寫的文章(1968;1971),也會診過兩
位這樣的病人,他們都因為認定自己必死無疑而因不明原因過世。
這在我的經驗留下無法抹滅的印象,我知道這是緊急情況。我建議
朱利安要暫時住院作精神治療,而且務必盡快。梅德瓦醫師立刻去
找朱利安,但勸不動,不論是要他暫住精神病院還是再跟我談一
下,他都不肯。我便再去他家一趟,但他太太不讓我見他。

兩星期後,梅德瓦醫師打電話來說朱利安過世了,猝死,沒
有明確的死因,前一天他才為朱利安作過檢查,沒發現情況有異,
不過,檢查時,梅德瓦醫師嚇了一跳,因為朱利安突然十分激動地
向他下跪,求醫師幫他用藥過量,讓他可以早走,免得慢慢折磨到
死。同一天,梅德瓦醫師找朱利安太太談過,勸她讓我或是另一位
精神科醫師去看看朱利安是不是精神失常,需要強制就醫。朱利安
太太沒答應,她向梅德瓦醫師說她知道丈夫來日無多,她只希望丈

夫沒剩幾天的日子可以安心在家裡度過。梅德瓦醫師拿朱利安的醫療紀錄跟他太太說明，指朱利安的病況不會危及性命，只是有強迫症的問題，卻還是勸不動朱利安太太。梅德瓦醫師因他這病人的死，深受打擊，問我這算不算是「心因性死亡」（psychological death）。我們在本章結尾會再談這問題。

心照不宣

　　一九七七年，我在台北主持田野研究，認識一位年長醫師宋明遠，他是台灣最先進的醫學教育家，幾個月前被診斷出胰臟前端出現轉移癌，已經接近末期。週六下午，我帶著一小包高山茶和一本我最近主編的學術期刊去他家看他。他的幾名成年子女、孫子女，還有他幾位兄弟都在他家裡。宋醫師很客氣，請我進門，還問我這位貴客怎麼忽然想起要來看他，我才開口說聽說他病了，就被他兄弟打斷，說宋醫師身體很好，我不必擔心。接下來一小時我們聊了很多，就是不提癌症，也不談治療，即使我們每個人都看得出來宋醫師極為瘦弱，得了致命的重症。我離開前，設法問了宋醫師他的治療狀況，他聽了好像很尷尬，我以為他聽不懂我的中文，便用英語再問一次。他說：「這件事不要問我，我什麼都不知道，我家人全權處理。」我離開前，特地走到隔壁房間，問他兄弟他的狀況。我們悄悄談了一下，他們說中醫、西醫都試了，不見效，他們知道他來日不多了，已經開始準備後事，為家屬安排未來的保障。我問他們宋醫師自己知道嗎？他們說他大概心裡清楚，但這樣的事不需他操心，這是家人的責任。他們還提醒我在他面前不要講這件事，

好像我是愣頭愣腦的小伙子，不懂得禮數和習俗似的。

　　我再也沒見過宋醫師，幾個月後他過世了。但他有兩位同事，也是他的老朋友，和我也都有類似經驗；他的家人，雖然沒一個懂醫療，重要的決定卻全歸他們。宋醫師看似什麼也不知道，但他對自己來日無多，顯然心裡有數。

詮釋

　　這章所舉的三件案例，都是病人在慢性疾病病程期間過世。第一件，哥頓・史都華，大方請我們見證他在世的最後時日。醫療未能為他控制住癌症的侵襲，但他和醫師的關係維持到生命的最後一刻。艾略特醫師將醫療的目標從治癒病人，調整到處理病人長期的病痛，到最後，協助病人安心地離開人世。這原本是西方醫學的傳統功能，只是被醫學科技標舉的理想——不計代價也要維持病人的性命——忽視了。哥頓和艾略特醫師兩人十分有默契，不讓哥頓在生命最後時日被科技機器掌控，哥頓有醫師協助，得以在自己家裡，帶著尊嚴、在親近的環境裡告別人世。所以，**醫師的人格和醫病關係的品質，便是臨終照顧的醫療。**

　　然而，再怎麼重視治療技術，都沒辦法要病人、家屬、醫師知道怎麼面對臨終時日。哥頓和艾略特醫師錄下的對話，最特別的一點，在於醫師努力維持真誠、不過於傷感，也就是不管怎樣都不可以把生死大事當中的人際關係染上虛偽色彩。哥頓問的問題，艾略特醫師沒有答案，哥頓也沒指望甚至沒要艾略特醫師回答，這位仁心用心的醫師面對病人，就是**專注聆聽與協助。身懷同理心，**展現

的是**精神力量**，而不是在發揮醫療技術。艾略特醫師的技巧，在他耐心傾聽哥頓的故事，反省哥頓提問內含的力量，也任由他的病人維持一貫的譏誚，一貫批判分析的機智，讓他在病痛對他發動最後攻擊時，還能夠琢磨用字，對人生的境遇嘗試有所領悟。

哥頓選擇的臨終關懷模式，有他的重大意義。但對其他人未必合適，面對臨終，若能多一點宗教信仰或少一點自知自覺，才能平靜安穩走過。醫師、家屬以及臨終的病人需要依各自感知的程度，共同協力找到合適、合意的做法，來接受死亡的到來。有些臨終模式並不適合某些臨終病人，醫師就不應該強行要病人及家屬接受，但我擔心這恐怕是慣見的情況。一般說的臨終階段是機械死板的模式，哥頓給了負面的評價，我讚許這點。沒有哪一條臨終的道路可以一成不變、一體適用於每位臨終者。一個人的臨終道路和之前的生命道路一樣，可以左彎右拐來個幾十次轉折，也可以拐進前所不知的地方。醫師無法預知病人會往哪裡去，也抓不準怎樣對病人才最好。所以，臨終的道路、處理的方式，應該從醫病關係自然發展出合宜的方式，或由臨終的病人及其家屬來決定。醫師不宜（也無法）拿醫學的目的論——也就是最終的目的、最終的意義——硬套上去。醫師要是有其目的論，那也是源自他的宗教信仰或是文化背景，與醫學無關。[1]

哥頓選擇的臨終方式，也不是人人都想要的，他堅持要完全清醒到最後一刻，有的人可能會害怕或退縮。哥頓的臨終道路與他的生命一樣獨一無二，屬於個人所有；他臨終說的那番話，也是他自

1　目的論對於醫療照顧有怎樣的作用，是伊曼紐（Ezekiel Emanuel, 1957）幫我釐清的。MacIntyre（1981）、Rieff（1966）、Lasch（1977）等人也有相當一致的看法。

己獨有。在這方面文化有其影響力，以哥頓和宋明遠醫師兩人的生命末期來談；在中國文化裡，宋明遠醫師家人對他臨終這件事，採取較傳統的做法：由家人負責及處理。這和西方人重視個人意願和權益的觀點非常不同。宋醫師雖然有醫師資格，甚至還是慢性疾病專家，卻將他罹癌的病程中該作的決定，全部交給家人。其實，我在這件事的用語也帶著種族色彩：對宋醫師而言，他可沒有把責任「交託」出去，責任本來就在家人，不在他。宋醫師終究不過是華人社會中普遍存在的、一具永久不滅載具當中的零件；這載具是一般華人對家庭的感受，在他來到人世之前便早已存在，他生存其間只是暫時落腳，待他走後，他的家人、他的後代照樣推動這樣的載具。由這樣的文化組織的家族情境，和哥頓的經驗的確差別很大。（哥頓雖然在家中離世，身邊有父母、朋友環繞，但他們在他的人生體悟中沒占很重要的位置，他最終是孤單一人離開人世。華人一般不太能接受西方人這觀點。）讀者對我提出這樣的結論，確實可以這樣反駁：我既不認識哥頓也不了解宋醫師，這結論客觀嗎？這點我無法否認。不過，依別的經驗加上我讀的文獻，我還是相信我們在這裡看到了北美和中國文化兩邊的差異。[2]

　　朱利安的例子反映的是人對死亡的另一種心理：害怕、恐慌。他父母過世的情景對他個人有極大的影響，但還有別的因素作祟。

2　足資為證的文獻有出自心理學家（Bond1986），精神科醫師（Tseng and Hsu 1969, Lin and Eisenberg 1985, Kleinman and Lin 1982, Tseng and Wu 1985），社會科學家（Hsu 1971, Li and Yang 1974, Parish and Whyte 1978, Potter 1970, Wolf 1972），歷史學家（Metzger 1982）等等。中國文化有關死亡在人際這方面的傳統觀念和反應，Watson（待刊文 a，待刊文 b）有充分的研究和精闢評論。不過，中國人有關臨終和傷逝的個人經驗，就我所知，尚未研究。

朱利安和太太對他的病產生一種默契，稱為**共有型精神病**（folie à deux）。[3] 或許是因為重度憂鬱還是別的精神問題，以致朱利安認定他就快要死了，所以萬念俱灰，陷入惡性恐慌。對於「心因性死亡」的病理機轉，目前還有很大的爭論。[4] 一個人有嚴重的心臟病，顯然只要發作一次心律不整、肺栓塞、急性心臟衰竭，或是其他直接由疾病引發的狀況，就可能致死。雖然這些因素都可能獨立引發心源性猝死，伯納德‧羅恩（Bernard Lown, 1921）和同事所作的研究（1980），證明心理生理因素通常便是元凶。朱利安的狀況到底是怎麼回事，由於沒驗屍，我們無從得知。不過，關於心因、自主、巫毒或法術導致的死亡，還是有不少醫學和人類學文獻，雖有爭議，但還是顯示一個人可以因為認定自己被社會判定該死——該人的社會圈也這麼認定——結果因心理生理反應而致死。喬治‧安格爾（1968; 1971）在羅徹斯特大學（University of Rochester）主持的研究，就在罹患嚴重慢性疾病的病人身上找到「要放棄，已放棄」（giving-up, given-up）這樣複雜與原因不詳的猝死有關聯。麻省總醫院（Massachusetts General Hospital）有兩位醫師，海吉特（T. P. Hackett）和魏茲曼（A. D. Weisman），就發現開刀病人要是深信他們會死，就真的比別的開刀病人更容易死（1960, Weisman and Hackett 1961）。朱利安看起來便有幾種這樣的症候群：他認定自己會死，放棄了，還對死亡產生病態的焦慮。

我舉這些案例，目的在說明慢性疾病的意涵有特別重要的一面。病痛會帶來死亡逼進或瀕死的意義。依我的經驗，怕死——就

3　共有型精神病（folie à deux）指至少兩人都有的一種妄想甚至精神病。

4　相關的爭論還擴及「心因性死亡」（特別是自主的和巫毒造成的）是真有其事嗎？（Lewis 1977；Reid and William 1985）

算不到朱利安先入為主的病態程度──在慢性病人及家屬當中十分常見。怕死這件事，對許多慢性病人而言，像是一種隱隱約約、捉摸不到但一直都存在的，直到病情進入末期或是症狀急遽惡化，才具體而清楚。在這裡必須強調，慢性病人絕大多數都沒有危及生命的急性症狀，許多人──說不定還是大多數人──他們的慢性疾病還不會是死因。其實，門診醫師之間流傳一句老話，說慢性疾病是讓一個人長壽最有效的方法。而有的病人認定自己會死或是放棄生存的意志，倒不是對當下病情的妄想，反而可能是對身體出現十分細微但會致命的變化，早早就有預感，敏銳地察覺到。在慢性疾病堪稱嚴重但不致死的灰色地帶，察覺到這些，說不定準確反映出病人有不同於常人的心理生理感覺。然而，這樣的第六感在大多數人對應的還是情緒反應、人格類型、生活情境，甚至文化背景（例如猶太人就比洋基老鄉更會擔心疾病的症狀和死亡的威脅）（Zborowski 1969；Zola 1966）。

　　病痛，帶給我們生命最寶貴的領悟是：人生在世終有一死，誰也逃不掉，所以，我們該如何面對和回應？這也是（第八章）派迪給我們的啟示。我說過好幾次，慢性疾病為我們上一門道德課，這是跨越文化普世而固執地啟迪之糧。[5] 就這意思，最好的例子莫

5　我在第八章和本章特別提出瀕死病人的個案來談，但本書談到的病人，大多都有死亡這樣的課題要學習。不同文化、歷史當中的死亡、臨終主題，散見於幾本出色的著作和論文中（參見 Aries 1981；Schieffelin 1976；Bloch and Parry 1982；Levy 1973；Keyes 1985；Obeyesekere 1985，Madan 1987）。這些人類學和歷史學的著作，揭露世人對死亡的想法和應對，形形色色，差異很大；但也挖掘出類似的困惑、痛苦、社會秩序方面的問題，這應該就是人類的經驗和社交活動在核心要求是有心理生理方面的共相，而對不同文化各作分化施加了約束。（參見 Kleinman and Good 1985）。

過乎病人面對死亡，終於得以接受與釋懷，哥頓的經驗便教我們了解：這是錯綜複雜的現象，無法（也絕不可以）化約成簡單的答案。我們旁聽哥頓生前最後的話語，學習到的便是：臨終是製造、再製造意義的精采過程，走過這段路，我們才能將人所以為人、我們自己之所以如此的獨特之處，創造完成、表達出來。[6]

6　再想想另一則例子，Stuernsward et al 在著述中引述 Noll 的話，「我知道我得了癌症，他們說要動手術才好，但我沒答應，不是我要逞英雄，而是因為這不合我的生死觀。我別無選擇。他們大概就是要拿掉我的膀胱，要我照放射線，忙一遭下來給我百分之三十五的機會活下去，但是帶著殘缺不全的身子，活的時日也不長。人人都會死，有的早，有的晚。而我的經驗是：隨遇而安。也就是人生時間不長，但日子過得好一點。而且生命就算再怎麼延長，那又怎樣，丟進了來世也不也是什麼也沒有。」（1986, 1）。

第十章

病痛的恥與辱

所謂正常的、恥辱的，不是人，而是觀照的架構。

美國社會學家爾文·高夫曼（Erving Goffman, 1922 - 1982）

1963, 138）

我（寫作）的起點始終是感覺到黨同伐異、不公不義。

英國作家喬治·歐威爾（George Orwell, 1903 - 1950）

（引述於 Crick 1980, 406）

羞辱者何

沒幾支詞源學能把當代的用詞破解出意義而有大用；stigma 一詞就是這樣。Stigma 源自希臘文，「烙下印子」，指在人身留下記號，公開差辱。（譯註：即中國古代的墨刑、鯨面。）爾文·高夫曼以 stigma 為題寫下的名著《汙名：管理受損身分的筆記》*Stigma: Notes on the Management of Spoiled Identity*, 1963）），便有切中慢性疾病的地方。他在書裡寫道：「在人身上或刺或烙，留下記號，公告周知這人是奴隸、罪犯或叛徒，通常在公共場所舉行，讓被標誌者

飽受恥辱、排擠，永遠不得翻身。」（1963, 1）後來發展出宗教的意思：stigma（聖痕），指天主施恩在人身上留下的記號；也有醫學的定義，疾病的跡象便稱為病理的可見痕跡（visible stigmata）（例如某類皮膚紅疹代表天花）。而 stigma 後來也用在人身上，指畸形、疤痕或醜陋。高夫曼（1963, 2）表示，這時 stigma 的意思偏重在恥辱，而非身體的記號。stigma 意思的變化，也顯示在西方將人的經驗轉化為心理學的趨勢當中；因這趨勢，原本代表痛苦和其他人類問題的隱喻，便從先前的人身轉變到人心了。

要是屈辱（stigma）是源自外頭，這樣的屈辱就是「嚴重貶損」，要是藏在心頭外人看不到，便是「可以貶損」。但不論嚴重貶損還是可以貶損，都會內化成為個人「汙損的我」（spoiled identity），覺得自己低劣、墮落、偏差，有和別人不一樣的地方，十分可恥（Goffman 1963, 3）。高夫曼也指出「身負同類屈辱的人，對身陷的艱苦處境會有類似的學習經驗，對自己是什麼人的看法也會有類似的變化；也就是有相近的『精神經歷』（moral career）。」（1963, 32）他指的是像人工肛門、腦性麻痺、癲癇、智障、破相或是肢障一類的狀況，這些患者在要呈現自我時，會遇到難題，在坦誠和合宜之間製造衝突。

疾病要是會在病人身上留下文化烙印而且帶著強力斥逐的意涵，那這病人便如小說《紅字》（*The Scarlet Letter*, 1850）的女主角海思特‧普林（Hester Prynne），終身必須佩戴紅字公告不貞一樣；便如納粹集中營的囚犯衣袖，被強行縫上黃色的大衛之星一樣；便如中國文化大革命期間，知識分子在批鬥大會被迫頭戴三角尖帽代表牛鬼蛇神一樣。屈辱的印記也可能跟 stigma 這個字在古希臘文的意思一樣，真的就烙在一個人的血肉裡，例如痲瘋病人鼻

梁塌陷、四肢斷缺，這是一種「嚴重損傷」疾病活生生的標誌。外貌破相畸形，精神病發作期出現的怪異舉止，都讓人感受到是一種恥辱，因為這樣的情況既打破文化有關外貌得體、舉止合宜的俗成約定，也帶出另類文化類別──大家覺得醜怪、害怕、非我族類，不算是人的那些類別。

　　墨刑之類的恥辱印記往往帶有宗教意義──被烙印記的人被看作是罪人或惡人──或是有精神方面的問題；例如軟弱、失德。所以，帶著恥辱印記的人便等於是「異類者」，凡是與己方重視的屬性相反的，便都投射成這樣的異類者。那麼，恥辱印記也有助於界定一群人的社會歸屬（social identity）。有的文化標記疾病，在有些社會遇上的屈辱，還會殃及病人的人際圈，甚至會遭到排擠與驅逐，例如痲瘋病在印度鄉間就比種姓最低的賤民階層還更教人退避，愛滋病在當今北美也是如此。

　　精神疾病在中國社會被視為奇恥大辱，不僅嚴重精神疾病患者蒙羞，連家屬也未能倖免；因為中國人的傳統觀念認為，一個人要是得了精神疾病，表示他的家族也有這樣的問題，他的手足當然也會有相同的基因，後代一樣難逃這樣的風險，以至於媒人會把精神疾病患者的手足、後代，也從適婚的單身男女名冊排除。十九世紀和二十世紀初年，歐洲還將智障、痲瘋、精神疾病，視為「進化偏低」的家族代代相傳的退化特徵，優生學的「科學」就是要預防這樣的情況繼續擴散。

　　疾病被套上羞辱的標記，屈辱來源可能是一般人對病症的反應；也就是說，病人被貼上這標記，會遭到別人排斥、嘲笑、非議、貶抑，不過近親比較不會。到後來，戴著羞辱標記的人大多習以為常，覺得羞辱來得理所當然，沒等羞辱來到甚至沒有羞辱到

來，他們都會先有心理準備了。到這樣階段，羞辱算是被他們徹底內化到心底深處而開始自慚形穢，淪為貶低自我。這樣的負面自覺又會再塑造他們的行為。南西·魏克斯勒（Nancy Waxler, 1945-, 1981）在著述中便寫過，斯里蘭卡感染痲瘋分枝桿菌（leprosy bacillus）的病人，會照著痲瘋病人的舉止依樣畫葫蘆。病人或許會抗拒遭到汙辱，但或許也會認命；不過，不論是哪一種，他的世界都已經翻天覆地。

第四章提過魯道夫·克利斯蒂瓦的個案，這便是另類的羞辱。他的恥辱並不是社會對他的反應來的，而是他自己認為他是這般可恥的「人」。這時，恥辱並不是由病痛標籤上的文化意義施加在個人身上，而是魯道夫本人因為同性戀、族裔、人格違常等等關係，而將恥辱套在病痛行為上，給自己烙上異於常人、有缺陷，到最後變成可以貶損的標記。接下來我再經由幾段簡述，勾畫病痛恥辱或是其他（可見及隱藏的）狀況對個人有何影響。之後，我會轉向另一個相關的情況：病人覺得羞恥，但不是因為病痛的文化意涵，而是家人的反應，尤其是醫護人員的反應。不管生了什麼病，病人都可能因醫護人員的關係而感到羞恥（參見 Lazare 1987）。所以，慢性疾病（還有毀容、殘障）患者的家屬以及照顧他們的醫護人員，對屈辱和羞恥要有極其敏銳的感受力；也就是說，在照顧慢性病人時，要用心留意彼此之間的的互動言語和行為，對患者的苦痛與無奈感同身受。

六位身負病痛恥辱的人

哈洛德・陶德

哈洛德・陶德，二十八歲，住在新英格蘭，烘焙師傅。他出生時左臉就有一大塊紅色畸形胎記，也就是酒紅色斑。這生理上的異常，並沒有任何活性的病程，胎記與健康、遺傳說不上有關係。此外，哈洛德從不覺得這胎記是病，但他為了處理臉上這一大塊色斑，卻因此出現病痛行為；也就是說，這胎記成了他終身卸不下的「重擔」，在哈洛德心裡，這是「缺陷」。

他說，他最早的記憶便是家人看著他的胎記、動手摸，每次哥哥或姊姊提起這胎記，母親臉上的尷尬就掩蓋不住。他記得聽到父母背著他說，擔心上學後同學、老師會怎麼看他，擔心他覺得自己跟別人不一樣，交不到朋友。他們擔心的沒錯。哈洛德回想起，他上學後的確膽怯害羞、和人交往有困難。他說上學第一天「好慘」，同學圍著他，取笑他的胎記，老師不時要出面幫他解圍，要不然「沒人跟我玩」。之後，情況有好轉，但哈洛德卻養成他自己說的，「每分鐘都知道自己跟別人不一樣，因為初次看到我的人，都會嚇一跳。」他知道這輩子只要遇到陌生人，別人大概都是這樣反應，所以他就等著看別人的反應，日久難免會自慚形穢，這時他已經二十三歲了。

哈洛德見過別人也有類似的胎記，但他們看起來適應得比他好，他卻覺得這輩子被胎記「毀」了。「很醜」、「不順眼」、「怪」、「不正常」，「跟別人不一樣」。這樣的感覺漸漸被他內

化了，以致對他人的排斥更加敏感，雖然他有幾位高中交往的要好朋友，但他覺得他們的接納和家人的一樣，都是特例。親密關係倒不會教哈洛德煩惱，反而是他要和新認識的人打交道，例如銀行職員、新來的女侍、郵差，都會讓他感到困擾；只要他們盯著他看，羞恥感就會重上心頭。哈洛德跟我說，他很想拿衣物蓋住這顯眼的色斑。

哈洛德認為他的人生嚴重受限，都該怪這胎記：不時要面對陌生人的工作，他做不來；遇到心儀的陌生女孩，他從沒辦法和對方進一步交往；有些事情，要是別人盯著他看，他就會避開。他跟著一位心理學家做過行為治療，希望降低對胎記的敏感度，但沒什麼效用。哈洛德知道在與人交往時，他的自信若能強一點，病態的敏感心理就會少一點，這問題他應該可以克服，但他就是做不到，一和陌生人打交道，他就自慚形穢，本來就很不穩固的自我感就動搖了。「我這輩子注定要這樣惹人側目，每次照鏡子，我都跟別人一樣會盯著自己看。我這輩子真的毀了。」

何瑞修‧葛里帕

何瑞修，三十二歲，同性戀，教師，罹患愛滋病。一九八五年初我和他面談時，他正要出院，病情是緩解了，但生活一團亂。校方一得知他得了愛滋病，便馬上將他解雇。後來女房東也要他搬離，連他父母也叫他別再回家了。他正在對他投保的醫療保險公司提告，還不確定保險公司會不會付這筆帳單。他十分沮喪，轉介來進行諮商。何瑞修連番的遭遇，教他十分生氣。

護士都好怕我，醫師口罩戴得緊緊的，有時戴上手套，教士我看也不太想跟我握手。這是怎麼回事？我得的又不是痲瘋病，他們是想把我關起來槍斃嗎？我沒家人，沒朋友，要我去哪裡呢？該怎麼辦？天哪，太可怕了！這是老天爺在懲罰我嗎？現在我只有一件事還算順利，我不會死，至少還不會！

蘇珊・米洛

蘇珊長得漂亮，身材高䠷，未婚，二十五歲，白人，職業祕書，得了潰瘍性結腸炎，剛動過手術，摘除掉一大截結直腸，正在學習如何處理她的人工肛門。她想起未來要過的日子，就很沮喪：

這東西，搞得我好難堪啊！好不自然、好髒，我受不了那味道，好怕漏出來弄得髒兮兮的，而且我覺得這模樣好丟人，都不敢正眼看人。我見過四、五位裝人工肛門的病人，他們好像就處理得很好，但沒一個像我這年紀、還未婚。誰要娶這樣人當老婆？我要怎麼跟人出門，然後好好看著人家老實說我有這樣的情況？真要說了，誰會想要跟我交朋友？我指的是有親密關係的那種，我怎麼讓對方看到我這樣子，怎麼跟人家上床？醫師說已經處理好我的結腸炎，連同也切除掉大腸，但這留給我的是什麼？真要命啊！我感覺好差，覺得自己像怪物！我見過父母，他們哭了，他們很難過。醫師，跟我談談以後該怎麼辦？我還有以後嗎？

丹尼・布朗

丹尼，大學新鮮人，身上多處長了大片溼疹。讓我明瞭他門診的情境，把病人搞得想找個地洞鑽進去。醫護人員不經大腦就在羞辱這件事上火上加油。

> 你脫掉衣服，脫，呃，脫，脫到一絲不掛，你會覺得好丟臉。暴露自己的把隱私部位給醫師、護士看，我覺得好丟臉。因為你不正常，跟別人不一樣，感覺好丟臉，可是門診的醫師、護士好像感覺不到你會有什麼感受。有的時候他們自顧自在說話，不管我就光著身體站在他們面前。讓女護士看我赤身露體的，我很不自在。
>
> 有一次，他們還把一群醫科學生叫進來，這種感覺最慘！覺得自己好像什麼怪物，你知道，就像電影裡的那個「象人」（Elephant Man）。那群學生中有兩、三位年輕女生，只比我大幾歲，我好想遮起臉來。唉，真慘！在宿舍裡，有旁人在場我就儘量不進浴室沖澡，我才不想讓別人看到我的皮膚病有多糟糕；醜得一塌糊塗。我就那樣站在一群醫科學生面前，像什麼怪東西教他們看得一愣一愣的。那混蛋醫師害我囧到極點，卻從沒想過我是什麼感覺，我這人在他眼裡不過是「有趣的病例」罷了。

老痲瘋病患

我還記得第一次到訪痲瘋病療養院的情景。在台灣，那裡很

大，很破舊，隔著一座大山丘才到得了馬路，有隔絕、隱藏、孤立的象徵意義。我去看了一診間，雖然有醫學訓練經驗，但我還是被眼前的景象嚇得有點畏縮：觸目所見盡是容貌毀損、肢體殘缺的人，每一處傷口都好嚴重。我也到他們住的小屋去探訪病人，有個老婦臉部嚴重變形，手指都沒了，看到我就轉過身去，原以為她是氣我這不速之客，後來得知，她不是生氣，而是自慚形穢，她不要我這「國外來的貴賓」看到這麼恐怖的畸形人。她的家人不要她，縱使她已經沒有傳染力，依照規定可以回家；她也不願出院，因為沒地方可去，她說外面的世界不會接納她。她的家人根本不願讓外人知道，家裡有個痲瘋病患，怕別人「笑話」，而她也習慣醫院裡的日子，這裡才是她的歸宿。其他病人身體毀損的狀況跟她一樣嚴重，他們都是痲瘋患者。

　　院長跟我說這些病人是沒機會重返家庭或社會的；痲瘋病，一般人聞之色變，家人也怕被波及；這些病人心裡都清楚，沒人想要被無知的孩子圍著問東問西，被人盯得無地自容或辱罵，所以都不會要求出院。中國人格外重視「面子」，院長跟我說，這些病人覺得自己得了最可恥的病。

保羅・山沙博

　　長得很高、很瘦，總是穿著一身黑色西裝、紅色領帶、紳士帽，臉上經常掛著微笑的表情。他這樣的裝扮非常與眾不同，但他老是往下看、往旁邊看，就是不正面看人，像個孩子一樣害羞。他這怪怪的樣子，有兩個理由：一是他不想讓別人看到他動過腦部手術的疤痕，二是他與人對答有困難，要聽懂別人的話以及要開口講

話，都不太容易，他自己也覺得非常難堪。保羅原本是典型的年輕丈夫、爸爸，後來發生重大車禍，導致大腦受傷。他結婚五年，有兩個年紀很小的孩子，在一家保險公司當內勤職員。那次重大車禍，他的車被大卡車撞上，壓在鐵柵欄邊幾乎像廢鐵。車禍後他昏迷了好幾星期，至少出現一次休克，醫生說他活下來是天大的運氣。出院後，大家覺得他人格改變了、智能退化了，大概是車禍導致額葉和顳葉受損，變得像孩子一樣衝動、幼稚，也不容易把自己的意思表達清楚。他太太說他變得「頭腦簡單」了。

保羅沒有能力再去工作了，他太太說：「家裡像有了第三個孩子。」面對這情況她心裡很難過，她有自己以及孩子的人生要打理，不得不和保羅離婚。她和孩子都覺得保羅害他們很丟臉，因此還打上官司，不給保羅探視權。到現在他再也沒見過孩子。

保羅一人獨居，落腳在一家「吃人」的旅館裡，大型醫院附近這類旅館林立，專門收留無家可歸的精神障礙、心智障礙者或是酒鬼入住。保羅的生活補助款直接由旅館老闆收走，旅館老闆也是他的法定監護人，他會給保羅零用錢，也會留意保羅的吃穿，幫他打掃房間。

有一陣子我每週見一次保羅，維持數月。一開始我翻閱他的病歷時，不太知道他為什麼定期來看診，後來才曉得醫院是他生活世界的一部分，來看診是他每週必做的大事。

他過的日子非常簡單，他說給你聽時，你會不敢相信。但他就是這樣過日子的：起床，沖澡，穿衣，走出他的房間，和櫃台後面的老闆說早安，過街去買報紙。他說買報紙是他重要的生活樂趣。報攤的黑人老闆路易，溫暖、善感，他說保羅是個「帥小子」，會問他穿得這麼整齊是要去哪裡。他們這樣互動好幾年了，保羅在他

面前比較自在，所以會略抬起頭來，簡短答覆。不過，保羅因為視力有問題，不太能讀報紙。我認為他買報紙，是因為這是他每天固定的儀式，而且每週有六天能有這樣兩、三分鐘與人對話，便是他主要的人際往來。之後他到醫院小吃部吃早餐，小吃部大又寬廣，沒什麼人情味，大家都認識他但沒人會和他講話。他花很長的時間吃早餐，之後，就開始「散步」；在他住的那區四處遛達巡視。他會在午餐前及時回到他的住處洗手準備，然後再回到醫院小吃部當他的隱形人。午餐過後便小睡一下，之後再沿著他住的街區再遛達一回，但時間較短，就回到他的房裡看電視。晚餐時間一到，他便再回醫院小吃部，晚餐後，有時會在醫院大廳坐一會兒，看看來來往往的人，聽別人說些什麼，不過，通常不會明目張膽，而是拿雜誌或報紙掩護。之後他再走回他住的旅館，一般就待在房裡了。以前他晚上會再遛達一次，但在我認識他之前幾個月，被一群不良少年搶奪，一群人喊他「怪物」、「神經病」，甚至「笨蛋」。所以之後晚上他便待在房裡看電視，不出去了。旅館老闆一週來他的房裡一次，看看情況，給他零用錢，向他說明帳戶裡還剩多少錢。這樣的探望大概有十五分鐘吧。

而他每週的大事，也是他一心在等待的事情，就是來看門診。為了看診，他還會在黑西裝裡多加一件黑色馬甲或是灰色毛衣，有時還會在醫院的禮品部買一朵康乃馨，請當班的志工為他別在領襟上。我是因為接手別的醫師的門診工作而連帶接收到保羅的，之後又要再把保羅移交給接手的下一位醫師。他被這樣一個傳一個，幾年下來經手的醫師應該也不少。保羅沒說什麼話，但他喜歡每週有醫師把同樣的問題再問一遍，回答起來也駕輕就熟了，只要問的人語速放慢，問題的先後次序沒變就好。一有變化，不管是什麼，都

會害他亂了手腳，單單是重排問題的順序，就會超出他專注力、記憶力的負荷。他跟我說他其實只是喜歡坐在診間裡聽醫師講講話。見面的時間久了，讀過他厚厚一大疊病歷，加上偶爾偷偷這裡、那裡塞個新問題進去，也多給他一點時間去想，我還是對他有多一點的了解。

有件事很重要，保羅很容易就覺得不好意思，他知道自己「腦子不太對勁」，而且千方百計要掩飾他腦力的損傷，他每週至少會跟我說過一次：他「不想要別人笑他」。保羅假裝他過的是平常人的日子，他「靠自己」，「獨立」生活，他努力要別人覺得他正常，和醫院小吃部那些人一樣，和醫院裡那麼多來求診的人一樣，或者和路易報攤那裡買報紙的人一樣。可是他失能的狀況太明顯了，連他自己也不得不承認他不算正常，他會再補說一句：「但也沒多不正常。」

每次我見保羅，心裡都很難過，覺得他的生活那麼孤單，與人的關係那麼匱乏，但我感覺他自己不是這樣看的。保羅的人生就是不斷在掙扎，努力做他必須做的事，他的感覺不是難過，而是丟臉，因為他知道自己跟別人不一樣，大家也都覺得他不一樣，但他就是要人家認為他還做得到，雖然他心裡明知做不到。如果一整天下來他覺得沒人盯著他看、笑話他，或是「當他是小孩子」，那他就覺得這一天過得還不錯。

我後來知道他被人羞辱的次數有多頻繁：醫院裡的孩子會盯著他看，學他的舉止；別的病人、家屬看到他會坐遠一點；醫院的保全看到他走過去會擠眉弄眼；繳費處的女職員會催他，「拜託你快一點，哪能整天耗在這裡等你數銅板！」最糟糕的是清潔工叫他「呆子」。而我發覺自己竟然不知不覺在當幫凶；我要看的病人

很多，保羅的狀況和醫療較少關聯，所以看診的對話有時會被我硬砍掉提早結束。這時就看到他臉上自慚形穢的表情，像是在說：「醫師，我連話都講不好，對吧？我連當個腦損病人也當不好，對吧？」保羅的人格因腦傷而變得幼稚，認知也嚴重受限，但他對他人反應的感受力絲毫未損。他時時刻刻都在努力向別人、向自己證明他和每個人一樣都是正常人。我常在想：醫院這樣的組織，對於坐輪椅的、失明的、需要戴氧氣罩的，還有需要特別飲食或協助的病人，都會給與人身的保護；但對於自慚形穢的病人，醫院外面姑且不論，在醫院裡，怎麼一點也不懂得要保護一下呢？

失能，如爾文‧左拉（Irving Zola, 1935 - 1994, 1982）等多人所述，把失能的人扔到了很難堪的處境。他的世界天翻地覆。別人對他們的反應十分複雜，有視若無睹的，也有過分關心搞得人不知所措的。一般人、家屬、醫護人員沒幾位有辦法依他本身的條件來接納失能的人，通常都要失能者努力奮鬥去「掩飾」、「蒙混」，或是把失能的狀況弄得和正常一樣。保羅因為腦部損傷，以致日常生活有些很平常的技能他會做不好，但他為自己打造出一方世界，他以前會跟我說：「我是成年人，我跟別人一樣，我照顧得了自己。」他看他的世界是以這為中心的，他一定要「跟別人一樣」，他不要別人覺得他跟他們不同，他不要別人嘲笑他、排斥他，讓他覺得自己不是同等「人」。醫師遇到這樣的情況，就應該了解他這樣的世界有什樣界線是跨不過去的，又有怎樣的機會可能供他施展，醫師應該要依照失能病人本身的條件去應對他的需求和潛能，做病人做得到的，而不應讓病人覺得自己是怪物或是不像個正常人。

有一年，我每週為保羅看診四十五分鐘，我記得的對話只有一

次超出每回固定的問題之外很多，每回固定要問的問題，他早就用他僅存的記憶背得滾瓜爛熟，每再講一遍，他都津津樂道，好像送了我一點小禮物。記得在一月時，大冷天，下大雪，我搭的通勤火車誤點。保羅等了好幾個小時，最後我終於趕到時，候診室已經擠滿了人。我連忙向大家解釋，然後請保羅進診間，我向他道歉，說時間有限，候診的人很多，我只能跟他講幾分鐘。他好像沒聽懂，我的態度又有點著急，把他原本該有的看診時間砍掉很多，就令他難過了。他努力要跟我解釋，來看醫師是他每週最重要的事，他滿心快樂就等著這件事。他還另外有事情要跟我說：他又被搶了。他跟我說時還很興奮，搞得我一開始還懷疑他真的被搶了嗎？我還想說不定是他在電視上看到了什麼，或是作夢，甚至幻想出來的。等我終於弄明白了，便跟他說就延到下週再一起講好了。因為實在沒時間了。

他聽了神情好難過，像大失所望的孩子。我不知如何是好，護士一直催我，說外面還有病人急著要看醫師。我向保羅解釋當時為難的狀況，而他這樣回答：

> 沒關係，醫師，我習慣了。我只是個小人物，我也不太算得上是成年人，我知道到底是怎麼回事。（這時候他訕訕的笑不見了，他掉淚了。）我啊，腦袋瓜子壞了。我不就是他們說的笨蛋，對吧？這世界走得太快了，對吧？大家都太大了，生氣了，會傷害你的，對吧？這裡對我這樣的人真是太危險了，說不定我該去住那什麼之家，你知道我說的地方嘛，就是專門給我這樣的人住的地方。

　　我感到一陣難過湧上心頭，像掀起了大浪，我覺得自己的眼睛溼了，說不定會跟著保羅一起掉淚。接著，我很生氣，不是氣保羅，我是氣這個軟弱、怯懦、無助的人在這人吃人的社會要承受不公的對待。我很快又安慰自己，這情況也不應一概而論，保羅自己也是受益者，得到了關愛和照顧。但我還是忍不住想，這裡該自慚形穢的人，不該是保羅，而是我。

第十一章
長期病痛牽扯的人際脈絡

在我久病期間，蒙您不吝關懷照拂，今後不論康健與否，但求莫敢忘懷；且莫以為你我分隔兩地，我便就此將您置於腦後。然則，病苦之人除了病苦之情，其他何足道哉？病苦之人，心思勢必落在一己身上，歡樂一概無從接收也無從授予；所探詢者，唯病苦得紓解爾；所籌謀者，唯片刻之舒坦爾。如今我雖身在峰區近處，但求得您諒察，在此未能略述此區的美景、山峰、川流、岩穴，抑或是礦坑。然我尚能在此向閣下您秉告一事，尚祈您於得知之後，聊感慰安，此即過去約莫一週期間，我的氣喘宿疾已約略好轉。

英國作家約翰遜博士（Samuel Johnson, 1709 - 1784）
（引述於 Boswell〔1799〕1965, 1347）

雙重束縛

　　琳姐·亞歷山大（Linda Alexander）以人類學家的身分，依她在一家洗腎中心與慢性腎疾患者接觸的經驗，一連寫了幾篇見解犀利的文章（Alexander, 1981；1982）。她以英國人類學家貝特森（Gregory Bateson, 1904 - 1980）有關社會關係的「雙重束縛」（double bind）概念，描述醫護人員加諸在重症病人身上的矛盾要求：首先，要獨立，不要被動、依賴，對於自己的照顧要主動參與；**但病況要是嚴重惡化**，那就要乖乖把自己交到我們手上，我們還會把病況惡化怪在你頭上，說是因為你做了什麼、沒做什麼，才會這樣。亞歷山大藉由個案描述，點出這樣的雙重束縛會把病人搞得昏頭轉向，製造內疚；醫護人員這樣的要求，會打亂照顧的效果，長此以往，還會令病人和家屬洩氣，進而變成拖長病期的原因。隆霍佛（Jeffrey Longhoffer, 1980）的文章談過，他在脊髓移植病房也看過病人和家屬遇上類似的情形。這問題說不定是出自高科技、專科治療的環境特有的結構。在門診裡，病人必須主動參與自己的照顧工作，但進了急診室或住院，就要被動聽從醫護人員全權控制的治療。這種要求病人的行為一下進、一下退，在慢性疾病的一般照顧以及病人和親友的互動關係中，都看得到類似的情況。

　　麥修·丁莫利，三十六歲，黑人郵差，有因糖尿病併發的慢性腎臟病。他說他在洗腎中心的情形是：

　　　我們接收到的訊息變來變去，先是跟你說要自己帶球跑，
　　　等情況有變化了，他們又拿走你手上的球，說你別自己擅

做主意，這樣的事交給專家就好。搞得你怎麼做都不對，不知道我是要全扔給他們呢？還是我也要參一腳？情況好的時候，他們老是催我要再積極一點，為照顧自己負起責任，等我病發了，他們又說是我自己亂搞才害我病情惡化。怎麼做都不對。

菲利普和吉妮亞・威爾森兩人的寶寶，有多重先天缺陷，出生沒多久就夭折。之後兩人到他們附近的教學醫院門診進行遺傳諮詢。吉妮亞述說他們去門診時的情況：

老實說，我們覺得好混亂、好煩惱。他們解說很多，覺得講這麼多了，妳應該有辦法自己決定未來要不要再懷孕。但又說很多「機會不大」，又講很多機率的訊息，丟出很多不算完整的資訊，搞得妳抓不準到底是怎麼回事，這教我們如何做決定呢？我們又不是醫師。他們解說時，要嘛把妳當小孩，當妳什麼都不懂，要嘛好像直接把妳扔進游泳池，認為妳應該會游泳。也沒為妳上過幾堂課，沒作過練習。還有，生下來的孩子出現那麼多問題，小寶寶無法活下來，當媽媽的當然非常傷心難過，他們才不管妳心裡的感受。在這樣的心理創傷壓力下，也許沒辦法客觀去聽別人的話，更不要講還要做什麼決定了。我覺得那是一種擬互（pseudomutuality，表面的和諧與共識）。我們需要有責任感的醫護人員，協助我們的需求做決定。不要把所有事情都扔給我們，扔過來，然後呢？要是出了不好的狀況，那就是我們自己做的決定，要怪就怪我們，所以呢，

我覺得他們不就是為了萬一怎樣，在法律上完全不干他們
的事。

凱文・奧曼尼西，五十二歲，愛爾蘭裔美籍保險公司主管，有
慢性阻塞性肺病，他的家人和醫師都認為原因是：他當了三十五年
的大菸槍。他太太瑪莎，大學畢業的家庭主婦，所生的三女一子都
成年了。瑪莎說凱文的病對全家人的影響：

> 他老是搞得我們左右為難，一來他全副心思都放在自己的
> 問題上，感覺和我們好疏遠，但又要我們多關心他；再來
> 是我們要他，不對，是求他，不要再抽菸了，他卻說這是
> 他的問題，我們不要管。但這不單是他的問題而已，這也
> 是我們家人的問題。而且，他的要求我們要是沒回應，他
> 就會說我們不關心他。這該怎麼辦呢？我們要事事都順著
> 他嗎？還是要發脾氣、跟他吵，把事情講清楚呢？

奧曼尼西的兒子喬治，就讀法律，他認為綁住一家人身上的雙
重束縛，便是他父親的慢性疾病。

> 不管怎樣，我們家的關係就是這樣；我爸的性子很專制，
> 但他有時又像把我媽當作是他的媽媽，這時他便會要求我
> 們幫他處理他該處理的事。我們家老是這樣，我爸的病只
> 是把這情形顯現得更清楚罷了。我覺得這樣子不行。搞得
> 他不肯戒菸，打亂醫師所開的任何治療方案。你要是真想
> 知道我的看法，那我就不得不說，這樣子忽冷忽熱、忽好

忽壞的循環也是問題的一部分，我敢說他的情況會惡化跟
這脫不了關係。而我們呢，根本沒輒嘛。

（我們在本章後文會再回頭討論家屬對慢性疾病的反應）

疼痛醫療中心

　　我有幾年時間曾在一家大型慢性疼痛醫療中心擔任精神科聯繫
的主管，該醫療中心門診部門每週固定開會，檢視病人的狀況，會
議由一位麻醉醫師兼疼痛專家主持，還有相關領域的醫師參加，包
括復健、心理、護理、社工、物理治療、職能治療、精神科，外加
其他專科（例如有一個案就還要有骨科或神經外科醫師列席），約
多達十五人。大家擬具的治療方案，是要為傳統醫療和手術治療都
不見效的嚴重疼痛患者，試行以生物醫學結合行為療法進行治療。
院內的住院病人，有許多是由州政府的勞工職災補償專案或是其他
失能專案支付費用。

　　每週的例行會議，在一間窄窄的長方形房裡舉行，一面窗戶
向外，另一面窗戶開向病房區，這房間原本是病人和家屬的休息
室。房裡的椅子通常不夠坐，椅子排成長橢圓形，這麼擠的房間要
排出圓形，頂多也只能這樣。主持會議的是一位麻醉醫師兼疼痛病
房主任，他的位子背朝向外開的窗戶，左、右兩邊各坐一位行為心
理學家，就像把他夾在中間似的；疼痛病房的治療工作大多由這兩
位行為心理學家負責。接下來是復健醫師和其他醫學專家，之後是
護士、社工、物理治療師、職能治療師；非醫科的專業人士一般都

和社工、護士坐一起，有時會和別的醫學專家坐一起，偶爾還只能拿墊子或圓凳坐在橢圓的正中心。大家討論個案時，病人的相關圖表會在一個個專業人士手中傳遞，病人的情況一下從生物醫學的角度來談論，再一下換成行為心理學，之後再換為物理治療，如此這般。住院不久、簡單明瞭的個案，討論時間較短，棘手的個案可能會長達半小時。

這樣安排會議的座位，說是在比喻疼痛病人於醫療管理這方面的結構性緊張，也很貼切；麻醉醫師的生物醫學模式像是指揮中心。但其實，大多數個案，病人照顧的重心是在行為評估和治療方案。所以，行為醫療角度的看法常會遭到生物醫學角度的質疑、再質疑，反過來也常出現。護士、物理治療師、職能治療師、社工提供的資訊，一般比醫學專家更為重要，但顯然要不到高一點的地位，會被麻醉醫師兼疼痛專家打回去；而他們的座位也有象徵性意義，因為他們背對病房裡的病人。雖然放在別的情境，他們是為病人利益發言的人，但在這單位，他們卻會從自己的角度岔出去附和醫科那邊的觀點。不同科別會組聯盟，而且結盟、拆夥並不固定；精神科位處邊緣的地位，就反映在座位上；也許這週和醫科專家坐一起，下週被排到非醫科專業那邊，偶爾還會落單，坐在一群人的中央。

這裡的病人雖然大多都很沮喪或焦慮，但這樣的精神問題會被疼痛專家兩三句打發掉或是另作解釋，說是疼痛造成的行為以及長期影響的結果。等到個案討論沿著圓圈轉到精神科醫師時，醫科和行為科學的疼痛專家已經把可用的時間耗得差不多了；其他科別只有寶貴的一點點時間可發言。之後，教人哭笑不得的狀況出現了，病人的精神狀態以及病痛的意義和經驗，都會談到，但都是搶在會

議結束前一、兩分鐘才有機會討論，而且總是不甘不願地談。

與會的行為心理學家遇到病人放棄希望一般都還幫得上忙，會議中對上醫師派強硬的話語，也會奮勇回應一較高下，一樣賣力把話講得冷冷的，科學派頭十足。例如這部門用的心理測驗，就被他們說成是「頭骨Ｘ光片」，認為足以針對病人的意圖、恐懼、欲求做出可信的解讀──只不過單靠一枝筆填問卷，怎麼可能挖出來這些。他們愛說有什麼環境刺激導致慢性病程得以維持還是惡化。他們說疼痛是「行為」而不是「經驗」，認為病人和家屬都在藉此利用彼此，也在利用醫療體系。我覺得他們的評估很粗糙，只顧著自己，甚至還比生物醫學更沒把人當人看，因為在行為治療師的分析裡，病人是「生病的人」這層考慮老是被他們踢除，病人在他們眼裡只比工於心計利用人或是裝病要好一點。

不論是醫師還是心理學家都不太肯花時間好好想一下，疼痛對病人的家屬或社交網會帶來什麼影響。每次討論到家屬的時候，家庭（還有工作環境）在他們口中都是帶動偏差的溫床。在此我無意要讀者覺得生物醫學和行為科學的途徑沒有助益，我先前便已提過，病人的情況要是特別糟，他們一般是幫得上忙的，只不過，他們從來沒能好好檢視本書談到的諸多問題。我認為他們提供的照顧就因為這樣，價值打了很大的折扣，恣意濫權也就是意料中事，教他們自認這樣的健康問題他們幾乎無所不知，但其實這問題目前所知極少，療效即使看得出來也沒多好。甚至連社工和護士講起病人，一樣把病人放在抽離社會的狀況裡，至於病情與生活經驗有什麼交互影響，他們大多置之不理。精神科醫師輪到最後一、兩分鐘可以發言時，當然沒機會把這部分說清楚；即使想說清楚，麻醉醫師和行為心理學家也會明白表示，他們只想聽精神科醫師說有什麼

精神藥劑可以用來治療。

　　而我敢說，會議室裡鬼影幢幢，每討論一件個案，家庭悲劇、喜劇、職場狗血劇裡的角色便一個個飄進來，在會議室的角落裡悠忽游盪，只是沒人看到，沒人聽到。由於疼痛和社會這方面的牽連尚未充分地檢視，行為干預幾乎沒機會找出疼痛經驗最重要的決定因素有哪些，而在病人離開醫院這種全屬人為控制的環境，回到真實世界之後，這些問題可能就會破壞治療方案了。這樣子看，生物醫學和行為科學的模式是怎麼設定疼痛這回事，又是怎麼治療的，這模式主宰當今的疼痛治療，卻成了疼痛問題無法消除的助力。不論生物醫學還是行為科學，都把病人當作是撞球枱上的圓球，任由不可見的力量打來打去，或是冒出反社會的蜘蛛把醫護人員、失能專家、家屬纏在織成的網內，一下拉這一條絲去操縱這群人，一下拉那一條絲去牽制那群人，把眾人一個個都搾乾了。

　　看看這專案裡的這件個案吧。海倫·貝爾，二十九歲，美國喬治亞州鄉下的牧師太太，兩支手臂慢性疼痛長達六年，她動過八次手術，用過的藥有二十多種——其中兩份包括麻醉劑，導致她曾短暫上癮——先後看過四位基礎醫療醫師，在兩家地區疼痛診所被「死當」。海倫因疼痛住院已經快滿一星期了，會議中討論她的狀況，約花三十六分鐘；首先由麻醉科住院醫師報告她的病史，以及Ｘ光、神經和肌肉測試、血液檢查等種種身體檢查的結果，之後由行為心理學家報告一長串心理測驗的結果：憂鬱、焦慮、身體偏執、歇斯底里人格特徵、非常容易生氣。在場人人聽得不禁搖頭，表示懂了，還冒出幾段笑話，暗指貝爾太太是個敵意很重、難纏的病人；而貝爾太太的疼痛問題也像是把她先生當作出氣筒的手段。社工的報告則說貝爾太太是很難處理的訪談對象，不管什麼問題她

一概否認，雖然病歷明明寫著她說過不想當牧師太太，一度差點要離婚。另外，疼痛評估和治療的花費幾乎把家裡的保險和存款花光了，她和丈夫的關係也冷淡又疏遠。年長的那位心理學家加進來說他們夫妻已經分床很久，病房的工作人員也注意到每次她先生來看她，她的疼痛狀況就會加劇；這位心理學家將這情況解釋為：病人「利用」她的疼痛問題，去控制她的婚姻關係。護士這時插話說他們對貝爾夫婦的印象，結果說法大為矛盾；護士看過他們爭吵，但也看過他們手牽手一起禱告。復健醫師用他平板譏誚的口氣說，他覺得病人對物理治療不夠用心，而他認為物理治療是病人復健的必要條件，他覺得病人舉手的高度、運動持續的時間（從來沒超過十分鐘），真的到了她的極限嗎？他在話裡還暗指病人故意破壞自己的復健，但沒人會「點破」，因為怕惹她大動肝火。物理治療師非常同意這點，但職能治療師的看法就完全不同；她認為病人做得太賣力，太拚命，害得手臂太緊張。

與會的十五位專業人士就這樣爭辯起來，其中九位支持前一觀點，剩下的支持後者。（疼痛個案一般不會引發差別這麼大的看法，也不至於引起爭辯。不過，疼痛病房這裡的討論要是真的吵開了，通常是會愈演愈烈，帶出這單位的核心結構本來就有緊張關係和私人間的敵意，而且大多是因為部門主管做事不夠果斷，大家不太尊敬他。）神經外科醫師則是建議，貝爾太太雖然已經動過八次手術——而且這麼多次手術真要說起效用，還是搞得疼痛加劇，大幅限制她的動作幅度和機能——這時可能必須再考慮一種新發明的手術，雖然還在實驗階段，但做的是「針對問題直搗黃龍」；這指的是她大腦中傳遞、放大疼痛訊號的區域。有個住院醫師這時開玩笑說，手術可以把她的憤怒中樞也拿掉嗎？骨科外科醫師卻很不同

意神經外科醫師的看法，他說這女士動過太多手術了，大部分都是因為手術帶來的傷害，她才吃這麼多苦。神經外科醫師馬上反擊，說他的意思只是在說立體定位手腦部手術，這樣的**可能選項**，不應該完全排除。麻醉科主任承認目前看起來是什麼都沒用，包括神經阻斷術和止痛藥都沒用。不過，年輕的那位行為心理學家指出，依病人的疼痛日誌記載，行為療法雖然只把她的疼痛指數從 8 降到 6，但是她的療程還在早期階段，依趨勢來看，算是朝好的方向走；但他還是說病人以她的怒氣來破壞治療方案。這時，一夥兒人對這點又起了爭論，因為在場的一位護士覺得病人在「做假紀錄」，把疼痛寫的沒那麼嚴重，但她的「痛感行為」跟她剛住院時一樣。另一位護士插話說：「我們不全都曉得慢性疼痛病人是怎樣的情況嗎？個個一肚子氣，又自暴自棄，所以貝爾太太這樣子有什麼好奇怪的？」護理長說她覺得奇怪是因為貝爾太太對人的敵意好重，什麼都往壞處想。她還說，乾脆要她出院，免得她在病房裡惹出大麻煩。這時主席說話了，「你們精神科醫師有什麼要說的？」也提醒一句，「只剩幾分鐘啊，還有三件個案要談。」

　　一九七九年春，有一天下午開的一場疼痛個案檢討會，我在這時候終於開口講話，我原可以跟他們說，貝爾太太符合重度憂鬱症的診斷標準，這是可以治療的精神疾病，但她符合這樣的診斷標準已經三年了，治療過不知多少次，吃過抗憂鬱藥，但對她的憂鬱或疼痛症狀都沒有顯著效用。我也可以跟他們說我和她先生談過，發現他的憂鬱症狀比他太太還要嚴重；訪談中他講到，原本娶的是健康、外向、活潑的女子，婚後卻大多耗在生病和治療，不禁哭了出來。他的力氣差不多用光了，不論個人、金錢都已經一籌莫展；他愛妻子，但不知如何是好。她的疼痛問題波及生活各方面，對他

的牧師工作也有影響，他知道這樣的話是瀆神，但他忍不住覺得上帝沒照看他們。他沒辦法接受疼痛的問題拖那麼久，每一天都在消耗他們的精力，他妻子全心全意都放在她疼痛的問題上，根本不知道他承受的是什麼，也不管他們兩個年幼的孩子，再輕鬆的家事她也做不來，每天躲在房裡，久久都不出來，小孩子本來就會吵鬧，但一點噪音她都受不了。貝爾先生對未來、對醫療體系已經不抱希望，他連自己的未來都沒信心了。

　　我也可以跟他們說我和貝爾太太的訪談，大概和她與醫護人員的互動差不多。貝爾太太不想跟我說什麼，她說她沒精神問題，也沒有別的問題，有的只是她的疼痛問題，她否認心理因素是她疼痛症狀惡化同時引發失能的原因。她跟我說她的婚姻、她的母親角色都沒問題，倒是行為療法搞得她很生氣，因為她覺得這種療法把她當「受刑人」，物理治療師那裡也不行，要她做的動作超過她身體忍受的極限。我問她怎麼處理「疼痛帶來」的怒氣，她的怒氣在我眼裡非常明顯。貝爾太太馬上衝著我怒罵，要我滾出去，指責我故意惹她生氣，她絕對沒在生氣。

　　我找她的幾位基礎醫療醫師談過，每位都跟我說他們最後都跟她鬧得不歡而散——那麼多種治療完全無效，動手術、吃藥都有副作用——撕破臉時她的暴怒，他們都覺得她準會告上法庭，還好她沒有。而他們一樣被她激怒，她跑去找別的醫師，他們反而鬆了一口氣，因為他們自知那麼討厭她，對未來的醫療照顧也有害無利。這些事，我原可以在檢討會上提出來的。

　　我也可以再跟他們說，我和貝爾太太的姊姊愛嘉莎談過，愛嘉莎說海倫從來就沒什麼不生氣的，在出現疼痛問題之前，她氣父母、氣姊姊。她不說她的怒氣，常以間接的途徑來表達，例如長期

身體不適，最先是頭痛或背痛，後來是手臂和肩膀痛。愛嘉莎說她們家裡是不准把個人或家庭的問題攤開來講。

然而，時間那麼少，我判斷把這些拿出來討論不會有什麼效用。所以，我改跟與會的同事說，依我看，我們一個個都是她問題的一部分。我明白指出這家疼痛醫療中心本身在這時候也陷入種種憤怒，以及成事不足敗事有餘的關係裡，與貝爾太太生活的寫照一樣。我們現在的情況，就和治療過她的許多醫師，她的丈夫、姊姊、家裡其他人一樣。這件個案非常棘手，若真要掌握狀況，不是再去挖掘貝爾太太的相關資訊──雖說我在心底敢打包票，再對她的人格多了解一點應該有所助益──而改將疼痛當作是一組社交關係中的溝通語言來研究。說來諷刺，我擁有的不過是一、兩分鐘的時間，竟然讓我把這主題講清楚了──這件事是她病情的核心，在我們的討論卻屬邊陲──因為我們對她的社交圈所知無幾，可憐到沒什麼好討論的。有些人提過，把她的疼痛看作是隱喻說不定有用，但是在比喻什麼，我們不太知道。而我們在這方面的了解，即使有貝爾太太好好配合訪談也算不上完整，雖然她的想法應該要加進來，但那也要我們有辦法讓她暫時卸下心防來跟我們說才行，而且時間不能太短。我說我們需要的是微型民族誌，涵蓋她和先生、孩子、姊姊、父母、所在社區的重要人物等方面的人際關係──也就是針對疼痛在這些人際關係裡的意涵，作有條理地描述。我接著又說，這樣的民族誌需要幾天時間才做得出來，說不定還要她先出院回家，才容易做得出來，畢竟她的家才是她疼痛症狀真正的背景所在，而不是人為控制的醫院環境。

麻醉科主任（會議主持人）謝謝我參與，並提醒我時間到了，還問我真的不想讓她服用最新的精神藥物嗎？至於我這烏托邦提

議，他略作委婉地責備，貝爾太太畢竟還住在我們的病房裡，「現在總得為她做些什麼吧。」

在此闡述這件個案，是要說明一般稱為整合、跨科別的慢性疼痛治療是有重大限制的，而慢性疾病醫療在人際環境這方面也有這樣的限制；這限制起自醫療對病人實際體驗病痛的人際環境未做充分評估，再加上一般不願面對這件事：治療單位的人際環境，也在病人所在的區域人際環境當中，會讓情況更加複雜。此外，從門診的情境來看病人的行為，所得到的資訊是有偏見的。

慢性疾病「長期無法根除」這問題，不僅是病痛在單一個人身上直接起作用而已，它也是一個人處處受限的生命處境，和其他人也有特定的關係。一個人日常與人互動後，人我兩方共有的負面期待——綁住夢想的負面期待，如鯁在喉，刺痛對自己的感覺——也會是病痛長期無法根治的原因。病人被折騰得只會當個長期病患，家屬和醫護人員也跟著拿這「長期病患」的看法套在病人身上，大家就這樣不約而同地砌高牆、拆橋梁。大家不經意地把複雜的個人塞進簡化、片面的角色裡（失能的、有生命危險的），好像這便是病人僅此唯一而且僅止於此的樣子，以致遇上惡性的人際關係便轉身不理，甚至加入打擊的陣營，助長病人消沉的心理，以及面對威脅和內心的恐懼，這些都是幫倒忙。

若要了解，有關人際環境如何助長病痛導致長期無法根除，推動症狀起伏擺盪，加速失能，就必須把病人看作是一張人際關係網裡的成員，這張網也是病人的生活世界，醫護人員和殘障機構也包括在內，而且這兩方還常會影響病人，從受制於病苦的角色，回歸到正常的社交狀態（參見 Kleinman 1986；McHugh and Vallis 1986；Osterweis et al. 1987）。本書有好幾則故事的主人翁，都把

病痛長期無法根除，看作是情感和人際卡在進退不得的幽冥界。病人和家屬的這種說法，十分貼切但少有人願意去好好思考，而病人的復健關鍵便在此。病人憑直覺就領悟到病痛也自帶著過渡儀式，走進的是不同的社交圈。社會理論家將這樣的移動稱為「軌跡」（trajectory）（Strauss et al. 1983），稱為「文化演示」（cultural performance）（Frankenberg 1986）。但我覺得病人說的「幽冥界」，更貼切。

　　慢性病人往往像是困在邊界的人，對身處的邊界所知極少，茫然遊走，急著有一天能回到原鄉。病痛長期無法根除的處境，對許多人而言，像是穿過邊界的危險路程；雖然一心想出境，想回到正常的生活，卻只有無盡的等待，永久的未知。走在幽冥界，等於走在「緊張不安」裡，什麼也抓不準，教人備受折騰。這樣的路，有的人走起來沒多大困難，有的人像家常便飯；有的人則身陷無助絕望，卡在又恨又怕的境地無法脫身。這樣的畫面，提醒我們應該注意病痛長期不去這件事的社會面：進、出各有手續，要有簽證，講的是不同的語言，禮節也不一樣，邊界檢查哨有警衛、有公務人員、叫賣的小販；尤其是親人和朋友，緊貼著窗口揮手，哀傷道別。有時提的還是最重的行李，在同一等候大廳裡待過，甚至也走過同一處幽冥界，體會過同樣的憂懼、傷痛、不確定、失落。慢性病人的社交動線便是這樣來來去去的儀式，往返於分離、變換、回歸的過程：病況加重，之後緩解，然後再繞回頭又變壞，如此這般。

　　醫師這邊對病痛長期不去的畫面，就一定要綜合各方對病痛、對病人的說法來描畫，可能的話，再加上醫師個人直接的觀察。醫師想當然也就懂得病人、家屬對病痛意涵的看法，都是從錯綜複

雜、不停變動的現實產生出來的詮釋，各個不同的方面、在不同時候對病程和結果的影響強弱不等。對於病痛和醫療變化頻繁的背景、少了這樣的微型民族誌來指路，病苦和病症在社會的源頭有哪些可能可修正，就這樣變得像瞎子摸象了。醫療照顧大多等於瞎子摸象，正因為如此，醫療人員運用病痛的相關知識會沒什麼效用，就不足奇怪了；這方面的知識要是能有條理的蒐集和解讀，對於照顧慢性病人應該會有重大的影響。第十五章我會再回頭來談這件事，提出一套門診民族誌的做法，供醫師納入慢性疾病的醫療照顧。

病痛對病人家屬帶來的影響

到目前，我們探討的這些慢性疾病經驗，主人翁不是病人便是他們的醫師，然而，其中幾則故事也看得出來，病人家屬每每也是病痛劇場的要角。我們會聽病人述說，未必會聽病人家屬講話，因為面對慢性疾病這棘手事，本來病患的心思會全放在自己身上，同時把別人推開，由本章開頭引述的約翰遜信函可見一斑。然而，和病人家屬談話，便可知生病這件事對家屬無疑還是有影響的。

道頓・摩爾，七十三歲，退休律師，太太安娜近十年前得了阿茲海默症。由於他很富有，請得起居家護士協助照顧妻子，他也一心一意要妻子在家的情境中接受醫療照顧，所以縱使常有人勸他送妻子進療養院，他始終不肯。他的成年子女說他整天大多花在照顧妻子上，雖然他的妻子已經不認得這丈夫。

我不能讓安娜住療養院，說不定是我自私，但我覺得安娜
應該也不想住療養院。這要命的病剛發作時，她就跟我說
過：「道頓，就算病況惡化了，也不要送我進療養院。」
我答應過她我不會。看她神智愈來愈不清楚，我心都碎
了，感覺就好像，唉，我說不出口，好像她已經不在了。
她認不得我，認不得幾個孩子，要不是請了護士在家裡照
顧，我實在不知道該怎麼辦。我一個人應付不來。我要學
著餵她吃東西，幫她洗澡，甚至扶她上廁所，我的興趣、
朋友什麼的全都放棄了。我曉得別人都覺得我瘋了，怎麼
這樣子搞，但我們一直好親近，她是我的一切，我是她的
一切，我的家庭觀念很重，我父母也是。我的祖父母都是
在家裡過世的，哥哥和我照顧我們的父母直到他們離世。
可是，安娜這樣子還更糟，眼睜睜看著她心智流失，什麼
都不記得了，唉呀，醫師，這簡直是活地獄啊！

　　我們的孩子每次來看她，都會哭，我也跟著哭。我們會
一起回想以前的日子，一起回想安娜生病前是什麼樣子。
但是，就算他們只是回來探望一、兩天，我也看得出來這
情況對他們太耗神了。他們也有自己的家庭及人生問題，
他們願意回家探望已經很好了，我不可以再要求他們幫
忙。那我呢？唉，我像是變了個人。你要是看到十年前的
我，絕對認不出來，我現在覺得多老了十歲。我好擔心萬
一是我先走了，那該怎麼辦？我這十年來連半小時不擔
心、不傷心的時間也沒有過。這種病不僅毀了安娜的心
智，也像掏空了我的內心，我們家裡的什麼東西。若有人
問起阿茲海默症這種病，你就跟他們說這種病是一人病、

全家人跟著病。

梅蕙絲・威廉斯，四十九歲，建築師，有三個孩子，她是單親家長，八年前和結婚十五年的丈夫離婚了。她的長子安德魯，二十三歲，得了遺傳的肌肉萎縮症，已經坐輪椅了，日後會再漸漸失去語言、手臂和上身的運動功能；他在九歲時發病，到了十二歲開始急速惡化。這種病無法醫治，他的神經科醫師進行的預後是目前屬於運動機能慢慢退化，維持約三至五年，之後便開始心智退化，終至死亡。

我認識威廉斯女士，並不是因為門診會診，而是透過田野研究，我和她進行了幾次問卷訪問，了解她對兒子得病的反應，也看她怎麼看待兒子的病對家人的影響。

> 凱博文醫師，我跟你直話直說，希望您海涵，我覺得問卷的問題好離譜。我全都勾了答案，但覺得問的都是浮面的事，你真的想知道我兒子的病有什麼影響？好啊，那你就要看看我們家是怎麼被他的病拆散了，我和丈夫是怎麼分開的，家裡的每個人、我們的計畫、夢想，全都被打壞了。問卷上問，「對你和配偶的關係、你和子女關係的影響是輕微、中等、嚴重」，不管這問的是什麼──你知道我指的是哪道題──那和一家人全被扔進熱鍋飽受煎熬有什麼關係？和不時就想大發脾氣有什麼關係？和每天傷心到眼淚都流乾了有什麼關係？和一肚子痛苦、滿心空虛轉身離開有什麼關係？你應該研究的是這種種的影響合起來是怎樣，什麼都被它吞進去是怎樣。尤其是埋在內心深處

的絕望、挫敗的暗流。我內心一直有小小的聲音想表達，我要是跟你比較熟，我就會對著你大吼：醫師！這病要了這一家人的命！

我的心沒辦法穩定下來，沒辦法解決一點點事情。安德魯的病不會有停止惡化的一天，他備受折磨，我也備受折磨。約翰，是我先生，他怪我，這病好像是從我家族遺傳來的。約翰垮了，真的垮了，他受不了，沒辦法為家人做點事，連他自己在內，他只會逃避、渴酒。他幫不了忙，一點也幫不了，我也不能怪他，誰料想得到人生會遇到這樣的試煉？每天都要努力奮鬥才挺得下去。我倒是怪自己完完全全、徹徹底底沒有辦法把自己從安德魯受的苦中抽離開來一點點，一點點也沒辦法。我沒有自己的時間，沒得獨處，暫時脫離，不被打擾，找個完全屬於自己的小地方。他的病佔去了我整個人，當媽媽的又能怎樣？在這可怕的病和工作養家之間，我沒有、真的沒有，一點時間也沒有！沒有一點時間可以單獨給我自己。

你看看芭芭拉和金姆（她另外兩個孩子），他們過的是什麼日子？內疚，因為他們沒生病；生氣，非常生氣，因為安德魯佔去了我太多時間和精力。我承認，我的寶貴時間能給他們的少之又少，這些不滿他們全不能表現出來，因為造成這局面的那個人，就在你面前，正一天天步向死亡。他們不能在他面前發洩情緒，所以拿我出氣！跟約翰一樣，跟安德魯一樣，我也很想一樣，這家裡再也沒有人承受得起。

好了，我問你，這些要怎麼換算成 +3 還是 -3 的答案？

怎麼換算成十進位？這些你要怎麼拿去和別人的反應比較？我認為比較根本就不合理，我們又不是「東西」，這不是什麼「人際問題」，不是「家庭壓力」，這是人生的大劫難。我說劫難不誇張，安德魯出事之前，我們跟其他人家一樣，有時好，有時壞，我們也會遇到麻煩。可是回頭去看，那時候的日子真像是天堂，我都不敢相信我們真的曾經擁有那樣的日子，而現在我們一個個都像在水深火熱的地獄。我有時覺得我們一家人都一天天往死亡的路上走去，不是只有安德魯而已，連我父母、我的兄弟姊妹也都受到「影響」。凱博文醫師，你四下看看就好，你看嘛！這個家，你看到的，便是墳墓，我們一家人的墳墓。

珍妮‧海斯特的經驗，幾乎是梅蕙絲‧威廉斯的反面。海斯特太太，六十三歲，家庭主婦，丈夫山姆，得了慢性淋巴球白血病——淋巴系統腫瘤，長得很慢——十二年了。她有兩個孩子，四個孫子，她覺得丈夫的腫瘤，「挽救了我們的婚姻，說不定也救了我們的家庭。」

她同樣是在我進行研究時認識的，她說：

在山姆生病之前，我們原本打算離婚的，我們已經同床異夢一陣子了，我們各自有各自的興趣。結果，檢查出他長了腫瘤，很震撼，我們都嚇呆了，哭了好幾回，然後開始好好講話，我們已經好幾年沒這樣講話了。我也開始換個眼光看他，我想他應該也是這樣，我們改以睜一隻眼、閉一隻眼方式來看事情。有的時候，我真覺得是上帝故意要

這樣把我們又拉在一起，唉，不管上帝是不是故意的，我們真的又在一起了，而且孩子也開始關心我們了。他們原本都離家獨立去了。你也知道孩子在二十多歲時會怎樣，和家人的聯繫開始少了，想的大多是自己要往哪裡去，他們都開啟了新事業，組織起自己的家庭。可是啊，真神奇，腫瘤這件事，對他們的影響和我們一樣，他們開始常打電話回來了，也會回來看我們。突然間，我們都很喜歡搞闔家團聚，而且付出關心，真的，他們真的很關心我們，有時山姆和我會拿這開玩笑，說孩子們搞不好沒想到腫瘤（我說是癌症）會拖這麼久的時間，說不定他們以為一、兩年就過去了，結果一拖就是十二年，幾乎要十三年了，山姆還是很硬朗。不過，最棒的、絕頂的好事，就是我們這個家變得很牢固，我們一起承擔。

慢性疾病要不是形形色色，和世間眾人一樣有許多面向且各不相同，它就不會是個問題。也就因為這樣，我們要了解疾病的意涵，就不可以把重點放在意涵上，因為面目太多了；有像珍妮·海斯特這樣的，有像梅蕙絲·威廉斯這樣的，還有千千萬萬各種模樣，每位病患的病痛故事都不一樣。所以，我們反而要追究病痛意涵的**組織**；也就是病痛是怎麼出現意涵的，意涵創造出來的過程，以及破壞病痛意涵也被病痛意涵決定的社交情境和心理反應。

病痛為家人帶來的影響，有一個共通點：每位家人的經驗都必須自己去理解，都必須自己去找到方法來應對。這樣一來，每一家庭獨一無二的種種，在為經驗賦予意義的過程便會複製出來。文化和族裔的種種差異，社會階級和經濟的各種約束，還有其他因素，

在家人將病痛放進現實建構內時，都會顯現出來。而要了解病痛對某戶人家的影響，就必須了解這戶人家，而不只是有人生了什麼病。把家庭當成焦點，就看得出病痛這件事影響人際關係之深，不亞於對個人的影響。

我在本章談了三種病痛人生的人際脈絡：一是治療的場所，把某幾類慢性疾病套上雙重束縛；二是跨科別的疼痛醫療中心；三是家庭。這樣做，是為了說明病痛不單是一個人的經驗，病痛這件事與個人之外也有交互作用，也會傳遞訊息，也有重重的人際關聯。探討病痛的意涵，不僅在探討某一個人的經驗，和社交網絡、社交處境，還有不同類型的社交現實，也都有很大的關係。病痛的意涵是會流通的，是折衷出來的，病痛的意涵在共同生活的生命體中是無法分割出去的。我們要是好好檢視工作的場所、學校，或其他社會的重要機構，應該也會得出這一點，病痛是深植在社會裡的，因而也無法從這世界裡的結構和作用劃分開來。醫師和人類學家一樣，探討病痛的意涵，走的是探討人際關係的道路。

第十二章

製造出來的病：佯病症

受創的精神有誰能支撐？……想像你做不到的，恐懼、
憂傷、仇恨、悲哀、痛苦、恐慌……悽慘、陰森、乏
味、……不夠，少得多了，沒有話語講得清楚，沒有心想
得出來。這便是地獄的縮影。

英國學者羅伯・波頓（Robert Burton, 1577 - 1640）
（*The Anatomy of Melancholy*, 1621）

　　有一小部分病人有嚴重的精神問題——通常除了親近的人，
別人無從得知——會因種種理由而在自己身上製造出病痛，在自
己身上製造病痛的行為，例如自傷出血、自己注射病菌、在尿液
或糞便樣本加進血液、將體溫計加溫假裝發燒等等。這樣的人的
舉止也會造假，常做精密的生物醫學診斷評估和治療，浪費極大
的醫療成本，這類行為以前稱為「孟喬森症候群」（Munchausen's
symdrome），出自孟喬森男爵（Baron Munchausen, 1720 - 97），他
是一位冒險家，留下許多玄之又玄的傳奇經歷。依目前精神科學的
用語，這問題被稱為**佯病症**（factitious illness）。[1] 許多有這種異常

1　「佯病症」也可歸入「故意自傷症候群」（syndromes of deliberate self-harm），

行為的病患後來變成長期如此，裝出來的病成為人生的一部分。這和偽裝生病不一樣，佯病症的病患並沒有因此取得金錢或其他社交方面的利益，相對的，這問題會把他們原本就有困擾的生命搞得更麻煩。

葛斯・艾徹維拉就有這樣的問題。我初次見他時，他三十歲，是位歷史學家，正在住院評估他因貧血而引發的呼吸障礙。他的生物醫學檢查結果說不通，不太對勁，為他看病的幾位醫師都覺得唯一解釋就是：他得的不明肺疾是當時還沒人知道的，也就是他自己製造出來的。他住的那家醫院以醫學評估有系統且完備著稱，他在那裡做了各式各樣的檢查，想找出確實的問題。有幾項檢查確實找出了嚴重的併發症：胸骨骨髓採樣化驗出他的胸壁有深度感染，沒經驗的住院醫師進行肝臟切片結果引發內出血。住院這麼久，病情又麻煩，葛斯變得極為沮喪，主動要求和精神科醫師會談，我正好是那天當班的精神科醫師。

我到了葛斯住的病房時，他卻要我另外找間沒人用的房間會談，免得被忙進忙出的醫護人員打擾。我們一進那房間，他便求我盡快把他弄出那部門，也脫口說出心裡的恐懼：他擔心那裡的住院醫師為了找出他的病因，搞不好不小心就會弄死他。等到後來他向我透露，他生病是自己弄到出血，再把生理食鹽水倒進氣管，才讓我願意安排葛斯轉到精神科住院病房。

以下是葛斯的人生故事，是他住院還有之後進行一年的心理治

其他症狀還包括反覆自殘肢體，例如：劃傷皮膚、燒傷皮膚（參見 Favazza 1987）。這樣的症候群可能出於嚴重的精神疾病，例如：思覺失調症、邊緣型人格異常或自主神經異常。也可能和疾病沒有關係，而是文化限定的行為，例如儀式性傷疤。

療期間陸續講出來的。最後他不再治療，故事也就斷了，所以，他十五年前跟我說的故事並沒有結尾。我說出他的故事，是因為他的行為雖很奇怪，但可以教我們學會一些長年病痛和人生磨難會有怎樣的關係。

葛斯的父母是波多黎哥人，他是家裡的老么，生在芝加哥內城一處貧民區，惡名昭彰堪稱冠絕全美。母親生他時已經四十多歲，與前一個孩子隔了好幾年。她說葛斯是「靈」嬰，對葛斯、對別人都說他命中注定會和別人不一樣，會很難帶，命也絕對不好，我記得她在電話裡也這樣跟我說，還說：「靈嬰的個性很固執、刁鑽、很壞。你看看他把自己害成什麼樣就知道了。」

葛斯的母親生活困苦，工作勤奮，偏執，在葛斯還很小的時候就跟他說，她在生他時中風，導致她右手臂稍微無力，右腿則有比較嚴重的麻痺，所以她走路時跛行的狀況很明顯。葛斯母親對葛斯說，這都要怪他，她一再跟葛斯說都是他害的，她還說根本就不該生下他，真倒楣，後半輩子就這麼完了。他自己這輩子說不定也完了。葛斯四歲起，母親便扔下他一人在家，出門去別人家裡幫傭，母親一大早就出門，很晚才回家，有時候還一連幾天都不回來。他母親出門工作時，就把他鎖在小公寓裡，留他自己照料自己。母親一回家，要是見他身上髒了或是把家裡弄亂了，還會打他。有時候葛斯的兄姊在家，會照顧他，但他們大都不在家。葛斯的父親是無業的毒蟲，很少在家，就算在家也是打太太、打葛斯，家裡翻出多少錢、多少吃的，全被他搜刮一空。所以，葛斯怕他母親，更怕他父親，而且小小年紀就被迫獨立生存；六歲時就懂得出門買東西，甚至還會自己煎蛋，做一些簡單的菜，七歲起，就替人擦皮鞋、跑腿、打零工掙錢。

　　葛斯小時候矮矮胖胖，總是小心察言觀色，沒有朋友，也幾乎沒和同齡孩子玩耍過。他認為要不是這麼早就懂得養活自己，他準會因為沒人照顧、營養不良而早夭。他很早熟，學校老師很快就發現他的智力超群，學業就此成為他生命的重心，但他對成人及其他小朋友還是時時提防，很有戒心。他不和人親近，極愛看書，同學愛嘲弄他體能太差、功課太好。而他父親也是他飽嘗羞辱的一大源頭，有一次父親吸毒後闖進校園，到葛斯班上威脅老師，同學認出這個臭名遠播的家伙是誰，拿這奚落葛斯，逼得他拔腳就跑，暗自發誓他最恨父親、母親，他一定要扔下他們獨自生活。十四歲時，葛斯真的做到了，他自己離家租房獨居，利用課後和週末打零工維生。

　　由於他母親拿自己殘障的事來怪他，這件事他很在乎，所以十幾歲就常到住家那一帶的醫學圖書館查資料，一心要搞清楚中風是怎麼回事，和生產又有什麼關係。他跟我說，他一定要搞清楚「我母親的問題，到底是不是要怪我。」他同樣因為這緣故，跑到她母親生下他的那家醫院去打工，想辦法弄到許可，進醫院的病歷檔案室查閱，終於讓他查到了母親的舊病歷，開始想辦法讀懂病歷。但他還是沒辦法搞懂母親的指控是真的嗎？病歷真能幫他洗刷內心的創傷嗎？葛斯對我透露過，回想起來，這種感覺好像在他對自己的感覺裡下了「毒」，扭曲了他的思想和感情。

　　葛斯十八歲時，他內疚、憎恨自己的感覺開始和突發的恐慌、失眠連在一起，就算靠毒品也沒辦法紓解。他有時通宵無法成眠，靠苦讀和苦思過往人生來打發。他內心煎熬、輕蔑自己的感覺，強烈到他覺得不自殘不行，他在家徒四壁的租處以頭撞牆，也不足以些許緩解。有一天，他從醫院裡偷了幾支靜脈穿刺針頭回家，他站

在洗臉台前，拿止血帶綁住手臂，對準鼓起的靜脈刺下去，看著鮮血噴出來。時隔將近十三年，他跟我說他本來沒想過要在自己身上弄出什麼病來的。不過，他發覺刺中靜脈看著鮮血流出，可以紓解他鬱積在心裡的感覺。後來，每天這樣放血，幾個星期過後，他開始覺得疲乏無力，他到醫院的門診去看醫師，但沒跟醫師透露實情，反而跟醫師說他不知道自己為什麼會貧血。

葛斯就這樣有了第一次住院檢查的體驗，之後一再重複多次。他記得他看著醫師「忙東忙西就是搞不清楚哪裡有問題」，感到很高興，那時他有一種報復的快感，像是在為他母親的遭遇找醫師算帳。這種要求公道的復仇快感，在他十幾次住院時一再重演，葛斯就這樣走上自致病痛之路，將他想像力的創意發揮得淋漓盡致。葛斯傑出的學業表現，為他掙到大學獎學金、出類拔萃的大學成績，再到美國南部的名校讀研究所，專攻歷史。不過，葛斯的佯病症也隨時間加重，先是引發貧血，之後推展出可怕的儀式：把食鹽水倒進支氣管，反覆引發肺炎，最後演變成慢性肺纖維化。有幾家頂尖的醫院，醫師常懷疑他是自致病痛，但葛斯從來沒被拆穿過，也沒人直接對他提出過懷疑。遇到要作詳細檢查，他就會跑掉。不過，他一般儘量待久一點，以便把醫師搞得昏頭轉向，雖然住院會對他的學業、金錢、私生活都構成很大的干擾。

葛斯覺得這些事，每次都在他的掌控中；他會小心控制吸進去的東西，這些足以誘發嚴重但是小範圍的病徵，足以教醫師擔心，但不至於危及性命。不過，他在我們認識的那家醫院，就有點例外。他在那裡發覺事態發展好像超出了控制。他跟我說：「我覺得他們要是沒看我病到死，沒看到解剖報告，他們就不會放過我。」

他的病，還能拉近他和母親的距離。（他父親先前因為吸毒導

致併發症過世。）葛斯每次一住院，他母親就會把她傷人的偏執心理轉換攻擊方向，從自己的兒子轉向兒子的醫師。這時她會出力協助兒子康復，通常會接兒子回她家照顧，讓他好好休養一陣子。儘管如此，她的執念還是沒消失，還是認定這么兒必須為她生產時要命的併發症負責，這么兒有從靈嬰那裡來的邪惡性子，命不會好。

葛斯就這樣過著完全不同的雙面人生；在大學裡他不僅是出色的學者，也是學術圈盡責的一員，肯花時間輔導少數族裔學生，也為當地貧困社區的推廣教學計劃當老師；然而他的私生活同時也變得愈來愈怪異，他有很多泛泛之交的朋友，但幾乎沒有親近一點的好朋友，當然他也不會對朋友說起他的問題。他從十幾歲起便一直留著一幅畫，畫面是一名赤裸的美洲印地安人慘遭殘酷的西班牙主子凌虐，這種原住民遭強暴的性虐待畫面，便成了他成年之前唯一能夠傾吐心聲的知己：跟他一樣孤獨無依，被他人排擠。這圖畫在葛斯這裡，從鍾愛的收藏變成迷戀的物品，不管他搬到哪裡都會帶著，還會對他坦露內心的創傷。一天他對我坦承，在他進行自虐的儀式戕害自己的身體時，他這「朋友」會在一旁觀看，見他以這麼野蠻的方式驅逐內疚，還會安慰他。

葛斯在我這裡剛開始治療時，精神沮喪，有自殺傾向，有活躍的幻覺和妄想，不過，經由抗精神病和抗憂鬱症藥物加上談話治療，這階段很快就過去了。然而，那一年，我也明白看出他有嚴重的人格異常，而且一點也沒改善，他自致病痛的的行為，前九個月沒再出現——這是他十八歲以來維持最長的一次。我們進行的心理治療，將他人生故事的痛苦細節走過了一回。葛斯將他強大的想像力和專業的歷史素養，轉用來為他無法化解的內疚、為他贖罪儀式所用的病態圖像，尋找在他家人那裡的可能源頭。我對他有所了

解，便開始看出有一些可以用來解讀他自傷及自殘的行為的關聯
——縱使不能作為他行為正當的解釋。我還很著急，一心要救他，
這在治療是危險的徵兆。他受苦這件事我可以支持，但以殘忍的手
法懲罰自己，我就沒辦法了，我一定要他住手。治療快滿一年時，
我發覺他又開始施展他可怕的報復，但是滿心糾結說不出口。我找
他對質，把心裡的疑惑講出來，他大發脾氣，說在治療關係上他不
是依賴的一方，他反而會獨自決定治療什麼時候該叫停。講出這話
之後，他就消失了，自此我再也聯絡不上他。

　　長年病痛在葛斯身上有他個人獨有的意涵，唯有放在他與眾不
同的內心世界、擺滿拒馬的情境裡，才有辦法理解。而我也看到他
正走在一條漫漫的悲劇長路而且會走到盡頭。病痛的個人意義始終
都很重要，但也常被我在前幾章談過的那些社會和文化意義主導。
在許多人身上，病痛的心理意涵是影響病痛歷程最強大的力量，不
過，即使是這樣的病人，自致病痛也是極為罕見的事。

　　在我專攻慢性疾病的醫學生涯，遇見過五十例佯病症，只有寥
寥幾件和葛斯的情況一樣怪異。他的故事會令我不寒而慄，對我的
現實觀形成挑戰，但他的故事也教會了我這件事：**惻隱之心可以克
服厭棄，在截然不同的世界當中搭起橋梁，不論橋梁何其脆弱、破
碎**。這樣的功課，臨床醫師遲早都會學到，一般是在照顧平常的病
痛人當中，遇到平常一點的現實而領悟到的。佯病症指向的去處，
比較黑暗，比較執著，更不容易平復，也不太容得下重新解讀成純
屬認知，或是感情對病痛的反應而已。每一例佯病症都在揭露內心
世界一條條深長的裂縫罅隙，其間有傷痕滿佈的靈魂，硬要將感受
到的痛苦可怕地重演。**憂鬱、焦慮、內疚、憤怒**等等字詞，不足以
代表潛伏在深處、自苦自傷的心靈力量，這樣的力量還在創造病痛

的經驗、強化病痛旳經驗。其間依然有重要的事情沒說出來，我們每個人獨一無二的性格總有一些東西躲藏著，連我們自己也不一定看得到，導致活著像在地獄，活著便是病痛。

第十三章
慮病症：似病非病的病

模仿才是原創。

　　人類學家克里佛・葛茲（Clifford Geertz, 1926 - 2006）

　　　　　　　　　　　　　　　　　　　　　　　（1986, 380）

　　慮病症是指沒生病卻擔心有病，在當代精神醫學歸類為一種慢性症狀；病人老是害怕自己生病了（恐病症 nosophobia），儘管醫學證據證明是相反的狀況：沒生病。也就是說，病人擔心他可能病了，但醫師卻找不到生病的病理證據，證明病人的擔心有理；以生物醫學的二元術語來說，這樣的病人有病痛經驗但沒有生物方面的病症病理。要作慮病症這樣的診斷，醫師一定要確認病人根本沒有罹患自己擔心的疾病。要診斷病人的慮病症已轉變成長期的狀況，醫師一定要說服病人他沒罹患他所擔心的病，但很難說服，因為病人要是能接受醫學證據，那他就不會有慮病症了。本書納入慮病症，是因為這樣的病勾畫出醫、病有關病痛的意涵和經驗，兩邊的關係是變動不定的。有關慮病症的意涵還有經驗，外行和專業這兩方是有落差的。兩方在語義、生存經驗的分歧，將醫、病兩方原本就有的緊張關係又再放大，以致挫折和衝突在所難免，但也會伴隨帶著苦笑的領悟。

典型的醫病關係是病人訴說不適，醫師診斷病症，慮病症卻顛倒這樣的關係，變成病人訴說病症（「我覺得我得了喉癌」，「我看我有心臟病，快死了」，「我知道、我就是知道我得了自體免疫疾病」），醫師卻只能確定病人有病。

依照標準的教科書說法，醫師不信慮病症的病人得了他認為的病，但病人自己是堅信的。但在現實裡，沒幾個慮病症病人的精神問題是這樣的。[1] 病人對於自己認為不對勁但醫師認定沒問題的狀況，並不是完全感受不到兩方有差距；慮病症病人一直擔心自己生病，並不是出於妄想症那種確定感，而是因一直懷疑而萌生強烈的不確定感。病人沒辦法要自己去相信他沒得他說的那種病，或相信醫師說他沒得他說的那種病。那麼多生物機能檢查用在慮病症患者身上都沒用，原因就在這裡：慮病症病人知道沒有哪樣檢驗夠完整，或者夠準確，可以在病症最早、最輕微的階段就確定下來，給他絕對肯定的答案說他沒得病。慮病症患者面對醫學體系投來的質疑，就不得不極力擺出沒什麼好笑的樣子（irony），還真教人哭笑不得。[2] 慮病症患者說不定平時原本絕頂風趣的，但到了醫師的診間，可就不苟言笑、不容別人質疑、無法自嘲的模樣。在醫師面前萬一不小心露出一絲苦笑，那可就沒辦法把問題說得有多嚴重了。其實，醫、病兩方在這裡的衝突既荒謬又明顯，兩方板起的臉孔應該換成大笑才對。所以，慮病症病人一定要護住他的人際假相，也

1　有一種不常見的慮病症，病人沒有病識感，而且害怕病痛的種種表現，具備了妄想症的種種特徵（固著的錯誤信念，別人沒有），這稱為「單症狀慮病精神病」（monosymptomatic hypochondriacal psychosis）。這樣的病症，最特別的是病人的精神病只限於這方面的經驗。

2　irony 在古希臘文原始的意思是「裝不懂、裝糊塗」。

就是絕不懷疑他的疑問有問題，慮病症給人帶來的最大困擾，說不定就在病人堅決認定他覺得自己病了不會有錯。當然，還是有一些病人看似真的一點也不懂得他們的主訴教人笑也不是、不笑也不是——這樣的病人看待身體的態度太認真了，沒一絲幽默感，還帶著憂懼。

慮病症病人常會說，他的病痛行為跟其他人不一樣，所以才覺得他這病放不進現有的生物醫學分類裡；但臨床醫師看得很清楚，病人的慮病行為不過是他見過的同類病人翻版，語言和經驗都非常類似。病人憑直覺認為他的病和別人不一樣，醫師也憑直覺認為病人的病不過是從教科書的例子抄過來的——醫、病兩邊有衝突不限於慮病症，慢性疾病的醫病關係有許多就在複製這類大摩擦。這樣的衝突起自兩方是以不同的方式在體驗現實，病人的行為表面上看似和其他有同樣病症的人一樣，但是個別病人的行為也表達出各自生命才有的特殊意涵，病人各自的意涵又再決定各自特有的病痛經驗，與他人絕對無關。慢性疾病的治療要有效果，核心就在於各人特有的或眾人都有的，必須再整合，組成全人（holistic）的照顧。[3]

治療慮病症的手法包括：說服病人他們的病並不是他們想的那種，而是另一種精神方面的疾病。[4] 而慮病症教人哭笑不得的情

---

[3] 近年用得最浮濫的字詞，大概就屬 holistic（全人、整體）了，這字詞一開始指的是醫療除了要有稱職的生物醫學治療，又要有心理社會的關懷。後來被運用成商業廣告的標語，販賣醫療照顧的品牌。在此我用的是原先的意思。

[4] 有的慮病症患者一開始是生理的，後來再慢慢轉變成心理的。依我的經驗，這是很危險、很討厭的轉變，因為精神醫學幾乎沒幾樣基準，可以用來推翻病人（或是精神科醫師）自己認為可能生了什麼病，這和其他醫學不同。

況，說不定還能讓醫師領悟一些事情；醫師知道這病算不上是醫學病症，不像美國精神醫學會頒布的診斷標準（DSM-III）說的，這反而是一種症狀，在各形各色的精神病症都找得到，從思覺失調、憂鬱症、焦慮症到人格異常，不一而足。至於生物醫學醫師，也知道自己一樣是在這中間瞎攪和的人，只要他從醫學訓練學到的，是他抓不準病人的症狀是真沒有生物病變、還是他找不到罷了；醫師當起醫學偵探，慣有的職業疑慮便包括心裡老是懷疑，還有最大的化驗絕招沒用到，所以放不下。結果呢，慮病症患者的疑慮正好和醫師心裡的疑慮相輔相成，因為醫師雖然費盡唇舌說服病人他沒病，但醫師心裡有數，他自己可永遠無法真的確定病人真的沒病。臨床診療工作都是帶著機率的，與生物學一樣，而不像物理學（Mayr 1982），醫師永遠做不到百分之百確定，一般有百分之九十或九十五就很好了；要說完全沒有懷疑，絕不可能。慮病症患者正好挑中醫師內心懷疑的刺，注定要惹醫師不快，醫師常覺得這樣的病人很討人嫌，大概這也是一大原因吧。

下面要談的幾件個案，便是我這論點的例證，說的只限於這四名患者的生活中教人哭笑不得的病痛意涵。

不知躲在哪裡的病

阿尼·史布林格，三十八歲，未婚，系統分析師，任職一家小電腦公司。阿尼一連有十四個月都在看醫師，因為他擔心腸子長癌，這期間他找過基礎醫療醫師超過二十次，他的醫師後來把阿尼轉介給腸胃科醫師，上、下腸胃道都作了 X 光檢查，也照了胃

鏡、乙狀結腸鏡、腸鏡（也就是以光纖內視鏡把大腸、直腸、胃全都仔細檢查一遍）。阿尼還自己另外去找了兩位腸胃科醫師看診，上述檢查他們都再做過一次，還幫他作了腸胃道的 CT 掃描（CAT scan：電腦斷層掃描，更精確的 X 光檢查）。後來阿尼是由一位外科醫師轉介到我這裡，因為阿尼找那位外科醫師討論是不是可以採用剖腹術（動外科手術剖開腹部檢查腹腔），看看他有沒有長癌。

阿尼和他的基礎醫療醫師搞僵了，兩人相持不下。

> 他人很好，我知道他的醫術也沒問題——至少我想是吧——但他就是不肯相信我可能得了腸癌。畢竟小腸裡還有很多地方是內視鏡和 X 光都看不到的。所以，他怎麼確定我真的沒長癌？何況還要考慮腸子是疊起來的狀況啊，要是那腫瘤長的非常小呢？欸，你說說看，你們又沒把腸子全都掏出來拿顯微鏡好好檢查，對吧——真要說，還要用電子顯微鏡才夠仔細呢。真要把還在最早、最早期的腫瘤找出來的話——沒這樣做，不管他、還是你、還是哪位醫師，真的敢說我沒長癌？我是指百分之百沒長癌。

阿尼的醫師反駁阿尼對生理病症的看法，祭出機率來和他理論。這些在科學或許是站得住腳，但在阿尼看來，一講機率就表示他們輸了。

> 你看啊，假定有某一種檢驗是百分之九十九‧九確定沒有癌症，那還是有那麼一丁點兒不確定，對不對？就那麼一丁點兒，只需那麼一丁點兒，不就得癌了嗎？還有，是

啊，腸子檢查這件事，全天下不是還找不到有哪一種檢驗可以準確到這地步的？

阿尼對醫師的另一招數一樣有備而來，醫師說他的問題不是長癌不長癌，而是焦慮。我們第一次面談，他就明白跟我說：

凱博文醫師，我知道你是精神科醫師，但你看啊，我的問題跟精神病沒關係，是生理方面的。我有一大堆腸胃道的症狀，我擔心我得了癌症，腸子長癌。檢查一切正常，目前如此。可是啊，我那，我是說上一次看的那醫師，路易斯醫師，外科的，建議我來看精神科醫師，因為他——跟我固定看的醫師、還有我看過的另一位專科醫師一樣——覺得我擔心的事情，唉，沒道理；我是說他們覺得我滿腦子都是怕自己得了癌症的念頭。所以說呢，問題就在這裡，我知道這件事搞得我很緊張，但你想想看，你要是跟我一樣覺得自己有可能得癌症——及早發現還有可能治好——你的醫師卻怎樣也不相信，你能不緊張嗎？

阿尼對於他的腸癌倒是沒妄想。

我也不是完全確定我的腸子裡有癌細胞。其實，做了那麼多檢查都沒查出來，我是常想應該是沒有吧。但後來我開始懷疑不對勁了，我愈想這些事，心裡的疑惑就愈多，我有應用物理學博士學位，在當系統分析師，現在我一讀癌症篩檢的醫學文獻，就嚇得要死，是真的嚇得要死哦。出

現偽陰性（false negative，已有病變但沒檢查出來，而得出正常的結果形成誤導）的機會那麼多。這一門科學沒那麼好吧。至於這個機率的事，唉，物理學家聽起來可是大有問題；我是說我們物理這裡用的是定律，生物醫學就沒有真的叫定律的。只要你想抓的是問題出現的頻率，問題在一群人裡多常見，那麼機率是沒什麼不能用的。可是，你要是想要一個人，像我這人吧，有絕對的信心，那麼，至少在我看呢，機率就一點也不能用了。

阿尼偶爾還會拿自己怎樣也放不下腸癌這件事，來取笑自己。

真的很離譜。我這是在搞什麼啊？竟然質疑專家的診斷，大家都覺得這是我自己多疑、幻想出來的，我卻擔心得要命，我是說，很好笑啦，真的。要不是為了這事我已經花那麼多時間、那麼多錢，我真的會笑出來。

我不是不知道這有點像著魔了，我真的覺得我這樣擔心是有問題的，要我看看自己做了什麼，我是會想，「這家伙瘋了是吧！」但我那些症狀也是千真萬確的啊，只是大概還不明確吧。而且我心裡的擔心也是真的，擺脫不了。有的時候——這我可以跟你說，但絕不會跟我的醫師說，他們會把我趕出診間——看我這麼煩惱而他們也認真在處理我的煩惱，感覺真好。有時候我就覺得我要不賣力說服他們，他們才不會信我，這情況你說有多奇怪。他們要是跟我說：「沒什麼好擔心的，你一切都好。」我會有疑慮；他們要是跟我說有一點狀況不太對勁，要作進一步檢

查，我一樣會有疑慮。畢竟照 X 光什麼的都有危險，連內視鏡也可能戳破結腸。我要是真說動他們為我作檢查，之後我又開始擔心，這樣搞不好反而會給自己再多惹上麻煩。我還知道我會在這裡跟你講話不是沒道理的。

阿尼的慮病症已經有很長一段時間了，十年前他因為頭痛老是不好，而覺得一定長了腦瘤，過了三年，他才終於接受醫師的診斷，說是慢性緊張性頭痛。之後，他又擔心得了皮膚癌；因長了許多痣，所以一再作皮膚切片，排除黑色素瘤的可能——每一個都正常——甚至看過整形外科，看看能不能作大範圍植皮。他記得小時候就會害怕，是不是有什麼「不知躲在哪裡的病」。

反正就是有東西，凱博文醫師，我就是覺得我身上長了那麼一樣東西，不知躲在哪裡，一定要找出來才行，那東西就躲在沒人知道的地方，這感覺很嚇人，就像小孩很怕樓梯上頭黑黑的，不知道有什麼躲在那裡。你知道我是系統分析師，我做的就是一直在整理，把事情弄得整齊一點。我想你要是說我討厭不整齊也可以吧，連職業之外也是。

不知躲在哪裡的病，這比喻在他說起不對勁時常出現。「我覺得有一種不太明顯、像抽筋那樣，噁心想吐的感覺，像小腸那裡有壓力，你知道，就是腸子疊起來蓋住的那一段，腸胃專家也看不太清楚的地方，那裡是有可能長東西，癌症腫瘤，沒人知道。」而且幾乎一定會連上癌症是隱形殺手這樣的觀念。

你看嘛，要是不找出來——我是說要是放著它一直躲在那
裡，愈長愈大，惡性轉移——無聲無息，你知道嘛——你
可會沒命的，我是說我……你看嘛，凱博文醫師，我們這
世界科學這麼發達，卻沒辦法確定有沒有個隱形殺手躲在
哪裡，這我看不下去。有這麼多科技可以運用，我就是要
把它找出來，我要控制機率。

很認真在擔心

　　伍夫・席格，四十一歲，無業，原本經商，堅信他有嚴重的心
臟病。過去一年半，他已經進出地區醫院的急診室不下十次，每次
都說他胸痛，兩手麻麻的，喘不過氣來，呼吸急促，心悸，覺得他
就要死了。[5]

　　「他們覺得我發神經，他們準是這麼想的，我感覺到他們在
背後笑我，對這問題我可是十分認真，每一次我都覺得我快要死
了。」

　　伍夫擔心的事情很多，擔心他是不是找得到符合他能力的工
作，也擔心太太會因為他而要承擔很大的壓力；他太太是銀行主
管，現在要養他們兩個。他擔心自己的父母，他們年紀都很大了，
也擔心他的投資，最近的情況不是很好，又擔心他打的網球，這方
面他就從來談不上好了。不過，伍夫最擔心的（「叫我伍夫就好

5　這些症狀全都符合恐慌症，一種焦慮症。早先這稱為「過度換氣症候群」，
　　現在則認為恐慌症發作是引發換氣過度的原因之一。

〔 Wolf，有「狼」的意思 〕，我其實就是披著狼皮的羊，但叫我伍夫好」），是他的身體，「愈來愈差，年紀是部分因素，運動也不夠，我還偏愛暴飲暴食。膽固醇，我父親的心臟問題就是這樣來的；我的呢，現在是正常值的上限。」伍夫以前會擔心過度換氣——這是長期的老毛病——氣喘（他沒有氣喘，但祖父和哥哥都有）、糖尿病（「我母親家那邊的遺傳」）。他甚至擔心他的焦慮，「我這人擔心起事情可是認真得不得了，天字第一號擔心大師。沒見過我啊，你不會懂得擔心是怎麼回事。」不過，之前一年半的時間，他擔心的是他的心臟：「他們跟我說一切正常，完全正常。鬼扯！要是正常，我怎麼會胸痛？會心悸？兩手發麻？他們還覺得我都正常。我，我很清楚才不是。」

伍夫在一位內科醫師那裡看了近十年的病，那醫師也是他父母的醫師。

那個哈利啊，就是我那醫師，他就嫌我，說我對心臟問題看得太嚴重了，要我放鬆一點，不要擔心太多，不要管它，它自己就會好了。「小伍啊，」（他認識我很多年了）他說：「你就別瞎操心了，你的心臟沒問題，有問題的是你的神經，放輕鬆一點，帶太太一起出去吃頓飯，找找樂子吧。」聽這話像是根本就不知道我是怎樣的人，我一遇上問題，就會擔心。這是問題，所以我就擔心。他是在跟我說這不是問題嗎？

伍夫講話會有怪里怪氣的感覺，忍不住想笑，他就像是滑稽漫畫裡的慮病症病人，而且還是外國版。可是過了一陣子，至少還

在診間裡，就會發覺他其實認真得不得了。[6] 他對自己害怕病痛的事，幽默不起來。講起其他事，伍夫的眼神閃得何止淘氣，他一開口就妙語如珠，話裡夾槍帶劍的粗俗調調很逗人喜愛，但話題一轉到他的症狀，他可就嘮叨得煩死人了，講過的話一講再講，心思全撲在這事上。

我跟伍夫說他的問題是心理生理性的，有過度換氣加上恐慌，再加上隨之而來的生理併發症狀，建議針對他的焦慮症和促成焦慮症的人格特徵進行治療，有助於減輕甚至消除他的慮病症。他聽了簡直五雷轟頂：

> 醫師啊，你這是在說我才見過你三回，你，就一樣覺得我啥也不用擔心？那我這擔心，是算人格問題還是焦慮症？我承認我這人愛擔心，你要說我有神經質焦慮也可以，可是慮病症？我？伍夫·席格，他可是為了擺脫這些痛苦的症狀，切掉一條手臂都可以的！我跟你說，我有堅忍的精神，才沒有慮病症！你聽了要是覺得我在誇大──你們是這樣說的？──我向你保證，感覺才不是這樣，我擔心的是我身體真真實實的問題，我忙得沒時間有心理問題，我才不想管什麼心理不心理的問題。我在你這裡說不定是多強調一點症狀，這樣才好讓你知道怎麼回事嘛，讓你知道我遇到的狀況──活像是身受酷刑。我那感覺就是像這樣。我的狀況，沒多少人撐得過去的。心臟，問題在這

6　我覺得伍迪·艾倫（Woody Allen, 1935 -）在電影《漢娜姊妹》（*Hannah and Her Sisters*, 1986）演的角色，就有一點像伍夫，不過還沒伍夫那麼有趣。

裡。其他我擔心的事是別的狀況。那些不管，我來找你是真的有問題才來的，那就是我心臟的問題，結果你對我跟哈利一樣，竟然不相信。這就傷人了！我跟你說我今天午餐過後出了什麼症狀——我沒進急診室……

專心致志詮釋

葛萊蒂思·伊斯法罕迪亞瑞安，四十九歲，未婚，亞美尼亞裔美籍口譯員，任職於華府大型國際機構，她出生於蘇聯，精通亞美尼亞語、英語、土耳其語、波斯語、法語、義大利語、俄語等七種語言。她胸部有壓力痛、輕壓痛、鈍痛、尖銳痛等「不舒服」的感覺，長達十五年以上——她還會以她會講的七種語言來說「不舒服」。她的說法都差不多，「不太明確，煩人，胸口有不安的感覺，就在心臟周圍，大概吧。」十五年來她大多有這些症狀，必須看醫師，她擔心是心臟和肺臟有問題。

說不定是心臟和肺臟都有病，這是我們伊斯法罕迪亞瑞安家的家族病。我也抽菸，所以你看囉……這實在很奇怪，甚至難以置信，可是你看這麼多年下來，沒有醫師找得出來是哪裡有毛病，我作了不知多少檢查，有時候會檢查出小小的異常，但後來還是沒事。這些年這樣病痛很慘的呢，而且還落得，怎麼說，這要怎麼說呢？落得你都不知道自己是誰了，像是困在幽冥界裡，可以這樣說吧。我呢，既不健康，也沒病痛，我生的病叫不出名稱。喔，有

醫師跟我過是「與壓力相關」、「心身症」、「慮病症」
──換句話說，都是我幻想出來的。胡說八道！假如是我
腦子在作怪，怎麼會是胸口不對勁？莫名其妙！所以，你
會問我為什麼要來看精神科醫師？還不是第一次？我是來
看看「心理因素也有關係，而且可以治」，這是塔哈迪醫
師說的。欸，與精神科醫師聊天，拿來打發時間還會有比
這更好的嗎？我脾氣不太好，還請見諒，可是啊，我不是
不樂意見你，與一位大教授聊聊，一定能學到些什麼，可
是呢，我的問題是在胸口，不在腦子。

葛萊蒂思外表迷人，閱歷廣博，是個走遍天下的傑出女姓。但
講起話來，不是開頭就是結尾一定用她磨得很漂亮的句子拉到自己
身上，不是形容她的症狀，就是說她擔心這狀況會有什麼結果。

大概會死，然後人們會說我走得太早了，害得醫學都來不
及界定我這問題到底有什麼病理性質，搞不好就稱為「伊
斯法罕迪亞瑞安症」，我是第一個罹患的嗎？真這樣，那
還真是蠢到家了。我們家族多的是這樣問題的人，他們在
老家那裡跟我說這是很常見的問題。我要是沒被這病害死
──看情況，我應該也沒病到那程度──也會被這病搞成
廢物。這問題已經占去我太多時間，打亂我很多事，連我
作口譯都有麻煩。
　醫師，你別跟我說什麼壓力不壓力，也別講憂鬱和焦
慮，我跟你保證，這些都不是問題，問題在這裡，這裡，
我胸口正中央──我的心臟和肺臟都有損傷。你問我個人

的生活史幹嘛呢？這跟心臟、肺臟能有什麼關係？

我在考慮要把身體捐作科學研究，說不定唯有這樣才有辦法判定細胞、組織什麼的到底出了什麼毛病。可是，多慘哪！因為他們搞清楚這是什麼病時，我已經死啦，太遲了對我不管用了。

我們進行過幾次會談，而我想把話題轉向葛萊蒂思的感覺或個人生活，卻極為困難。不過，我後來還是知道她「心臟和肺臟病」惡化，和她交往多年的男友尼奇‧卡什利，兩人的關係動不動就颳狂風暴雨有關係；她和男友三番兩次像是快要結婚了，對方卻又突然踩煞車，央求她再多等一等，給他時間「好好想一想」。

他有什麼好想的？一想就是八年？對啦，對啦，尼奇說不定是我病情惡化的原因。你說的沒錯。看看他是怎麼傷我的心和肺。他就是個渾蛋！湯瑪斯‧曼（Thomas Mann, 1875 - 1955）寫的小說《魔山》（*The Magic Mountain*, 1924），有一個角色說愛情是病，大概就是這意思吧。但我不相信這是病因，這只是害我的病惡化的原因之一。

我們進行了三次面談，她在最後一次時稱讚了我一下，「真高興聽到你這時候問我：對我的病有什麼感覺；所以，你現在知道你面談的這人是真的生病的。你一定要把這寫給我那些醫師看，幫我說服他們相信，我真的是心臟、肺臟都有問題的病人！」葛萊蒂思在這次面談還跟我說：

你對我的病，是走一個方向在詮釋，但對我的人，你走的
是另一方向。我覺得這裡有轉譯的問題，而你看，我可是
這方面的專家，正好在此。我講的是生理的感受——不舒
服、有壓力、不太清楚的感覺、不舒服的感覺——你講的
是隱喻，是雙關語。這又不是語義學的病，這是我身上的
病。大腦會在身體裡嗎？我才不信。可是話說回來，我們
都說愛情是在心裡，所以，要是愛情是生理的狀況，那它
說不定是導致我已有的病情惡化了。你真把我搞糊塗了，
我的問題比你想的簡單，就是心臟和肺臟的問題。

死亡請命狀

菲利普斯・賓曼，五十五歲，在美國西岸一所大型大學擔任文
人學科教授，長得很高，但非常瘦，一頭灰髮剪成小平頭，戴金絲
邊眼鏡，兩道粗黑的濃眉；大大的臉被他繫的細領結襯得更大。賓
曼教授的妻子因白血病過世，之後一連六年，他便「被我也快死了
的頓悟纏住」，這是他自己說的話。他認為他的病是：

一種失衡，荷爾蒙分泌大失衡，問題就是這樣，我有甲狀
腺的疾病很多年了，我看過的那些醫師只有一位查出來。
看起來好像不是一直都有，而且非常輕微。我只知道這可
能不過是會加速老化的過程而已，但我的精力已在流失，

感覺生命力正一點一滴消失。[7]

賓曼教授搶先說：「不過，我的困擾不在甲狀腺有問題。我們人都會死，我就覺得這時候我正迎向死亡，我知道我現在正一路走向墳墓，無法回頭，我每天都想到死的事，這是很沉重的負擔啊！像一隻冷冰冰的手抓住我就是不放。我覺得死亡已經滲到我的皮肉、骨血裡了。」賓曼教授並不符合憂鬱症的標準，或別的精神疾病標準，而擔心病痛的慮病症，也不太掌握得到他真正在怕的事，他怕的重點不在他覺得他病了，而在死亡。

> 我是死亡的奏書，就是古代中國文人上呈給皇帝，為危及儒教的種種情事、為生民請命那樣的奏書。我聽見自己上奏的是死亡，我看死亡從四面八方一步步逼進，我感覺到死亡在我體內以很慢、很穩定的腳步逼進。我沒妄想，沒幻覺，只是對這過程極為敏感，我知道這過程人人都受影響。我想要擋住它，不讓它再逼進。我呢，我，我算是率先承認的吧，我被死亡嚇破了膽，眼睜睜看著妻子死去，這對我是很大的震撼。之後我就開始感覺到死亡也進了我的身體，於是我去看醫師，能說什麼呢？跟他喊救命啊，我要死了，我好怕死？說不定我應該說我把別人都藏著的東西看得太清楚。只是在我這裡，我這病恐怕老化得太快

7　賓曼可能從沒得過甲狀腺疾病，但他作過的十幾次甲狀腺檢查，確實有一、兩次得出的結果是不正常的，這符合化驗室隨機的失誤率。我也從他當時看的內科醫師那裡，得知檢查結果看不出有活性的甲狀腺疾病，也沒有臨床理由懷疑有這方面的問題。

了，死亡會提早到來。

　　這中間有太多東西搞得人哭笑不得。相關的文獻我都知道，我是說有關死亡的偉大作品，我讀了再讀：柏拉圖、西塞羅、奧儒略、基督教早期教父、莎士比亞，連現代作家也沒放過。但有什麼用？當然沒辦法紓解我的恐懼，說不定還害我更嚴重。我也知道這樣被死亡的事情纏著，是軟弱，是精神軟弱，是靈性病了，但我好像找到了一個人瀕死時，體內的變化會教身體有怎樣的感覺。說是「找到」也不對，我應該說是學會怎麼去感受那感覺，只是搞得我現在停不下來。我覺得自己像是自然學家眼看著花園陷入寒冬，我了解佩脫拉克說的「在盛夏凍結」，是什麼意思了。我不知道你對這樣的事能給怎樣的協助。害怕自己身體死去的感覺——來得太早，超齡的恐懼。可是，恐懼就是壓過一切。我不再是站在一旁觀察死亡的歷史學家了，我是死亡的歷史。

詮釋

　　醫師是有可能更改病人的病歷的——單憑醫師學過如何書寫病歷，這還不簡單——或是像前述個案，醫師也可以自行從對話裡挑選合用的部分重新組織，得出符合某一病症的基型徵象和症狀。我也相信醫師寫病史時會使用的這種濾鏡，在醫師聽病人問題、問病人問題時，一樣套在醫師的專業模式裡。所謂典型病症不過就是從亂七八糟的一堆麻煩狀況裡，搞出一具雕像般的東西——對這個案

而言只是複製品而已。我要是將這些例子錯綜複雜的狀況以及關係說清楚，各件個案的差別就會比較明顯。老練的醫師使用的花招，就是先診斷出病症然後對症下藥，這樣病人就有了合宜的生物醫學治療，只不過之後，卻又會把病症看作是他依他的診斷訓練，利用生物醫學的象徵，做出來的東西。技術干預或許可以改善甚或治好生理的病症，卻未必治得好一個人的病痛。真要治療一個人的病痛，醫者一定要有膽量走進那病人生命亂七八糟、混沌不明，而且始終獨一無二的經驗脈絡裡，才有機會。

醫學的病症是心理生物的複製過程：複製徵象、症狀、行為。然而，人類的病就是有這樣的弔詭：從這樣的共相裡會冒出文化特有、個人獨有的訊息。阿尼、伍夫、葛萊蒂思、賓曼當然都有恐病症以及其他慮病症的特徵。但是，「害怕生病」卻被他們各自推演成「隱形殺手」、「很認真在擔心」、「伊斯法罕迪亞瑞安症」、「死亡的歷史」。其實大家都差不多在同樣的文化脈絡裡，有類似的服裝、禮節、飲食、審美還有（像這裡的）醫學病症，卻各自在創造獨具一格的自己。而病痛的意涵呢，我認為就為我們點出個體從群體脫穎而出、殊相從共相析離而出，會有怎樣的變化。伍夫・席格之所以是伍夫・席格、葛萊蒂思・伊斯法罕迪亞瑞安之所以是葛萊蒂思・伊斯法罕迪亞瑞安，其間的變化辯證既創造出那些意涵，**同時**也是由那些意涵創造出來的。

美國主流文化的主題遇上癌症的挑戰，便瀰漫在阿尼・史布林格的病痛經驗中：俗世看世界的工程觀，期望對物理環境和人身作精準的控制，不願承認人生原本就像冒險，害怕我們的細胞（還有街頭）躲著隱形殺手。賓曼教授也好像為西方文化勾畫出一幅可怕的畫面：過了精力旺盛的青年期，走過勇健的壯年期，人生接著就

是下坡路，一路往下滑，一直滑向死亡。老化在當今西方世界成了病症，賓曼教授細膩但病態的感受力，雖說是個人的生命進程，但也是一種正常變異常的文化變化。伍夫和葛萊蒂思的說法，比較有他們的民族色彩，因而複製的殊相比較多，共相的用語和比喻顯得比較少；儘管如此，從複製中創造出獨特，這過程是一樣的。

　　醫師和照顧病人的家屬便落在複製和獨創間的縫隙裡，他們要是只認出複製的部分，就有大危險。醫學期刊和講學充斥這樣的話，「慮病症患者就是……」，「恐病症患者一概……」等等。然而，就算他們個人的細節我只勾畫了寥寥幾筆，阿尼、伍夫、葛萊蒂思、賓曼幾人可是塞不進哪個類型裡，他們身上壓不下去的那個「人」，一直會冒出來，宣揚各自和別人不一樣之處；不只他們是怎樣的人，還包括他們的人生是怎麼應對慢性疾病的。沒有哪一頂診斷的帽子可以強行把片面的描述往他們頭上扣，把他們勾畫成滑稽漫畫的模樣，還帶到治療裡，把他們當成也是這副滑稽模樣。建立診斷標準的目的，畢竟是在透過辨認症狀類型而為治療提供指南，絕不是要完整勾畫個人的類型或協助他們面對人生難題的指南。而這也是複製不能否定、診斷不得放棄的道理，要不然病症就沒能治療了。慮病症病人的恐懼還是有類似之處，要是診斷得當，照顧的人也學習到如何去處理，他們的恐懼是可以治療的。不過，每位病人獨特之處，醫者絕對要看到並且了解，這是**人本**的醫療照顧最該做到的。

　　慮病症最大的諷刺，在於這樣的病提醒我們：人生的困難，相對於專業體系和家庭體系回應起人生的困難，二者在本質上是有摩擦的。掌握治療的門道——不論是醫師還是病人的配偶——都像掌握別的門道一樣，起自記下規則、複製先前的複製品。這是新手的

階段，高明的醫師（還有能幹的家屬）就另外能領悟到這些複製品是供他們隨機應變的墊腳石，懂得要超越刻板和漫畫的印象，看得出來這種依樣畫葫蘆的做法帶著多少危險；**治療之道，不外是以人為本的慧心巧技**。

眾所皆知，慮病症患者很難治。醫師和家屬愛拿這樣的病人打趣，明顯可見是在用這方法紓解自己做不好、做不到的挫折感。這時，不僅患者的病症是複製品，醫師和家屬的反應也一樣是複製品；他們複製的治療關係，每每損人又貶人。即使是最大的善意也可能導致病人的病情惡化：關心過度說不定會推著求助的拋物線往上拉高，帶出不必要的住院、昂貴的檢驗、危險的療法等等，教各方備感挫折。所以，我又能建議什麼呢？

我發覺領悟人生哭笑不得的無奈，像是一道壁壘，可以擋下治療的無力感和憤怒。所以，與慮病症病人以及家屬一起明白了解先前談過的重重無奈情境，說不定可以減輕這樣的症病長年所帶來的耗損。我非常希望大家把慮病症看作是在表達煩惱的語言，教導照顧病人的人使用這樣的語言、用病人用的比喻，去進行治療。除了以心理治療去探索病人生命的衝突和切身的壓力，了解是什麼在強化病人對病痛的恐懼、強化他們對自己以及醫師判斷的懷疑，此外，要是能再將慮病症看作是表達煩惱的語言，應該會有相輔相成的效用。針對慮病症的病痛意涵作有系統的探討而形成的療法，便也會將當事人既是演員也是觀眾的荒誕處境納入焦點。這樣的治療目前依然是一條漫漫長路，很難走，很難抓得準。許多個案還能硬撐著走完這條路，與他們懂得不時領會一下箇中的荒誕、提振自己的元氣，有很大的關係。

第十四章

醫者：行醫的種種經驗

開處方很簡單，了解人很難。

　　奧地利作家法蘭茲・卡夫卡（Franz Kafka, 1883 - 1924）

（〔1919〕1971, 223）

身為醫師，以同理心去對待無助、受傷的人，我很清楚這
有多耗力氣、多危險。我也知道一個人動用那麼多權力、
心力去對抗命運的洪流卻徒勞無功，同情心很難不跟著流
失……身為病人，我感受到的那份孤單、無助、害怕、憤
怒，現在回想起來，我相信當時根本不必到那地步。

　美國精神科醫師茱蒂思・布萊斯（Judith Alexander Brice）

（1987, 32）

人看到的要是僅止於外在，就會把健康想成是人生的配
飾，病了也就不甘心，要吵一吵。但像我這樣看到人的最
內在，明白懸掛肌理的線有多細，便常詫異我們怎麼不是
無時無刻都在生病。再想一想有千百扇門戶都開向死亡，
那可就要好好感謝天主，我頂多也只死一次。

　　　英國作家布朗（Thomas Browne, 1605 - 1682）

（*Religio Medici*, 1643）

八種醫療生涯

下面幾則速寫，勾畫了八位醫師在臨床醫療度過的生涯，然而慢性疾病的醫療工作重重交疊，慢性疾病患者遇上的醫護人員又形形色色，這番簡筆速寫實難全部涵蓋。臨床診療的種種經驗真要講得完整，不寫上一本書不行。不過，即使只是腰斬的記述，也教人不得不承認慢性疾病的照顧工作很不容易，但又格外快慰。此外，有關病人的醫療照顧，醫師是怎樣的人與病人有怎樣的人格同等重要，照顧長年病痛纏身的人，相較於社會的醫療保健體系投射出來的技術和經濟面，可是大相逕庭。

社會科學有關行醫的研究，絕大部分檢視的是：醫師在醫學院和住院訓練期間的社會化過程，還有專業的標準和個人的偏好對醫病來往有何影響（參見 Hahn and Gaines 1985）。有研究醫師面對不確定或失敗是如何因應（Fox 1959；Bosk 1979）；有研究技術在實務的應用或醫療的倫理困境（Reiser 1978；Veatch 1977）；有研究醫療照顧的語言（Mishler 1985），或研究正規教科書的知識如何轉化成專業第一線的應用技術（Freidson 1986）。行醫經驗的研究與病痛經驗研究一樣，以外部描述為主，偏重社會力的影響（這影響力真的很大），倒不是醫療照顧的實際運作。而以醫療照顧為主題時，醫病關係自然就站上舞台中央了。

醫護人員常覺得這些外部式學術報告，雖然分析有力，但疏忽了他們覺得最重要的重點：行醫這件事在他們內心、在他們感覺是怎樣的經驗，也就是行醫治病的故事。有醫師以小說、散文，寫下他們臨床的內心世界。醫師這邊的醫療民族誌，遠遠落後於病痛經

驗的現象描述。我們對病人的了解比對醫者的了解要多。我們也沒有充分的科學語言可以掌握行醫經驗的精髓。醫師有哪些感覺影響最大——也就是對實務關係最重大的——就這樣從我們漏洞百出的分析網裡遺漏了。

　　檢視慢性疾病的意涵，要是少了醫者這方的發言，也就是醫護人員這方的記述，是非常危險的。我在七、九、十一章約略談過幾個醫師與慢性疾病的醫療照顧，有的有助益，有的就是阻礙了。這一章我要從醫護人員這方來看醫療照顧的問題。既然是我在談這樣的經驗，這便是我的看法。我們要是站在醫者這方的觀點去釐清問題，對於慢性疾病的照顧為什麼有時成效那麼好，叫人雀躍；有時卻一塌糊塗，令人洩氣。說不定可以做更好一點的辨別。

受傷的醫者，有用的需求

　　保羅・薩繆爾，五十二歲，在美國中西部的大城擔任內科醫師。他自行開業，與另外三位醫師合開診所，晚上、週末、假期輪流值班，每天在診所和醫院要看診二十五到三十五位病人。他的工作從早上六點半開始在醫院巡房，到晚上七點在診所下班。週六只在早上看診，週三下午則到醫學院教授臨床醫療課程，之後上圖書館閱讀最新的專業文獻。每四天有一晚上、每四週有一週末他要值班待命，負責照顧診所內的病人。

　　薩繆爾醫師的醫療重心在照顧嚴重的慢性疾病患者，他說重心放在這裡，與他成長時期面對父親一直被糖尿病所苦，最後因一次又一次的併發症，病情每下愈況，終至過世有關；那時他才十二歲。他從那時起罹患氣喘病，讓他對慢性疾病患者更具同情心，照

顧的效果因此更好。

父親面臨死亡這件事，對我而言像晴天霹靂，之後就一直
擱在心裡放不下。那也可以說是我的第一堂臨床課。我覺
得我是因為自己的病還有我父親的事，才想當醫師的；不
對，應該說是醫學教育教我怎麼當醫師，但前述的人生經
驗教我怎麼當醫者。

我花了好幾年時間才學會控制自己的病情。氣喘讓我在
青春期覺得自己跟別人不一樣：身體虛弱，老是慢半拍。
一開始我很難接受，病痛讓我好丟臉。但是，我努力面對
了痛苦和失去，最後終於克服了。我知道雖然它仍然存
在，但我打敗它了。

我覺得這樣的經驗給我們上幾堂很重要的課：首先，我
了解病痛是生命的負擔，危及你的信心、你能掌控事情的
感覺。後來我學會怎麼和病痛和平共存；多休息，生活的
規劃要顧及氣喘問題，要避開觸發氣喘發作的因素。奧斯
勒（William Osler, 1849-1919）說慢性病人都懂得怎樣才
能活久一點，我想應該就是這意思。其次，我學習到如何
照顧別人。醫者有病痛經驗，才知道病痛的感覺。有關病
痛的經驗，沒有比這更好的訓練了。我自身有病痛、照顧
父親，這都有助益。每個人都希望做個有用者，能幫助別
人。有用的感覺，讓我知道我是誰。有點像是為我是怎樣
的人找到精神支柱。在那以後，我一直都是這樣。

薩繆爾醫師的同事對他用心治療病人，一致讚許，有一位說：

他就是你要的那種老派醫師，懂吧，生命都奉獻給醫療，努力磨練行醫的本事。他花在病人身上的時間，比我認識的任何醫師都要多，他還會到病人家裡去探望。有人來看病，他也盡可能看診，待到很晚也不在乎，我們覺得會累死人的，他卻甘之如飴，他在我眼裡是醫學界的模範。但他也不是不會出錯，我覺得他真正特別的地方在他的仁心。他自己便是慢性病人，他嘗過慢性疾病的滋味，你看他遇到病人沒辦法表達清楚時，他是怎麼去協助病人，就知道了。

另一位同事說：

我要是得了重病，準要指定他當我的醫師。他那性格透露斯文有禮，有一股安靜的敏銳感受，你常看到有人既有貨真價實的技術能力又具有這樣的特質嗎？我覺得像他那樣啊，準教病人覺得他特別關心他們。我們醫師做的事都差不多，但就只有他更能打動病人的心。你找他的病人談一談，他們可有得說呢，病人覺得他會為他們做很多事，而且還會為他們多設想一些，像他這樣的醫師很難找。

我真訪談了幾位他治療過的病人，有一位是三十五歲的包商，有糖尿病。

你是指薩繆爾醫師？你要問為什麼大家把他說得那麼好？我也說不上來，但應該去申請專利。他才是真正的醫師，

他願意聽。他知道你過的是怎樣的日子，我說不上來，那感覺就像——唉，你知道的嘛，就像他隨時都會在你身邊，發作的時候在，掛急診的時候在。他一心要你病情好轉，有時我還覺得他像是很需要你為他好起來。

另一位得了癌症的女工，說：

你要我怎麼說呢？我覺得嘛，說是他會怎樣還不如說他不會怎樣，他不會不耐煩，我從沒見他不高興還是擺臉色。欸，現在我想一想啊，依我的經驗，醫學這檔子事的問題啊，百分之九十就在這裡；從掛號小姐到護士到專科醫師，一個個沒時間理你。他呢，唉，薩繆爾醫師啊，正好相反；我是說，他有那麼多病人，那麼忙，他哪來那麼多時間？但我想他看診時是怎麼對你的，才重要吧，這也他最特別的地方。薩繆爾醫師真的關心你，他記得你以前有過什麼狀況，有他在身邊，感覺就是很好。唉喲，有時候我光是跟他在電話裡講講話，就覺得好很多了；症狀啊，痛的，光是說給他聽，就會少一點了。

薩繆爾醫師長得高，禿頭，花白的落腮鬍打得很薄，也是愛家的男人，除了家人——太太，四個青春期的孩子，老邁的父母，三個弟弟和他們的家庭——還有病人，不太有別的興趣。

我對醫學的興趣還不如我對「人」的興趣，其實我差一點從醫學院輟學，因為我覺得科學好無聊，沒什麼興趣。我

想照顧大活人，才不想把時間耗在化學式子、顯微鏡載玻片，我下了很大的功夫跟上最新的技術發展，我要求自己的技術是第一流的，畢竟病人需要的是第一流的技術。但這只是醫療機械方面的照顧，我覺得真正重要的是人方面的，這方面的關照工作更難，但也更令人快慰。

能當病人的醫者是得天獨厚的榮幸，進入病人的生命世界，傾聽他們的痛苦，協助他們理解為何會受罪，協助他們處理病痛的重擔，這些全都是我的工作令我感到快慰的地方。

老實說，沒這些我還不知怎麼做下去呢，我這人啊，就是不當醫者不行吧，自我要求一定要對別人有用，這是我的自我形象。我想你會說這是我對自己這人下的定位，這當然和我小時候沒辦法幫上我爸，心底的內疚有關係，說不定這也和我認定自己的價值何在有關係：我十幾歲時蟹彆扭、蟹徬徨的，總覺得茫茫然。我想是照顧別人改變了我，這是我生命中最感到有意義的事。我沒意思要自命清高，醫者，真的不只是工作而已，是一種生命的情調，是精神的滿足。

薩繆爾醫師的太太莉妲說的就不太一樣了，透露出這位醫者的奉獻，為家人帶來什麼難題，她也證實她先生有這樣的自我要求：

我，我們，就是我和孩子，以前會跟保羅生氣，氣他怎麼把病人的問題看得那麼重要。有的還真有問題啊！我是說保羅沒辦法和別的醫師一樣撒手不管，他會為他們擔心，

病人對他而言很重要。說不定——至少以前我這麼想過——說不定太重要了。有時我覺得他要是沒了病人大概會失魂落魄，有時我會想，像他這樣萬一退休不知會怎樣，但我看他是不會退休的，一旦退休，準會像丟了生命的錨，我們家要是有人怎樣，他就是這樣。

醫療的重擔

安德魯·史拜爾，胖胖的，笑口常開，四十六歲，在大都會的大型社區醫院當內科醫師，腸胃道疾病專家。史拜爾一開始做的是醫學研究，六年前才轉為全職醫師，主要是錢的因素。他依然覺得自己學術的偏好比大多數同事強，有空閒也會和以前幾位同事一起進行慢性肝病的臨床流行病學研究。

我要什麼，真要我老實說，就是暫停臨床醫療工作，有一年的公休，那我就可以回去做學術研究。現在忙著臨床醫療我實在沒時間，幾乎把我搾乾了；一個人能忍的就那麼多——那麼多麻煩：電話，一堆病人、家屬。我踏進私人醫院執業時，可沒料到會是這樣，我不曉得會這麼累，撐到週末就受不了。這絕對不是我讀醫的初衷，我的個性偏向學術。結果你看看，我現在是高價技工加護士合體，要不是錢的問題，我馬上走人，回實驗室作研究。如果能夠不打電話給病人家屬，不用聽這個、那個訴苦，我最快樂。好像不管誰都在跟我要東西，我覺得我需要防護罩，擋下我和病人的關係。假如我只做知性方面的事，撇下感

性那方面，撇下家屬、撇下亂七八糟的瑣事，全扔給別人，那該多好！我覺得病人把我搾乾了，他們要的那麼多，每一個都是，再這樣下去，不超過一、兩年我就積勞成疾了，對自己、對病人不知會做出什麼事來。

醫者夜思絮語

希蘭・班德，六十五歲的家庭醫師，滿面紅光、行動遲緩，新英格蘭人，執業近四十年。班德醫師用筆名寫雜文和短篇小說，有文士丰采，多年來一直奮力宣揚醫療的倫理道德，他在地方也以健談出名。寒冬某一長夜，他花了很長時間對我說了一大段獨白，談病痛對病人的棘手難題，談現代醫療的轉變帶來的危機，從他執業生涯累積的豐富故事中，挑了十幾個精采的片段講給我聽，說明他何以認為「醫治」這件事的根，是在遠古人類身上，那時的「醫治」面目──薩滿的法術、祭司的祈禱、詩人看透人類靈魂的黑暗面──都偏向宗教、哲學、藝術，而不是科學。

你別想歪了，我不是反科學，才不是。過去這四十年我要是真學到了什麼，那就是我們行醫人啊，弄得到什麼新科技一概要弄到手，還要弄到精通。可是，醫治這件事在以前還有現在真正在做的，並不是這樣。你去讀威廉斯（William Carlos Williams, 1883 - 1963）的作品，我可覺得他既是偉大醫師也是偉大作家。他就說對了。醫療照顧幾乎注定要你捲進錯綜複雜的關係網；種種人格織出來的網；濃稠又刺鼻的人性大燉鍋，我們醫者的恐懼、嚮往、

需求，也都在內……這是深層情感和人性作用的雜亂世界。

像我們這樣的知識分子啊，把教科書的模式當作人類行為的模式、把病痛當理論，好像才比較自在。欸，理論對病痛是非常重要的，沒錯，可是病痛關係的是痛、是失血、是心律不整、是沒辦法說清楚的恐懼、是恐慌、是驚慌得不得了；病痛關係到人的行為，不僅是理論思考而己。

幾個星期後，我十分興奮能到班德醫師的診所觀摩一天。趁他看診的空檔，之後連他累了一天也不放過，纏著他再多問一些他對醫療照顧的看法。我從我們好幾小時的談話裡，挑出下面這段心得：

我認為醫師要是忍得住慢性疾病模糊、不確定的特性，那麼他面對的就不再是治不好或是死亡這樣的威脅了；反而是基礎，供他去（理解醫療裡）的人性……只消幾次臨床診療，就可以看盡種種情緒和插進來的精神困境，沒一部長篇小說的篇幅還開展不來。每位病人都是一則故事，醫師一腳走進那故事，活像是旅人在密林裡迷途，但是找路的速度也比其他時候都要快。看出人生故事裡有活生生的結構，是當醫師這工作最大的收穫。一開始診斷是黃疸，然後知道是胰臟癌──胰臟頭長癌，堵住了膽管──再來便是癌症，病患要為生命奮鬥了。之後，不再是癌症病患，而是茱莉亞・瓊斯、約翰・史密斯、比爾・史瓦茲──還有他們的家屬、婚姻、工作、希望、害怕，以及他

們的世界。醫師就這樣把醫學扔到身後，進入了別人的生命……醫學關心的是要想辦法讓病人活著，可是，重病問你的問題是，活著幹什麼？

行醫的核心是精神修為。不這樣，有誰有辦法年復一年做這樣的事還始終坦誠真實？欸，我不是說醫師應該作道德表率——差得遠了。醫師和其他人一樣——會貪婪、會嫉妒、會心虛沒自信，一樣會被生活的緊急狀況……逼得狗急跳牆，危害別人。然而，照顧人就是要當個人，看得到人的局限，人的挫敗，看得到我們渺小的人性也會放大，進而奮勇協助傷痛、害怕、明白需要協助的人。這當中的道德教誨就是我們在世的目的，我們一定要隨時隨地準備好去助人。我想這推到核心不過就是生命簡單明瞭的種種現實，但往往被生活遮蓋了過去，因為這實在太簡單、太真實了。

有時我痛恨我做的事，不過，一般我大多還是接受這也是一種人生，造就我成為這樣的人，教我對我們共有的人性有特殊的體悟。倒也不是什麼都很崇高，通常還有一些不夠好，可是振奮的時候還算是多的吧，帶著詩的質感，跟我讀過、聽過的一樣。我們把醫療這件事變得這麼依賴技術，被成本會計、官僚規矩、醫病對立關係把持；醫療會變成怎樣，我實在不敢想像。說不定我們這古老的行業最好的一面，會死在我們手裡，和現代生活那麼多東西一樣。我們把直覺、情緒、還有道德情感換成了愈來愈瑣碎的理性，把有關結果的問題——重大的結果：死亡、失能、受苦——變成拿技術這裡敲敲、那裡打打就好了。我

們會流落到哪裡去？我不知道，在心緒灰暗的時刻，我是忍不不住想：我認識、我珍惜的醫療已經走到了末路。可是啊，話說回來，你在跟一個壞脾氣的老頭子講話呢，和他這把年紀的種種形象都不相符，氣他抓不到癢處，不對勁得很，撬得他要發狂，但就是抓不到癢處。人性的核心有個小東西正在發揮它的腐蝕力，逼得我們掛在邊緣都要掉下去了。

幾個月後，班德醫師來看我，我們兩人作了最後一次訪談，為研究的會談收尾。臨別時，他要我務必記下這段話作為他對行醫這件事的結語：

不知在哪裡看到的，有位古代的猶太拉比說，只要我們在這人世不丟了我們的心，這世界便會好，但要是丟了心，這世界可就會變壞，很壞。當醫師，讓我覺得真是如此，不僅病痛的經驗如此，行醫的經驗也是——大家對這一點的認識少得未免太離譜。你一定要找時間暫時從這兩種經驗抽離出來。我想，真要說的話，我們是需要醫學作保護罩，必須擺出職業的臉孔，替自己拉開距離，免得扛不住會被壓死。你在病痛的真實世界行醫時，實在沒辦法再操心這些；因為有事情要做，有困難的決定要選擇，有很難開口的事要講；反正就是站在那裡做這、做那，帶來的痛苦不亞於助益。可是，過了後，晚上，你開始會想了，不再有臉孔，不再有面具。這時，驀然一切都襲上心頭：錯綜糾結成一團，病人身陷的悲劇、你的作為對眾多他人會

有什麼影響等等現實感知備受衝擊的一切。過了子夜，職業的保護罩沒了，你，你覺得好孤單，好無力。你作的決定、採取的措施，產生的廣大道德效應，一幕幕都是害人心煩意亂的影像，亂糟糟的思緒趕不走，教你無法成眠，更糟的是進了你的夢，成了噩夢。

這便是臨床醫師面對真實自己的時刻，這樣時刻，對工作時會努力做到坦誠真實的人，都已經很慘了，至於那些工作時把自己的人性藏在職業和制度的屏障後面，無力也無意處理病人病痛的，那可就更糟糕了。從來沒人教你這樣做；你以為自己是怎樣的人，這時便遇上重大的打擊了；這比質疑自己專業能力的困擾還要更大，更難擺脫。

改頭換面的遭遇

蕾諾‧萊特，二十九歲，內科醫師，滿腔熱血，出身中上階層黑人家庭，在城中貧民區的診所工作。她的臨床經驗是生平第一次接觸到她說的：

我們下層階級的黑人，最窮困、最悲慘、最混亂，備受壓迫也施加壓迫，提醒我們大家原本的來處。

我就這樣成了激進分子；直接面對社會源頭的死亡、病變和憂鬱，是教我改頭換面的遭遇。我看的愈多，對我以前那麼無知，渾然不知社會、經濟、政治正在造就病痛，就愈驚駭。我們在醫學院學到這些，但是抽象的，在這裡，可就是活生生的現實了，是醫療的煉獄。我們該做的

是防患未然，而不是像我成天只能拿 OK 繃往人家內心深處的傷口貼。

例如，今天我看了一位六個孩子的媽，過胖，高血壓。沒丈夫，沒家庭支持，沒工作，幾乎什麼都沒。這世界充斥殘酷和暴戾，貧窮和毒品，未成年懷孕——盡是麻痺心靈的危機，一個接一個再一個，無止無休。我能怎樣？跟她說要吃低鹽飲食，責備她不控制血壓？她在外頭都承受那麼真實、那麼大的壓力了，她體內的壓力算什麼？要她沒命的是她的世界，不是她的身體。其實，她身體那樣是她的世界造成的。她胖得不像話，像奇形怪狀的巨物，在她那樣的環境勉強活了下來，沒有資源；我說的是殘酷的訊息，她聽不進去，也根本做不到，她的世界那麼匱乏，她聽了要不生氣怎麼可能！你聽好，她需要的不是醫療，而是社會革命。

你到我們的急診室看看就知道，一個接一個病人既是酒醉鬧事又是吸毒過量，慢性疾病好幾年沒在管，不好的健康習慣，準會壓垮身體那種，支離破碎的人生，與社會脫節的人生。你來看就知道。你能怎樣？不就是回家蒙頭痛哭，發誓一定要拿出什麼辦法來，不教下一代也淪落到這地步，要救救孩子。這樣的經驗把我變成另一個人，法蘭茲·法農（Franz Fanon）準就是出身自這樣的世界。[1] 我能怎樣呢？

1　法蘭茲·法農（Franz Fanon, 1925 - 1961），撰寫 *The Wretched of the Earth*（1968）等多部革命著作，法屬阿爾吉利亞精神科醫師，因阿爾吉利亞獨立戰爭（Algerian War, 1954 - 1962）成為激進的革命派。

憤世派

　　班傑明・溫特豪斯四世，小兒科醫師，在美國東北部大都市圈的富裕郊區執業，專精青少年醫學。他是紐約老醫學世家的第四代，快人快語，直言自己是個憤世派：

　　沒錯，對於從醫這件事啊，我是憤世派。怎麼不會？醫療訴訟的大危機不把每個人都嚇死才怪──不單是醫療失當而已，還有用藥未能徵得同意，甚至醫療損傷（病情沒有好轉）都會被告。什麼世界嘛！每個人都想好轉，沒人想變成慢性病，變成殘障，或是死掉。老實說啊，我真是受夠了！這麼壞的年頭，能做的就是身段盡量放低，別惹人注意，拚了命也不要出一丁點兒錯；萬一出錯或你以為你出錯了，先求自保要緊。所以，病歷要記得寫幾句自保的說明，一來給同儕檢閱，一來給哪天不知會不會冒出來的陪審團看。也千萬別惹病人生氣，免得病人回過頭來對付你。什麼事情你都要按照規定來；也就是說，你忙碌的重點主要是：寫公文，打電話找藥廠、顧問、你的保險公司、律師；病人就排在其次。遇到你覺得是高風險的家庭，就趕快把他們轉介到別的地方；我說的高風險是指容易吵架、愛告人的。你看看醫師當成這樣，我在學校學的可不是這樣，也和我們這醫師世家的傳統相違背；卻是我要保命不出事的唯一一道路。

　　至於你說的慢性疾病，好像每個人都有自己的賣點；拿青少年的腸躁症來看，我看過好多這樣的病，很多。有位

小兒科醫師說是壓力的關係，又一位說是食物過敏和日常飲食的問題，另一位說是家庭或是學校的問題。兒童精神病學家說這樣，腸胃道專家說那樣，所以，你要是真信徒派，就會要自己挑一種療法來拜就好，這也是你賺錢的門道啊，挑一樣花招來當絕招賣。真要說啊，沒人知道病因嘛，病程也不一定，治療更難說了。你要是跟病人說實話，他們會失望，扔下你去找最新的流行。我看過太多這樣的問題：緊張性頭痛、背痛、氣喘、流行性感冒後疲乏，你叫得出名稱的我都看過。像溼疹，我從皮膚科醫師那裡聽來的理論，就有十幾種。還有心身症的理論！我們這裡的人啊，對心理學、全人療法、按摩、集體治療、心身關係的演講、心理神經免疫學、針灸等等，一般都迷得很。精神分析和行為醫學理論他們全都知道，連你沒聽過的，他們也知道。搞得你什麼都不敢相信，什麼都覺得不太對勁。

好吧，我是憤世嫉俗沒錯——我對人生許多事情都是這樣。我現在聽病人說話都會懷疑，尤其是病人的父母。社工是最危險的；他們看誰都像在虐待兒童。藥廠的人推銷起最新的過動藥，像賣迷幻藥似的。醫檢所的業務代表就想要你把每個病人都送過去做最新的血液篩檢。連心理測驗也以電腦進行。這真是不知該信誰、該信什麼了？我看過太多愛抱怨的人，我才不相信他們說的話，他們不過就是太嬌貴、太軟弱了，一點點不舒服都受不了。

你知道嗎？情況變得真壞，有時候我還會做白日夢：自己改行去從事和醫學無關的行業。我向我孩子說啊：世道

全都變了，千萬別讀醫。現在社會要的是技術員和經營人員，不是醫療人員。我說的你要寫下來給你的讀者看：醫學這行已經完啦，社會一樣都完啦。真受夠了！

醫療照顧變商品

海倫・麥諾頓，三十九歲，精神科醫師，在一家門庭若市的基礎醫療機構任職，該機構是西岸一家大規模的保健機構（Health Maintenance organization, HMO）當中的獨立單位。麥諾頓醫師性格活潑，專業水準高超，還有美國南方人的嫻雅，內心正在掙扎是不是要離開 HMO 自行開業？因為她覺得這構機的結構不利慢性病人，沒能提供「好的照顧」。她講話帶著輕柔的密西西比腔調，節奏緩慢，略有一點口吃——這不會顯現在談話紀錄裡——但為她講的話添加魅力，也為她勾畫出來的畫面更加動人。

我們先講醫療照顧的問題。醫療照顧原本是醫師的本分，但現在啊，醫療照顧變成商品，是 HMO 的「產品」；他們要作評估，要作成本分析，要推銷；什麼用太多，什麼價格訂太低了。你啊，醫師，要配這藥，至於那個藥，你們一個個都不可以給太多。沒錯，還真是愈省愈好。

要是病人越過掛號處、護士、社工、心理學家等重重險阻艱難，終於見到你——醫師助理會再擺好陣式要保護你——這個拿高薪的專家，看個病可是要花掉組織大筆銀子的——唉，要是病人真的有能耐，過關斬將來見你（他還真不應該），唉呀，組織還真失敗。因為我們大夥兒該盡

到的本分是擋著病人不要來，而不是花掉成本。院方認為慢性病人不該來看病的，因為成本太高，而他們真進門診了，也是派給支薪比較低的醫護人員來照顧。唉，要命啊，優良的醫療照顧是很花錢的。滿嘴錢，才沒辦法精確計算醫療照顧，反而扭曲醫療照顧。

以前在學校讀精神醫學時，學的是要盡力給病人最好的照顧。很奇妙的經驗，像畫家在畫室一筆一筆畫出她最出色的作品，那感覺，令人入迷。現在啊，醒了，我原來不過是工廠裡的勞工，在裝配線上送出一個個標準產品。HMO 夾在我和病人之間，分化兩方。

要是病人的情況沒有好轉，欸，那就把指責的矛頭轉向病人，是他們不怎麼想要好，他們沒動力。沒錯，就是病人的錯。心身症──還有哪個被人亂套用的詞，比得過這詞？──責任在這裡。反正啊，責任在他們那裡，不在我們這裡。結果我有一半的時間都要用來破解這些又蠢又歪的觀念，剩下的一半時間用來診斷內科病人可以治療的精神症狀，卻都被這胡說八道的心身症蓋過去，或是社工和護士沒辦法下診斷的什麼狀況。

這樣的系統把病人叫作客戶。但是，唯有從來不來光顧，不來麻煩 HMO 的客戶，才是真正的好客戶。病人愈早扔出醫院愈好，您知道吧，這才是他們心裡真正的盤算。坦白說，我寧願轉到少一點、少很多階層組織的機構，但是，對，到多一點人性的地方去執業。你說我愛做夢也可以，但我知道醫療照顧可以也應該比這裡的狀況要好很多。我實在不想因醫院已人滿為患，勸自殺的病人不

要來醫院。我不想再管理病人，我只想要照顧病人，我不想再被擋在一層又一層的登記、還有醫師助理後面。我想要真的做到醫療的照顧。

敏感的新手

畢斯里・威爾，二十三歲，醫學生，剛開始上臨床醫學的基礎課程。他才和生平第三位病人完成面談，對方是五十五歲的工人，得了肺癌。

我好難過，只能聽他講，不知道怎麼回答。診斷的結果不會有問題的，他們已經用盡了可以使用的療法。這人，這可憐的人，將不久人世了，他心裡也有數。化療不過是搞得他全身充滿化學毒物，根本就拿腫瘤莫可奈何。我聽他說，覺得好難過，他哭了，我也很想哭，但我在心裡提醒自己，不可以流露情緒。我好怕，萬一我爸媽也得了癌症，我該怎麼辦？要怎麼向癌末病人講？我覺得好無助，好孤單，不知如何是好。我這樣是不是太敏感了？聽他講話搞得我好難過。說不定有些醫師不聽病人講話，就是這緣故。每天這樣子，日子怎麼過？

你知道嗎？每次見到病人，我都很佩服他們，他們經歷過那麼多事情，而我呢，我只能聽，努力學，跟旁觀者差不多，做不了什麼。我想彌補我這種無能為力的感覺，所以我格外專心去聽，想讓他們知道我真的努力在理解他們的狀況。我覺得我好像把才開始學習臨床醫療的不足，加

在病人身上，這一點我很難受。雖然假以時日，我這時候的經驗能讓我終於有能力協助他們，但我還是想要回報病人，他們對我，一個學生，有很大的助益。

　　住院醫師大概覺得我們都太天真、太脆弱了。他們會講笑話，心腸好像很硬，磨得對人世的悲慘和痛苦無動於衷。我想有一天我也會這樣，而且，從我聽到的，還不會太久。可是，我要真變成那樣，我想我就失去了初衷。說不定是因我在醫學院才讀兩年吧，我和病人的關係還比較親近，我是說我跟不懂醫學的人也沒差多少。我想忙得要死的住院醫師，感覺大概就不一樣了，但我有點害怕這樣，我要跟他們一樣嗎？我進醫學院是想協助病人的，不是來奚落病人或對人的問題視而不見。可是，像我這病人，他的問題就好大，令人怯步。對這些你能怎麼辦呢？總要比這簡單才好吧。

中國醫者

　　顧方文，四十九歲，開業中醫。禿頭，有一張精緻的臉，始終笑咪咪的眼睛，蒼白、瘦弱的醫師，擁有細膩精密的感受力。顧醫師在中國南部城市一所大型醫院擔任中藥和針灸科門診主任。他是運用**氣功**治療壓力相關問題的專家，也以治療慢性病人著稱。顧醫師出身中醫世家，家族過去七代都在行醫濟世。他父親和祖父都以精於辨證出名。

　　在中醫的古典文獻裡，妙手名醫遇到麻煩的病症都是從脈

象來診斷，他們不太重視病史，他們是以把脈得來的脈象，向病人及家屬說他們的問題在哪。我覺得這是胡說八道！不論中醫、西醫，先搞懂病人是在怎樣的情況之下得病、又有哪些因素會加重病情，才有辦法協助病人。我們一定要從病人怎麼說他的病史開始，我們一定要設身處地去了解病人的感覺。我已經行醫近三十年了，學到的便是這個。慢性疾病要花很長的時間治療，我們必須持續、謹慎進行。病人一定要和他的身體、他的世界處於調和、平衡的狀態。飲食、運動、工作、休息、家人還有其他的關係，在在都要調和，不然身體就容易染病或病情惡化。情緒也會影響健康，治療慢性病人一定要將這些因素都調和起來。治療不是容易的事，我是說治療慢性疾病的病人，從來就不容易。一定要深入去了解病人的狀況，把病人的病看得愈深愈好。單單治病不夠，傳統中醫治病的方法會因人而異，因為病症雖然一樣，但是病痛的人不一樣，所以，治病的方法也要因人而定。

西醫我懂得不多，但在中醫我們會教導病人當自己的醫師。這不容易。要學會怎麼跟病人講話，怎麼聽病人講話，不可以批評病人，這對病人沒好處。一定要找出他們身體、生活是哪裡陰陽失調了，這便是辨證。陰陽失調的狀況解決了，陰陽便調和，自然打開了通往健康之路。

你也看到我看的上個病人，她是陰虛，心脾的陰陽氣血失調。她不好相處，老是惹她先生、孩子發脾氣，他們對她也不貼心；也就是說家裡的氣場失調，她的感情也失調，這都跟她身體失調有關係。要治好她的病，也要一併

　　處理這些問題，不過飲食、補品、草藥還是最重要的，必須長期調養。這病人當然不好治，結果還不明確。

　　醫師對自己的療法要有信心，才能說服病人堅持下去，不放棄希望。我們都會勸病人要調整一些習慣。我已經治過上萬名病人，遇到這位太太，還是覺得要治好她不太容易。她認定她病了，不會好，這很危險，她這樣會把問題弄得更糟糕。我一定要把她的病、健康狀況，對她說得更清楚一點，她也一定要努力調和。目前她的治療狀況，我一點也不滿意。

　　我在唸書時，老以為把經典的醫書讀得精通，行醫就簡單了。結果發覺行醫實在很難，我的經驗愈多，就愈覺得當個好醫師、治得好病人，很難。慢性疾病病因複雜不容易弄清楚，得用盡所有技巧、知識，以免出錯。醫師，就是要動腦把醫療知識運用在從來不會一樣的各種經驗上。這也是醫學的辨證。

　　中醫對我們而言不僅是職業，而是生活之道，是生命的智慧；是知識、行為、觀念、經驗的綜合，得花一輩子的時間才能真懂得怎麼治療病人。治療掌握正確了，醫師感覺得到。從經驗就知道，治療是陰陽和合之道。你可以治好病人，治療要是對了，自己感覺得到，在你身上、在你的感覺、在你和病人的關係裡，都感覺得到。治療要是不對，不僅病人氣不順，醫師也一樣覺得氣不順。她的病沒好轉，也會影響到我。你們的經驗不是這樣？我跟你說啊，以前的中國，中醫都說自己有古傳的草藥「祕方」，對我而言，這祕方就是要認識病人，認識病人和你、和他

人的關係。

詮釋

　　對於薩繆爾、班德、麥諾頓、顧方文他們，行醫不單是職業，不同於史拜爾。治療是薩繆爾醫師生命的重心，他說，當上醫者，化解了他青春期和成年人格最重大的焦慮。人類學家研究非西方社會的醫者，往往得出類似的說法（Kleinman 1980）。而從嚴重的病痛經驗走向醫者的角色，也不是不常見。（例如第九章的艾略特醫師，他因車禍而與死神擦身而過之後，便開始從事安寧療護。）薩繆爾醫師本人的慢性疾病，使他對他人的病苦感受特別敏銳，他也覺得自己對療效有強烈的需求，這需求和他個人有很深的關係，而他的人格，便也在行醫當中發揮效用。而千百里之外，在文化、社會有如天壤之別的國度，顧方文醫師將敏銳的感受力用在治療上，也一樣出於個人經驗，只是源頭和理念很不一樣。班德的話，指出行醫這件事以經驗為核心，是在道德領域裡，無法化約成現今治療模式中主流的技術和經濟比喻。每位病人對班德醫師而言都帶著生命故事，治療的意思就是要進入病人獨特的生命世界。麥諾頓醫師對她所在的機構所施加的種種限制，深感困擾，感歎醫者的藝術當今淪為技術，因為鄙俗的誘惑而將醫療照顧變成賺錢的商品。

　　顧方文醫師以他們文化固有的語彙、比喻，表達出來的是截然不同的文明，但和班德醫師的觀點有異曲同工之妙。兩位醫師都認

為自己是探究人性的學子，精神智慧的老師。[2] 他們並不否認醫師這行業的技能和理論都很重要，但是他們認為技能的道德面，也一樣重要。

這就不是史拜爾所能了解的了；他覺得私人執業的負擔好重，不太受得了。他想退出，擔心要是再這麼折騰下去，他不僅會油盡燈枯，還可能危及病人和他自己。他的興趣主要在疾病的生物學理，心理社會這方面的醫療照顧干擾他追求科學，他無法忍受，科學研究才是他的偏好和職業。史拜爾醫師治療的病人（也像第七章提到的理查茲醫師病人佛勞茲太太、瓊斯醫師的病人羅勒太太）要是也談談他們的醫療經驗，會和薩繆爾醫師那裡病人的說法大異其趣。依我的經驗，大多數醫師既不是史拜爾這型，也不是薩繆爾這型，而是介於兩者之間形形色色的類別，既高度關心病症的醫療科學，也重視治好病人的藝術。醫療照顧要有效果，兩方面都必備，要是對後者略加輕忽，對慢性疾病的照顧可會出現大問題了。

溫特豪斯和麥諾頓行醫的不快樂經驗，顯示社會變遷在美國醫學創造出官僚階層和法律的束縛，而將醫師的醫者角色轉變成技術人員、事務人員，甚至敵對的一方。雖然有這樣的變化，薩繆爾、班德、麥諾頓幾位醫師依然堅守醫者的崗位，證明溫特豪斯的窘境其實還有其他私人因素摻雜在內，比社會政治、社會經濟的因素更

2　我認為班德和顧方文兩位醫師領悟到的臨床醫療智慧，遙指向英國哲學家以賽亞‧柏林所說：「所謂智慧，就是要……容得下我們行動所在、無可改變的介質……而多少要有一點自覺，置之不理『趨勢使然』、『莫可測』、『世事如此』。這不是科學知識，而是對我們正好遇上的情境大致是怎樣的狀況，有特殊的感受力。」（1978, 72）這樣的智慧主要不在醫學的專門技能，而在參透生命經驗及其意涵的悟性。

重要。

像畢斯里‧威爾還在學習的純真理想，是怎麼變成溫特豪斯的尖酸刻薄？這過程可以防範嗎？雖然說出來很丟臉，但我這位醫學教育人員不得不懷疑我們訓練衛生專業人員的體系，也是造成價值觀走向不良變化的助力。溫特豪斯二十三歲時，說不定講話就跟畢斯里‧威爾一樣，而畢斯里‧威爾後來對病人、醫師的看法，說不定也會轉變與溫特豪斯一樣。麥諾頓倒是沒出現這類自暴自棄的憤世心理，強大的機構組織逼得她背道而馳，將她的批判轉化為個人志業的追求，建立更偏向人本的醫療照顧環境。她的故事便教人精神為之一振，知道溫特豪斯的狀況並非必然的推進軌道。

蕾諾‧萊特站上的政治立場，比起溫特豪斯中上階層的退避拒斥，可就遠得多了。親身接觸到人世苦難的源頭，了解沒有權力的窮苦民眾無法得到適當的醫療照顧，也是病痛、死亡盛行的原因，這位年輕的黑人女醫師就這樣轉變成激進分子。所以，視野放得太窄，只專注在醫治，不良的效力可不亞於單純計較金錢利益，或是對醫療宗旨的悲觀否定，一樣會導致醫師看不清楚醫療照顧還有極為重要的公衛這面。萊特的經驗應該能教我們相信，醫療與社會是無法分割的，醫師一樣植根在特定的社會情境裡，與職業文化還有個人理想一樣，會塑建一個人的識見。

這幾位醫者差別這麼大，我們要是找他們看病，會是什麼情況呢？個人信念和職業理想未必會限定醫療作為，但會點出醫療照顧可能會出現怎樣的問題而須注意。我們選擇醫師時，應該都會找薩繆爾醫師，只是我們很少遇得到這樣的醫者。聽了這幾位醫師的談話，依我們保健醫療和醫學教育的社會力量來看，要再教育出另一個薩繆爾醫師，甚或保得住這樣的醫師，機會恐怕是愈來愈低了。

我們是否可以拿薩繆爾、班德、麥諾頓、顧方文等人所知、所作來當模範，傳授給別人？我們的醫學教育、醫療實務，是不是有辦法不要再讓誰變成史拜爾或是（第七章的）布蘭徹？溫特豪斯的態度和麥諾頓想從事的門診，對醫療的效力有害嗎？醫療照顧體系能否改善不再以過勞、憤世、商業化等等，為病人、家屬、醫護人員帶來惡果？萊特的政治信仰和畢斯里的理想，能否用來改造我們的醫療體系，減少醫療照顧的不公，而多一些人本的關懷？最後兩章我便要轉向這些問題。

在為本章收尾之時，我要強調慢性疾病的醫療照顧，即使是最細心、最高明的醫者也會感到棘手、繁重。史雷碧（A. E. Slaby）和葛利克斯曼（A. S. Glicksman）寫過：

> 我們都要求醫師一個個都具備敏銳、溫暖的心地，我們也都要求他們具備高超的專業能力，當人生的悲劇在他們面前演出時，能頂得住，照樣面不改色地做他該做的事。但是，醫師沒辦法這樣兩全其美，專業素養也可說是面具。展現最高明的專業素養，是醫師戴著面具時，心裡始終知道自己戴著職業的面具。面具拿在手裡時，說不定手還會發抖，但是他們知道戴面具有其必要。他們必須客觀權衡資料，迅速做出果斷決定，在最可怕的危急處境⋯⋯甚至瀕死的時刻，面對難題的態度也必須能夠鼓舞我們的信心（1987，165）。

所以，所謂的專業訓練，最基本的要求一定要教導醫護人員在進行醫療時，不論他們個人是不是特別關心某一位病人，不論他們

是不是在危急、危險的處境，一概既稱職又富有人情（也就是仁心仁術）。然而，醫師的專業訓練有些地方卻好像就是不要醫師去做到這樣的要求。職業的面具確實像是醫師的防護罩，免得醫師會覺得自己會被病人的需求壓垮了；卻也可能擋下醫師設身處地去感受人世的病痛經驗。就算醫師在學習階段已經培養出正確的態度，醫療體系的組織也可能破壞原有的理想，以別的取代，導致醫療照顧更難處理，病痛變得長期無法除去。

　　慢性疾病的醫療照顧為什麼這麼棘手？或許是因它的症狀通常從阻滯到擴大、身體活動從尚可到失能這樣的循環吧。試過多種療法但沒得到預期成效，這樣的挫折不僅病人累，醫師也累。遇到急症以及慢性病急性惡化，醫師必須執行強迫式權責，這種感覺日積月累下來，會導致長期暴躁易怒，麻木疲勞。若治療一再失敗，對醫師的耐性都是考驗，時日一長，這樣的個案累積多了，會打擊醫師的自信心；無法確定、反覆多變、恐懼、失去、憤怒，再再都是損傷。本書所舉個案也勾畫出醫者承受的難題。醫師、病人兩方或是醫師、家屬兩方要是再配合不好，或是因為體制而配合不來，可就更麻煩了。要從班德醫師嚇人的夜思絮語抽析出個人的智慧，而不是醫師的專業無能或落敗。醫師要是強作辯解，可能衍生消極的心理蠶食自我，或是擺出專業的身段拉開距離，不論自己或是家人都會陷身鐵籠而不得自由。「疲乏」是最近流行的名詞，講的卻是歷史古老的現象：醫師不再有行醫的興趣與熱忱，最後連能力也會跟著消失。由顧方文的感觸可知醫治慢性病人的種種困難，就連截然不同的西方、非西方文明，也有不約而同的共通點。然而，薩繆爾醫師、班德醫師、麥諾頓醫師、顧方文醫師的成績，又證明有效、用心的醫療照顧不是做不到，也不會不容易找，重要的是要剖

析醫療何以有成有敗，供人理解、傳授、學習、建立為實務的常態。

第十五章
慢性疾病醫療照顧的法則

大家都想要努力做個正常人，身有殘疾者、正常者、提供
協助的專業人士，都包括在內。

　　　　　　　　　　　一名嚴重殘障者，有多重先天畸形

醫師在病人和家屬面前展現的精神力量，比醫術還強。

　　　　　　　　心理學家威廉・詹姆斯（William James）

　　　　　　　　　　　　　　（引述於 Myers 1986, 373）

　　名醫寫書談他們醫治病人的領悟、洞見，是醫學長久以來的
傳統。奧斯勒這位二十世紀初葉影響極大的北美醫師，以格言寫下
不少臨床醫療心得，至今依然是醫學教育常被引述的名言。雖然這
傳統到了二十世紀後半葉已告疲弱，但還是有難得的箴言，擷取
仁心仁術的吉光片羽，供新進醫師借鏡（例如 Lipkin 1974；Cassell
1976；Leigh and Reiser 1980；Reiser and Rosen 1984）。但在行醫這
行，這類的寫作漸漸被戴上「醫療文藝」的稱呼，這帽子說好也
壞，甚至可以說是明褒暗貶，因為醫學這行比較愛標榜自己的形象
明明白白是「科學」的。我在這一章便要從另一觀點來談，但目標
還是在提倡人本的醫療。

　　本書第一、二兩章，依我對病痛敘事的意涵所作的分析，提出「病痛經驗」這樣的理論。到了這裡我就要回頭再去談那幾章討論過的事，為慢性疾病的醫療照顧推展一套臨床法則的立論基礎。這套法則的根本，建立在：**同理傾聽、轉譯、詮釋**這三個詞上。臨床醫師要是以治好生病的人為念，而不單是治好疾病，那麼這三件事便是基本功。前面幾章已經談過很多醫師角色的問題了。

　　這裡有幾件事必須事先提醒一下。提出這一臨床診療法則，不在取代生物醫學於病程治療的標準做法，而在輔成、平衡。（其實，唯有可以做的都做到了，對失調的生理狀態儘量作技術控制，病痛才有機會治好。）我也沒有意思要將這做法看作是處理病痛問題的萬靈丹。全天下沒這樣的事，但願我在前文已經將這點說清楚了。我的目的，是在提出架構，以利世人各自絕無僅有的病痛經驗，還帶著那麼多社會和個人的印記，能夠落在醫者觀注的中心。詩人約翰・休伊特（John Hewitt, 1907 - 1987）就寫出了醫者的心得（引述自 Heaney 1980, 210）：

　　　一手往前伸，另一手跟進，我爬回了不確定。

　　不確定在醫師這邊，注定和病人那裡一樣，都是經驗的核心。為醫療照顧歸結出完整的心理社會體系，將病人、家屬、臨床醫師面臨的嚴重困局，一口氣徹底完全地回應（還是標準答案！）——這裡的傲慢可是很危險的，這樣不僅病痛的存在經驗遭到篡改，連醫治的存在經驗也一併遭到篡改。難怪醫師對這樣的體系存在疑慮，不論是精神分析、行為科學或什麼的。人文科學要應用到病人身上，一定要尊重這當中存在著先天固有的不確定，一定要承認人

的問題無法化約成簡化的程式、定型的操作，而將病人和家屬當作是理性的人偶。儘管如此，得出一套臨床醫療法則，既不簡化也不機械，倒也不是不可能的。

此外，這一套法則不像急症的醫療，不必因時間急迫而嚴重受限，要不就根本行不通了。醫師和慢性病人來往的次數很多，時間通常也拉得很長，足以進行多種臨床醫療工作。這星期不行，那下星期或下個月也可以，下面列出來的醫療法則，細節可以視情況安插在醫療照顧的例行工作中——只要醫師在慢性疾病的漫漫長途（個人的身、個人的存在），始終與病人同在。

病人和家屬不妨拿這裡提議的策略，去比較他們實際接受的治療。醫師也可以拿自己習以為常的做法進行比較。但願經由這樣的比較，可以推展出協力合作的討論，開花結果。經由討論，不論其間、之後都像是源頭，可以再推展出更有效的治療關係。這一套臨床醫療法則的重要目的，便在鼓勵病人（及家屬）、醫師的關係，朝原本就該有的協力合作方向發展。

我們一開始就應該確立這樣的前提：所謂長年的病痛，顧名思義就是沒辦法痊癒的，所以，以痊癒為目標本來就是危險的迷思，對病人、對醫師都沒有好處，以致有些循序漸進的步驟縱使不是仙丹妙藥可以治好痼疾，但可以減輕症狀，反而不被注意。病人和醫師都必須接受治療的首要目標，是在病痛持續存在的生命經驗當中，減輕病痛所帶來的失能。只要可能，治療的目標就應該放在減少慢性疾病惡化的頻率和嚴重的程度。病人依肺功能檢查，可能始終都有氣喘，但要是氣喘的問題只帶來生活小小的不便，治療便可以說是大成功了。家屬和病人一定要懂得接受這樣的治療目標。而醫師若想要說服病人和家屬，接受這樣的目標對醫療有多重要，

自己就一定也要放棄痊癒的迷思。醫師一定要能接受病情即使改善
不算太多，但還是不錯的結果。然而，醫、病兩方都接受病人得的
是慢性疾病，不等於病人一定會失能。醫師其實還一定要想辦法預
防，長年病痛為病人帶來社交和心理方面的惡果。[1]

微型民族誌

　　所謂民族誌是指人類學家對某一社會——通常不是他自己的
——的生活和世界所作的描述。歷來是由進行記述的學者親自到想
探訪的國度或區域，學習當地的語言，記述當地的社會環境，經驗
和互動不斷變化的背景。還會觀察當地的生態環境，了解文化裡
的神話，詮釋親族、宗教、經濟、政治，甚至醫藥的體系。學者
還須先依當地人的觀點，選對觀察事情的角度。所以，他必須發
揮強烈、全面、富想像力的同理心，去體會當地人的經驗和思想模
式，這些在他或許陌生，但他要能欣賞這樣的陌生，懷抱仁心去接
觸。撰寫民族誌並不是要歸化成當地人——像是變成東非的馬賽人
（Masai）一樣當戰士，變成南非孔布希曼人（Kung Bushmen）以
採集為生，當起中非姆巴提族（Mbuti）的矮小獵人，或是南美雅

1　我當然不是建議醫者，要教育病人悲觀一點。針對思覺失調所作的跨文化研
　究，就發現西方對其長期病程過於消極的預後，確實會加重病症拖延不去
　（Waxler 1977）。雖然目前還沒有證據指生理的慢性疾病也是這樣，但要說
　這樣的效應也會出現，應該還算合理。然而，生理的慢性疾病更常見的狀況
　卻是生物醫學所謂魔術子彈的理想，還有一般認為所有的疾病都是可以治到
　痊癒的，而教病人、家屬、醫師備受挫折。所以，痊癒的迷思其實還是更大
　的問題，對經濟、個人、臨床醫療都有預料得到的惡果。

諾馬米（Yanomami）族的薩滿——而是要用心以當地人的眼光去看當地的事情，進入他們的經驗世界。

寫民族誌最主要的工作便是觀察，與當地人建立起信任、合作的關係，這樣才有利於觀察。寫民族誌的工具有訪談，實際參與日常生活和特殊活動進行觀察，蒐集可用的資料（人口調查、家庭、金錢、家族樹、生命史等等資料）。記述當地本有的觀點之後，人類學家會再描述當地變動的政治、經濟和社會脈絡，將當地的風俗習慣詮譯成專有名詞，以便與別的文化進行比較。

得出來的作品便是民族誌：文字紀錄，由執筆人依重要的社會和心理主題再詮釋。民族誌需要以所在環境的背景知識來理解行為，講的是該地區研究對象的故事：當地人的神話、儀式、日常活動，還有難題。民族誌的效力端看觀察是否準確，詮釋是否恰當，其詮釋也得力於執筆人一腳踏在他研究的文化裡，一腳踏在外面。身為旁觀者，當地人習以為常的社會結構、個人經驗，他往往看得出深層的文化原則和遮掩掉的社會政治影響力。也因此，他詮釋走的方向是文化解構——像是解碼——他的研究對象則會覺得他的詮釋和他們歷來的共通認識大相逕庭。其實，民族誌裡的詮釋常對共通的理解形成挑戰。民族誌將詮釋明白攤開，供研究同一文化的其他學者質疑、修訂與改正。由於民族誌裡的詮釋，執筆人秉持的思想和專業的偏見都會有很大的影響，所以，寫得好的民族誌還會針對執筆人的觀點自述評論，釐清這樣的疑慮。也就是說，民族誌會將不同觀照體系對同一件事的看法並列一起，得出更教人信服的詮釋。

這樣的**透視觀**（perspectivism），便是人類學的優勢所在：民族誌尊重不同的詮釋——尤其是提供資料的報導人所作的詮釋——

把別人的詮釋拿出來供人評論，那麼自己的詮釋就不該自外於同樣的評論。但是，最教人信服的詮釋也未必是報導者的詮釋。外人往往看得出當地的社會實際問題，有時身在現實裡的當地人反而視而不見——不過一般不會。

出色的民族誌學者和高明的臨床醫師雖然工作大不相同，卻都要有一樣敏銳的感受力；他們相信經驗要擺第一，他們比較像觀察科學家，而不是實驗科學家；他們像詩人、畫家，非常重視感知的細節；他們力求傳達精確，所傳達的感知也要可信可靠；但因社會風俗的緣故或是個人為了自保，以致隱藏了切身的意涵或是偽裝經歷，他們一樣也會有第一手的經歷。符號學的精義——也就是萬事萬物皆可以是符號，符號、密碼二者的關係有更廣、更深的意涵——人類學家用得上，老練的臨床醫師一樣用得上。將個人的態度放進探訪地方，觀照社會關係的政治和經濟態勢，在兩方都是理所當然的事。

民族誌的重點當然比較偏向跨文化的差異，臨床醫師則是偏向人的共相。民族誌學者會把自己看作是有專業知識的陌生旅人，遊走在異域外邦，不帶感情，沒有羈絆；只不過他對所研究的當地社群以及報導人，有實踐和倫理方面的責任不容規避，導致他對行動比較敏感。臨床醫師理應相反，他有治療的使命，要為病人做出選擇和行動。然而，醫師也會把自己看作是應用科學家，是旁觀者，對重要的規律和關係有所醒覺。這些見地就是他臨床經驗的素材，匯入到理論，產生研究報告，外溢到專業之外，激發蓬勃的雜文和小說創作。此外，醫師和人類學家的功課在實際的人生裡都有關聯，在在匯集在人的生命裡：生命的種種難題緊迫盯人，「倒楣事一件接一件」害人疲於應付，本書多位病人都表達了。

行醫和民族誌在專業知識上雖有諸多差別，但二者在實際工作上也有相近之處，可見拿二者作更完全的類比，應該相當有用。我不會說二者完全相似，但我覺得，慢性疾病的醫療照顧也帶著民族誌研究的成分，至少這點對臨床醫療的工作相當有用。

編撰微型民族誌的目的，是要臨床醫師把自己放進病人病痛的生命經驗裡。醫師要像病人一樣地理解、覺察、感受他的病痛經驗（甚至發揮想像力去覺察、感受）；體會像愛麗思‧艾考特、魯道夫‧克利斯蒂瓦、海倫‧貝爾、威廉‧史提爾，他們那樣的病痛經驗是什麼滋味？醫師要是設身處地把自己當成病人家屬、病人社交圈中的重要角色，就能以同理心去感受病人的生命經歷。身歷其境似的經驗，是進入病人世界的入場券。踏出最先、最重要的這一大步，躍進病入旳世界，接下來的步驟就水到渠成了。例如醫師若想正式記下病人所說有關痛的經驗、變化的細節，就必須抓對病痛現象，以這樣的記載為基礎，可進一步對症狀變化作更細密的評估，這是了解病痛歷程關鍵的前因、後果，不可少的歷程。

我們先前提過，醫學院的新生，旁聽生平頭幾位病人述說自己的病痛，時常萌生敬畏，而鼓勵他們用心對病人說的產生同理心，只是後來他們的發展，還是會將個別的經驗換成臨床的例行公事。醫學新鮮人還常保有同理心，只要不要太緊張、也不要太短暫，應該是大可運用的模式，足堪作為臨床醫療民族誌茁壯的沃土。至於千錘百煉的老經驗醫師，也不是沒有東西可用在這件事上；既有的態度和技能再多加培養，臨床民族誌這件事便容易學得好，掌握到要領後，也更容易運用在平時的醫療實務裡。

病人的病痛敘事便由這樣第一階微型民族誌建立起來的。針對故事裡的四層意涵——症狀象徵、文化標記病症、個人及人際意

義、病人及家屬的解釋模式——詮釋，能為病人所敘述的添加肌理，讓臨床醫師對病苦經驗的理解更深厚。分析敘事的內容，能夠釐清病人及家屬認為最要緊的是什麼。拆解病痛自述結構——也就是病人用怎樣的修辭手法、情節大綱，將特定事件組織成還算有頭有尾的故事線——可挖掘出病人未曾明言的隱性顧慮，以及病人的敘事是如何塑造某件事對他的意義。換言之，由於慢性病人向醫師講述他的病況時，會將病痛的相關敘事還有經歷帶進來，病人特別的顧慮自然也夾帶在其間，臨床醫師循此也可以看出病人在對醫師講病痛這件事時，有一部分也是在創造病痛的經驗。

醫師這樣摸索進病人病苦的核心經驗之後，便可開始將病痛這件事為病人的私生活和社交圈帶來哪些影響，進行有組織的分辨和整理。首先，醫師要針對病痛對病人的家庭、工作還有其他重要的社交處境有何衝擊，取得相關的資訊。也可以蒐集另一類資訊，也就是病人的社會支持系統是否有重大的變故或打擊，病人是否應變失當，以致誘發病情發作或是加重？醫師可以經過訓練而學會對此迅速作出評估，給與精神支持。醫師將病痛這件事在病人生命裡的歷程描述出來，不僅能了解病人（還有家屬）的反應，也能了解病人生命當中重要的變與不變是什麼；也就是說，醫師可以對病人所在的區域社會體系，以及病人的病與環境之間的交互影響，有約略地了解。[2] 這樣的資訊應該要正式寫入紀錄，以便作更嚴謹的評

---

2 這裡我把重點放在病人切身的環境，不過，醫師也要注意一直在變動的大環境，例如政治、經濟、體制等等；我們已經談過，這些對個人的經驗都是重大的約束，不論是對醫師的病人還是醫師本人。醫師作見證、提供實際協助，一定要放在大社會環境裡去觀照。醫師對大環境的領會，大環境加諸醫師的切身作用以及醫師無力扭轉大環境的強大力量，二者間的緊張關係，是

估，並時常運用。

訪談能用的技巧不少，挑選問卷供病人答題，也有助於將病人的世界、病痛在該世界的狀況，勾畫出民族誌圖像。我有想用的材料，例如：疾病衝擊量表，社會功能問卷，以及有關壓力、社會支持、因應技巧的簡明臨床量表。卡塞爾（Eric J. Cassell, 1985）提過幾種速判技巧，可供臨床醫師依病人門診面談時使用的語彙，進行恰當地推斷，還有許多技術著述都可協助臨床醫師評斷。但千萬不要忘記，我們用的模型是民族誌，不是調查研究。依我的經驗，量化的社會評估手法容易流於浮面，不過，這類做法相當徹底，有時候還是有實際的用處。比起這類實際運用的技巧，另一種做法的價值還更高，那便是醫師對於病人和疾病在社會情境中有怎樣的歷史定位，真心關切也極為重視。這做法的要點便在於要有研究民族誌的態度。

醫師要走的下一步，便是記下病痛及其治療在現下最主要的心理學難題。這樣的病痛難題涵蓋的問題形形色色，但還是可歸入一組標準分類裡，例如：婚姻以及其他家庭衝突，工作問題——可以再劃分為好幾類，比如金錢負擔、學校問題、考試沒過關，以及日常生活有許多事處理起來有困難等等。對於失能的心理反應，如果也是病人的重大問題（消沉、焦慮、迴避、不當否認），則應該加進分類裡。

做出病痛難題表，和學術沒有關係，而是生物醫學的病痛難題表列附件，也和病痛難題表列一樣是要實際應用，補充到適宜療法內以做得更有系統（參見 Katon and Kleinman 1981；Rosen and

激發醫師堅持、同情的源頭。

Kleinman 1984）。例如我在第二章談過愛麗思・艾考特生病對她生活的影響。負責治療艾考特太太的醫師便可以（我會強調，說他應該）將她因糖尿病而伴隨來的心理問題，寫進病歷以供日後針對這些問題作追蹤評估。艾考特的難題表列可以寫進她歷來因病而造成的種種損失（身體形象、功能、做事能力），現有的悲傷、消沉和嚴重的否定，導致原本尚可挽救的併發症拖得過久才治療，還有她因病痛而給家庭生活帶來的實際問題。（第三章的）霍華・哈里斯（霍伊）的病痛難題表，就可以條列他對背痛狀況病態的關注，他消極依賴的因應風格，以及他的工作、家人因此蒙受的惡果，包括活動嚴重受限、退縮孤立，怕失業，與妻子、孩子的關係疏遠等等。我們談過的每位病人，他們的病痛經驗都可以這樣進行評估。

醫師除了製作病痛難題表，同時也要列出做了哪些干預措施，以協助病人解決或是減輕難題。干預措施可包括：短程的支持心理治療、家庭輔導、轉介社工會診或是工作輔導，針對日常活動或是特定的工作技能進行正式復健、法律扶助等。另一類的干預包括：針對飲食、運動、生活習慣，針對艱苦的治療方案為生活加重負擔，針對保建醫療體系磨人的人際關係帶來的挫折和怒氣，提出建議。醫師既然會對生物醫療的干預效果進行追蹤和記錄，這類的干預自然也應該記錄效果。其實，整體的治療結果除了醫學病症的療效評估，也應該加入病痛處境干預的效果。病痛干預帶來的不良副作用和毒性，必須和藥物毒性一樣明確記載下來。這種臨床紀錄在慢性疾病的長期治療歷程，有助於醫師對病人的生病歷程，對病痛在病人和他的世界投下的影響有何性質、有多嚴重，對心理社會療法的運用以及誤用，都能更適切地了解。由於適合慢性疾病的治療目標在於減輕疾病的失能效應，這樣的記載也可以為復健進展建立

更有組織的評估系統。

簡要病史

　　建立微型民族誌，與取得病人的簡要病史這件事有密切關聯，病人的病歷在以前（有些地方現在依然）是記錄詳實病史，由門診人員寫在醫院的病歷裡。這裡說的簡要病史，則是由臨床醫師請病人及家屬扼要說明病人的病史，回想病人的態度、人格、重要的人生目標和障礙、以前因應疾病和其他嚴重狀況的相關經驗，有何重大的變與不變。由第四、五章便看出，病人的簡要病史雖然對當下的病痛難題未必有直接關係，但可以釐清病人重要的生命課題，說不定日後對病痛會有影響。例如第四章的魯道夫・克利斯蒂瓦，他當下的生命難題一直在變，但由他的病史就可看出有延續不去的事情，塑造著他長期的病痛經驗。安蒂歌妮・派傑特的病痛經驗（第五章），一樣是因為她的生平而有一以貫之的意義──追求個人自由但又害怕個人自由──而且在面談時乍聽好像和她的肩頸痛沒有直接關係。因此緣故，我相信臨床醫師在處理病史回顧這件事時，不該以看不看得出來關聯為限，要盡量拉廣拉遠來評斷。

　　醫學上的特殊待遇之一，便是病人會讓醫護人員進入他私人的生活領域，這樣的特殊待遇除了對治療有實際的效用，另還有兩項意義：一，病人的病史一旦進入醫療照顧，就比較不會讓病人受到非人性化照顧，且病痛經驗遭到剝奪。二，和一同等重要，便是醫師聽病人述說他的病史，有助於維繫醫師對個案的關注。醫師在照顧慢性病人時，容易灰心、洩氣、不耐煩；本書有幾則例子就是明

證。而醫師因為了解病人的病史，因為關心病人的病史和病痛的關係該怎麼詮釋，無形中帶動醫師的幹勁，並不是罕見的事。醫師以病人為精神主體建立起聯繫，能為醫師重建其精神堡壘。

醫師記錄病人簡要病史，須向傳記作家和歷史學家請益。要作精確的描述，先要有豐富的字彙還要有見微知著的眼光。[3] 這就逼得醫師在檢視病人病痛的背景時要徹底且細心，提筆寫下也讓醫師看出其間重要的變與不變，這些在沒動筆時是很容易被忽略的。單單是「寫」這件事，就可以刺激醫師發動思辨力，教醫師暫停一下，仔細端詳是否有什麼關係和模式，這些在個人的病史不過是一連串零星的插曲，只在病人的記憶裡露出一點苗頭而已，是很容易被忽視的。臨床醫師要是在病人的病史裡發現一條貫串的脈絡，當下那一刻可會興奮莫名呢。即使醫師發現的是神經質的人際關係一再重複製造破壞，了解這點，一樣可以協助臨床醫師在對病人的病痛經驗（最終連病人也是）進行控制時，比較有效用。

病人的病史也是個人生命文本，醫師必須進行詮釋，才能對病人的情緒特質和人格形貌有深入的了解。慢性疾病引發的兩種情緒反應：焦慮和憂鬱，非常普遍，效應也很大，醫師檢視時，這兩種情緒一定要列為例行的項目。焦慮和憂鬱這樣的症狀——甚至可以說是慢性疾病的正常反應——是慢性疾病起起伏伏的心理生理狀態會伴隨出現的。醫師要辨認病人目前是否有此臨床狀態，就

3　卡塞爾（1985）在著作中列出醫師應該要會使用的英文形容詞，這樣有助於醫師下筆形容病人的講話模式、語氣、邏輯、如何展現自己。關於疼痛和其他症狀也已經有了類似的表列。人格分類和因應對策量表可以充實醫師對病人所作的描述。醫師的描述技能形形色色，差別那麼大，部分原因就在於沒幾位醫師好好學過有系統的描述技巧。

要有能力將病痛狀況從人格特質當中劃分出來。依 DSM-III 的標準診斷出來的重度憂鬱、恐慌症、廣泛焦慮症（generalized anxiety disorder），對慢性生理疾病的歷程會有不良的影響，必須及早發現及治療。而要做到這點，醫師要先懂得對這些狀況起疑，要習慣提問，評估病人是不是有這些精神病症的主要症狀。不過，慢性生理疾病也會有症狀正好在這些精神病症的診斷標準之列，因此可能就有必要轉介到精神科，不宜拖延（第七章的威廉‧史提爾便是一例）。

醫師知道病人為何消沉、害怕，輔導、支持的工作就會做得更有效。同理，了解病人特有的人格類型、因應模式或是自衛手法，也有利於醫師協助病人與慢性疾病最難纏的狀況周旋。在基礎醫療的內科和家醫科這兩個領域，一般也日漸注意到基礎醫療的醫師一定也要有基本的精神醫學訓練，以利進行這方面的評估。之後，要是醫師本身無法提供該有的治療，便可以視需要將病人轉介給合適的醫師。

不同的解釋模式須折衝協調

醫師要對病人的看法有完整的判斷，確定病人想要怎樣的醫療照顧，就必須取得病人（可以的話，包括病人家屬）的解釋模式。我在第七章談過解釋模式，說明專業和病人兩方的模式常有衝突（通常隱而不顯）。這裡我要列出醫師可運用哪些實際的步驟去了解病人的解釋模式，病人的模式和生物醫學的模式萬一有衝突，醫師才可以和病人一起化解。

　　第一步，取得病人（及家屬）的解釋模式。醫師可以用最簡單的方式，直接問：「你覺得是哪裡出問題？怎麼會出問題？你想要我怎麼處理？」若要更詳細，就可以再問：症狀為什麼會在那時候發作？有什麼誘發症狀發作？覺得之後會怎樣？覺得有多嚴重？此外，醫師還可以問：「得了這樣的病（或是做這樣的治療），對你的生活最大的影響是什麼？得了這病（或是做這樣的治療），你最害怕的是什麼？」醫師也可以針對這類問題追蹤，了解病人或家屬對醫療照顧的風險、危害、配合、滿意與否等等的意見。讀者在第二章看到愛麗思‧艾考特的解釋模式，透露她害怕糖尿病情會一路走下坡，無法挽救，嚴重的併發症會接二連三地出現，到最後她不是殘廢就是死去。她不覺得什麼療法有效，心情最灰暗時還覺得連復健也沒有用。她的絕望和勇氣，都是從這樣的解釋模式裡說出來的。第三章霍華‧哈里斯的解釋模式，說明了他極度脆弱的感受，也指出他心裡感受到的威脅是什麼。第十三章，阿尼‧史布林格和菲利普‧賓曼的解釋模式，點出了他們在病痛經驗中感受到的最大危險是什麼。對於他們的問題，治療要是不先處理他們的恐懼，準打不中靶心，一點用也沒有。

　　講到這裡須提醒一件事：醫師一定要記得解釋模式都只是萌芽狀況並不完整。一般都是醫師提出問題由病人回答，病人模糊的想法才會具體組織成為確切明白的語句，病人的話裡常會有矛盾，內容還會隨時間、看情況而有變化。（所以，治療到不同階段，不妨重新再問一次病人的看法）。解釋不僅是病人認知的展現，也深植在病人因病痛而來的混亂情緒裡。因此，病人和家屬對醫師的問題會避重就輕、甚至顧左右而言他，這一點也不稀奇。所以醫師必須懂得解讀非語言、隱喻的表達，才能了解沒說出來的是什麼、掩飾

掉的是什麼、捏造的又是什麼。解釋模式是針對醫師**怎麼想**病人在想的事情而提出的詮釋，而不是將病人真正說出來的話逐字抄錄就好。所以，醫師務必要把解釋模式放進微型民族誌裡參照，這樣才能真正領會病人、家屬的解釋模式。

運用解釋模式的第二步是：醫師提出自己的解釋模式。醫師並沒有被傳授如何將生物醫學的看法解釋給病人聽，但這又是行醫的基本工作，也是病人日漸期望醫師能夠處理好的，至少在西方是如此。而向病人說明生物醫學的解釋模式，就要看醫師的轉譯功夫。說得清楚，醫師就有機會和資訊正確的病人、家屬好好合作，這是一大優勢，有助於推進治療。如果沒說清楚，臨床醫療的溝通舞台就會出現大問題，先是動搖醫療關係，進而破壞醫療照顧。解釋的技巧又關係到醫師是否能夠敏銳判斷病人的理解程度和了解的欲望，外加醫師有沒有辦法運用淺顯、簡單、病人能懂的語彙進行說明。這招做得好的人，都有本事借用病人的隱喻甚至解釋模式來為病人說明生物醫學的資訊，為醫師以生物醫學為基準而下的判斷添增說服力。所以，醫師對病人說明須講究語藝學（rhetoric）；醫師在說服病人或是病人的親近社交圈要信任醫師的臨床判斷時，各自的能力和技巧都各不相同。例如愛麗思・艾考特的解釋模式，她遇到的幾位醫師大多順著她的說法走，唯獨看不出她有憂鬱症摻進來攪和，把已經很棘手的狀況弄得更難處理；他們任由她不承認自己失能，卻不願意她接受生命的悲劇。我們談過的其他病人，在他們醫師手裡的遭遇比較好一點。然而，（第七章的）梅麗莎・佛勞茲外加幾人，在治病的關鍵溝通上，可以說是全盤皆歿。

所有的醫師都得承擔轉譯工作，個個都須從醫學萬般複雜的概念和檢查結果中，架起溝通橋梁，因為病人必須了解醫療的風險、

危害、病症，還有治療的實際需求。有病人跟我說過：

> 我們病人啊，沒一個搞得清楚風險到底是什麼。聽你們說
> 那麼多，都不一樣。假如你不過是個普通人，怎麼搞得清
> 楚？該吃什麼、不該吃什麼？這世界看起來真是危險啊。
> 誰說得清楚我這癌症是怎麼來的？還有治療的事呢？醫師
> 啊，我不過讀到高中畢業而已，我連你們簡化過的說明都
> 聽不懂呢。

　　由於科學進展的腳步，一直快過科學知識在一般大眾傳播的速度，外行、專業兩邊的轉譯問題只會更加嚴重，至少短期是如此。而傳播媒體還搧風點火，攪和起其大無比的假消息烏雲，不僅教一般人更加困惑，也助長錯誤的期待。[4] 醫師正好站在科學和通俗兩邊文化的交界面上（Williams and Wood 1985），每天都會遇到有待釐清科學的進展和糾正──甚至破解──錯誤的資訊。當今北美對醫學受歡迎的期待，是全天下的病都可以治癒，去看醫師還包準只好不壞──完全不符實際。這樣的不當期待，對醫師有很大的壓力，醫療不良的官司威脅因此愈來愈多，還不僅是醫療不當呢。

　　有這樣的背景，病人對於風險、危害的看法，病人對於治療的

4　這方面的例子，有傳播媒體對生物化學有關癌症最新的研究結果，格外誇大，但其實沒幾項真的可以應用，其他大多還是譁眾取寵的煙幕彈；還有最近有報導（*Newsweek*, 12 Jan. 1987）說精神科醫師很快便可以用荷爾蒙水平（hormonal profile）來診斷病人的症狀。後者說得那麼肯定，實在嚇人，須知目前還找不到有哪一種精神病症曾經做過特殊病徵荷爾蒙檢驗，精神疾病的生物化學還是一片泥濘的沼澤地，到處可見相互矛盾、未得支持的說法（Barnes 1987）。

期望，醫師自然無法置之不理。可是許多醫師的回應，走的是過時的衛生教育路線，單純把這問題看作是沒知識而已。但這問題牽扯得還要更多：一般人有的是種種另類知識，而且不單是不夠科學而已，主張宇宙一切皆由神所創的神造論（creationism）與進化論的爭執，便點出這問題有多難纏。當今的醫學界有多少人真能把醫學技術以及技術在別的領域的科學基礎完全搞懂的？大多數醫師遇到他們科別邊陲的題目，一樣會被誤導。他們一樣有一般的常識（往往不合科學的精確標準兼被商業操縱），裡面混雜著不折不扣的假資訊。

醫師一定要先弄清楚病人有怎樣的理解，再說明自己的解釋模式，這樣才能掌握哪些問題必須釐清糾正。此外，醫師的解釋模式——和病人的一樣——在明白表達之前，通常只是大致露個苗頭的狀態，也一樣會隨時間而改變。所以，便有可能存在誤解和衝突。要補救這點，解釋模式的架構可能就派得上用場。解釋模式也可以協助醫師和病人擺脫意識型態主導以及商業操縱的訊息，這樣的訊息不過是要擺布醫師和病人去買昂貴、不需要、剝奪人性的商品。但要達到這些目標，醫師必須掌握溝通和詮釋的技巧，可是大多醫師在這方面缺乏訓練，有的沒興趣。第十六章我會再回頭來談這方面的訓練問題。

到了這裡，醫師已經準備好和病人、家屬協調觀點了，他能用的手法，就屬這項為病人帶來的自主動力最為強大。單單是「協調」，醫師只要出自真心，抱持尊重病人的態度，病人及家屬通常都可以感受到。醫師與病人協調觀點，真正的挑戰在於醫師要把病

人當作一起協力進行醫療照顧的同事。[5] 醫療照顧來到這階段，醫師就要針對一般人的解釋模式和專業的生物醫學模式，進行兩相明白的比較和說明，判別雙方有怎樣的歧見、有哪些資訊落差，作出回應。醫師也一定要鼓勵病人和家屬回應他的模式；也就是說，醫師一定要耐心聽完病人和家屬說的看法，還有雙方的觀點有衝突的部分，這點因醫學教育的傳統走向，就顯得困難，醫師一定要主動協助病人和家屬一起協調。協調時，醫師也會遇到自己不確定的、或所知有限之處，醫師對坊間流行的相關看法、商業形象要是有批評，也都不可以遮掩。醫師也該釐清自己的模式在哪裡有過變化。協調出來的折衷結果，或許比較接近病人的看法，或許比較接近醫師的觀點，也或許聯合起來學習到一堂課，化解了一些專業和坊間論調裡暗藏的迷思。

醫師要是因為技術或道德的緣故而無法妥協，那就要將病人轉介給別的醫師。不過，依我的經驗，醫、病之間的協調，大多能獲得雙方都能接受的良性妥協。第二章的愛麗思・艾考特就是這樣的情形；她差點就放棄，但終究還是鼓起勇氣去適應新變化，而她的醫師也反過來包容她否定的心態，因為他們看出來這雖然失常但不是沒有益處。（第七章）威廉・史提爾的例子，他的醫師不肯主動妥協，到最後反倒是由史提爾和他妻子一起逼得醫師和他們達成協議。由於衝突一般是隱而未現的，以致會拖延治療，說不定還促成

5　我在照顧慢性病人時，和病人便常有這樣的協力關係。但要記住這點：臨床的互動要看病痛不同的階段而因時制宜，還有依病人各自的個人及文化偏向而因人制宜；在病情急性惡化且很嚴重時，就必須擺出權威作風。出身自傳統族裔的病人講究人人平等的作風，可能會有誤解；精明的醫師對這些問題都會事先探一下口風。

病況惡化。例如不願意對醫學評估是否徹底作出妥協，以致第十三章的幾位慮病症病人進行了不少昂貴但沒必要的檢查，還在醫院尋找符合他們需求的醫師，到後來，反而加重他們、以及醫護人員的挫折感。

以解釋模式為範式，最後還能給臨床醫師機會，在詮釋時順便省視自己模式裡埋藏的興趣、偏見和情緒。我們在愛麗思・艾考特的故事裡看到托瑞斯醫師，西班牙裔的美國醫師，後來也懂得要扭轉他對新英格蘭洋基佬的種族偏見——性情冷淡、沒感情、感受遲鈍。這位精神科醫師原本要以精神病症來治療，很想給愛麗思開抗憂鬱藥劑，自以為這樣應該可以治好愛麗思的病——但最後他還是去除這樣的意念。托瑞斯醫師和愛麗思的外科醫師，面對的是自己無能為力、連帶憤怒又傷心等等複雜糾結的感情。而在威廉・史提爾和梅麗莎・佛勞茲的例子，內科醫師渾然不知自己帶著強烈的偏見在治療，以致對醫療照顧有負面的影響。葛斯・艾徹維拉的醫療小組曉得他的病是自己弄出來的後，氣得要院方馬上趕他出院，也不願讓精神科醫師參與治療。他們生氣，固然可以理解，卻導致病人的治療更棘手。醫師對病人的種種反應，就以生氣最難處理。依我的經驗，醫師要**設法克制怒氣**、其他情緒和道德倫理方面的惱人反應，有效的方法便是要勤加檢視自己的解釋模式，找出其中是否有強烈的不愉快情緒，和隱含的道德裁判，無形中在影響他對治療的想法。

接下來，臨床醫師還須檢視自己的解釋模式是否有個人或專業的偏見，無形中對治療產生不好的影響。這應該當作臨床醫療的例行事務，雖然不常見，但有許多醫師面對不確定的情況時，還是會盡力在不確定的情況下得出解釋模式，作為明確的治療方針。如今

有了巴林小組（Balint group）和臨床醫學倫理論壇（grand rounds）
這樣的做法，基礎醫療醫師便有機會學習到，遇上棘手病人時該怎
麼去檢視自己的情緒和道德反應（Balint〔1957〕1973），發覺有
反應可能危害治療關係時可以及時克制，同時培養有助於支持的反
應──甚至有助於醫師個人的成長。

重振精神：邁向醫學心理治療

　　為慢性病人帶起希望（通常包括家屬）是臨床醫療不可少
的工作，卻少見耕耘。短程的心理治療模式當然是有，但未曾推
廣到慢性生理疾病這方面的醫療（例外的情況，參見 Karasu and
Steinmuller 1978）。基礎醫療醫師大多也在進行心理治療，只是既
沒受過訓練，往往還不自知。慢性病人的心理需求這方面，是醫療
照顧幾乎找不到路標的地帶，一如古代地圖對於人跡始終未抵達的
區域，就標記「有惡龍出沒！」這樣的警語。

　　我要將這些治療技巧組成一門醫學心理治療，而以臨床醫師潛
進病痛意涵為起點。微型民族誌裡的描述，病史的詮釋，雙方說出
解釋模式互相協調，都是這裡所說的心理治療照顧的重要步驟。每
項都有助於心理治療照顧，而心理治療著重喚醒道德精神、提供支
持，又有助於臨床醫療的核心工作；也就是說，這樣的事便是醫學
心理治療的架構。例如撰寫微型民族誌必備的同理心，正好補上了
病人（及家屬）希望有人了解、期待有人分擔沉重負擔的需求。威
廉‧詹姆斯就寫過：「我們都期待別人同情，期待有純屬私人的溝
通。」（引述於 Myers 1986, 405）

　　史皮洛（H. Spiro, 1986）是有長年診療慢性疾病經驗的名醫，指出安慰劑效應——因為醫病關係而有的非特異療效——雖然備受醫學研究鄙棄，因為這會導致特異療效無法清楚分辨出來，其實非特異療效卻是臨床診療是否有效的根本所在。臨床醫師應該時時都要將非特異療效融入診療的例行事項裡。這種非特異療效在種種研究報告裡的結果差異很大（從 10% 到 90% 不等）。這裡最重要的，自然是醫師要以最高的安慰劑效應為目標，為此，醫師與病人的關係就一定要有同理心，真心關切病人的福祉，有了這樣的關係，病人和家屬才會信任醫師，進而發揮實際的協助和象徵的意義。

　　我對傳統心理治療的走向——精神分析、行為、認知、存在主義、輔導或是家庭——是屬於「不可知」這派。不管哪一種都可能有所助益，但要是手法死板，像看食譜一樣照本宣科，會有害。重要的是，醫師要真心去相信自己做的事，也真心去相信病人和家屬做的事。醫病（包括家屬）關係走到一定的地步，終歸要能讓病人有信心，有所期待，就算不是針對治療的結果，也要針對醫病的關係。我說的不是寶莉安娜（Pollyanna）那種樂觀透頂的期待。醫師和病人都應該要實事求是——至少以病人受得了的現實為準。病人和家屬在這關係中一定要能發揮自主的動力，而醫師也一定要覺得自己被這樣的關係感染。所以，醫學心理治療在我眼中是協力合作的關係，而以探索病痛意涵的種種技巧，促進宣洩、說服、解決實際問題等等心理治療效果的機轉。

　　不管心理治療還可以怎麼說，心理治療一定是深具精神道德的關係；醫師要努力進入病苦的領域與病人同在，病人要主動打開生活的領域供醫師與自己共同探索。醫師就這樣當作是道德見證，不

作裁判，也不作操縱，病人是主動共事者，而不是被動接受者；兩人都在這樣的經驗中一起學習，一起轉變。想想看，我們在前文檢視過的那些病人、家屬和醫師，可要有各式各樣的關係才收攏得起來。第六章提到的中國病人，絕對不會期望也不覺得可以有平等的醫病關係；但對安蒂歌妮・派傑特，要是遇到專制的醫病關係那可就完了。再想想看這些五花八門的醫病關係，各自的目標又會有怎樣的差別吧。醫療照顧在心理社會這方面的手法，就在於針對某一位病人的病痛故事、某一位病人的生平，建立起獨一無二的醫病關係。

給與支持、關切情緒方面的需求，互相協調，建立坦誠真實的醫病關係——這些都在關懷的情境裡一一做到了，醫學心理治療該怎麼做的問題也就消失了，因為這便是心理治療。

眼前的具體例子，就是憂鬱消沉、自暴自棄的病人重新振作起精神，而這病人可以是愛麗思・艾考特、威廉・史提爾、霍華・哈里斯、魯道夫・克利斯蒂瓦、安蒂歌妮・派傑特，或是我提過的其他病人；他們都是醫護人員眼中的麻煩病人。醫療的目的在他們身上也是因人而異，有的是大幅減輕失能，有的是控制焦慮不安，或者乾脆好好的安息。各自的目的和做法由微型民族誌和病史故事可以看出端倪，所以振作精神的方法也不一樣，像安蒂歌妮・派傑特這樣的病人，重點可能在宣洩；像霍華・哈里斯這樣的病人，重點在家庭輔導和改變行為；愛麗思・艾考特需要的是情感支持的同理心；哥頓・史都華在世的最後時日也是（第九章）；其他病人，例如威廉・史提爾，需要走社會治療的方向，由醫師協助他們打破放大病苦的區域社交惡性循環；又如葛斯・艾徹維拉，以他嚴重的人格違常為重心所作的密集精神分析治療，他沒有反應，可是像他這

麼嚴重的個案，不是醫師處理得來的，這時醫師就必須知道，什麼時候該把病人轉介到精神科醫師那裡。不過，大多數病人和家屬要求的步驟，幾乎不算困難。決定治療功效最主要的因素，是在建立良好的治療關係，也在醫師懂得利用自己的專長和溝通技巧，協助病人發揮自主的動力，說服病人好好因應病情。此外，慢性疾病的醫療照顧，不需那麼嚴肅與鬱悶；大可發揮機智和幽默，也大可諷刺和調侃。

以悲傷輔導，協助嚴重慢性疾病患者哀悼他們所失去的，幾乎都有助益。凡是治療慢性疾病的人都應該懂得怎麼協助悲傷的病人，支持病人有權利在治療過程中哀傷。以短期心理治療進行哀傷治療，例如霍羅維茨（M. J. Horowitz, 1934）等人在論著所述（1984），半專業和專業外輔導人員已經在運用了。醫師要是自己進行這樣的治療會感到不自在，那就要適時轉介到合格的悲傷輔導員那裡，由他們代為處理。醫師若真想要當慢性疾病醫者，悲傷輔導就是必須具備和發揮的技巧。

醫師可能要挪出一週一次總計五或六次的診療時間，進行悲傷治療，每次三、四十分鐘。要先篩選病人，挑出消沉情況嚴重者，也須事先徵得病人同意。第一次進行時，醫師先要協助病人確認他因長年病痛而蒙受的個人損失，並表達出來。第二、三次時，醫師要鼓勵病人多談他蒙受的損失，描述他對每一件損失有怎樣的感受；也就是醫師要協助病人哀悼。這幾次的療程讓醫師得以陪伴病人，一起表達出其他可能干擾哀悼的情緒（例如怒氣或恐懼）。到了第四次，便可以帶領病人為自己將不久於人世，或其他預期會發生且有重大意義的損失，一併哀悼，走完悲傷治療。之後的一或兩次，就要安排病人超越悲傷走向復原。療程結束時，要把重點放在

病人回歸當下的醫病關係，回歸他個人親近的連結，回歸他自己生命的經驗。醫病的長期關係讓醫師有辦法監督這些干預的結果，有必要時也不時可以重新再作悲傷治療。許多治療師都發現，治療效果可能會在療程結束後才出現，因為病人需要時間，融會貫通先前沒經歷過的覺察和領悟，帶動自己內心的轉變。所以，普通醫學的醫師也可能要在這樣的療程過後一陣子，才看得到病人重新振作起精神。

這樣的治療要是有效，病人應該會稍稍脫離先前的情緒狀態，覺得自己經歷一場大宣洩的洗禮。然而，病人和自己的病會建立起怎樣的新關係，是無法像開藥方一樣公式化的，也因個人的情況、人格而有差別。依我的經驗，這類悲傷治療確實有助於許多病人重新振作，另也有助於醫師的振奮，至少可重新燃起醫師治療病人的熱忱。只要醫師不放棄，便能支持、鼓舞與協助病人及家屬，這點非常重要。

我相信還有別的方法，對悲傷治療一樣有效（參見 Osterweis et al. 1984）。但我還是要強調病人、醫師一起同心協力進行這件事非常重要。用什麼手法不重要，病人、醫師一起對慢性疾病帶來的真實及象徵性損失，確實進行過哀悼，才是目標。除此之外，我還不知道有什麼方法可以重建起這麼有效且人本的醫療關係。在此我想藉中國哲人莊子「得魚忘筌」的故事，強調目的大於手段；有位漁夫費了很多心思、下了很大工夫，編織了捕魚的竹籠要捕魚，但捕到魚後，就扔了魚籠（Zhuangzi XXVI；也可見 Legge〔1891〕1959）

我先前已經數度提過，生理的慢性疾病患者常被醫護人員看作是麻煩病人。人格違常、艱辛的生命處境，又導致標籤裡的「麻

煩」變得更大，而偏向急症救治的醫療體系，對這類病人有不當的期待及醫療的挫折感，一樣令問題雪上加霜。要病人重新振作精神，在過程中也可以扭轉醫療體系的不當期待，說不定還能改善醫護人員僵化的行為模式，免得讓這問題繼續下去。我提出來的法則，其實兼顧醫病雙方。慢性疾病醫療真正重要的轉變，一般不太惹人注意；例如對症狀的感覺、對忍受病苦的耐力有小小的變化。從辛苦但還能處理，到棄守放棄一切希望，往往只有一線之隔。（醫師這邊從信心滿滿到挫折滿懷，也一樣只有一線之隔；小小的改變便能讓醫師精神抖擻或是灰心喪氣。）尤其是，治療同一位病人，竟然會出現這週效果很好，下週一塌糊塗。生命因病痛長期不去、失能諸多不便而衍生的難題，說不定就是沒有唾手可得的答案。醫療照顧不外一直都在嘗試、努力堅持下去──跟病痛經驗一樣。能否有好的結果，是漫長的進行式；醫療關係堅固良好，就挺得過狂風暴雨。

　　醫師對病人的醫療照顧還有一件事須進一步討論，也就是對家屬的支持。先前已經談過，慢性疾病幾無例外都會牽連到家屬還有其他親近的人，有時候還很嚴重。醫學的病症或許就定在某人身上的某塊組織裡，人生的病痛卻會波及到病人的社交圈。從微型民族誌、家屬的解釋模式，既看得出病人在社交圈裡的支持源頭，也看得出緊張和摩擦落在哪裡。消沉、害怕很少只限於病人，慢性疾病把一家人都拖進源源不斷的壓力下，導致既有的衝突惡化，又會爆發新的衝突。所以，醫師很可能要將一家人都當作關照的焦點，須判定家庭功能出了什麼問題，必要的話也須回應，能作的回應包括定期評估家庭的狀況，追蹤已知的問題，外加心理輔導，再有必要的話就轉介給家庭治療專家。

　　聽病人家屬述說他們的解釋模式，常有助於紓解家庭的緊張關係，還可以看出家屬的模式是否與生物醫學模式有衝突，甚至與病人的模式是不是有衝突。這對家屬在疾病照顧方面應該扮演什麼樣的角色，也可以促進雙方的溝通和協調。有的家屬可能是要角，有的就可能沒那麼重要。遇上緊急狀況，而家屬照顧病人又已經走投無路時，醫師可能有必要出面協助家屬。家屬和病人一樣，醫師願意聽他們的說法（也表示他們的說法被認可），對他們都有助益。在實際解決病痛問題方面，家屬可能需要技巧性協助，也可能需要宣洩一下情緒或是其他的情緒支持，尤其是焦慮的情緒。有時候，病人的配偶比病人本人更需要醫護人員的支持、安慰與鼓勵。因病痛帶來的損失而傷心，幾乎病人的家屬也無一倖免，臨床醫師對此一樣能夠相助。家屬和病人一樣，最大的慰藉莫過乎醫師留心到他們的需求，也有能力協助。

　　我個人相信醫師最大的成就，最終在於懂得依循現象學，去領會病痛經驗及其對病人心理、社交的影響，以此為重心建構病人的醫療照顧。這需要醫師經由教育學習到所需的態度、知識和技能，但與目前醫師訓練和醫療保健體系的重點，大相逕庭。現在我就要談一談這樣的看法對現代醫學能有哪些重大的意涵。

　　但我略有一點忐忑，想和讀者說明一下，對專業人士，真有可能教導出如菲利普・拉金（Philip Larkin；1922 - 1985）寫的：

　　　找出字詞既真又好，
　　　要不既非不真又非不好。

　　　　　　　　　　　　　　　　　（摘自 Heaney 1980, 164）

　　這點在醫師養成教育過程裡，也許太深了，沒辦法教導，一定要由學生親自經歷過痛苦的艱難滋味，有緊迫去造福他人的需求，才學習得到。也許這也要看醫師在人生成熟期發展到什麼階段。一個人要是沒有經歷過失去至親的悲痛，哪真能感同身受別人的痛，而伸出援手呢？也許只要個人未能親身面對病痛的現實、面對行醫的現實，就無法參悟箇中的智慧。

第十六章
以病痛意涵為中心的
醫學教育及實踐

求醫這樣的決定，就是要求個說法……病人和醫師一起寫
神話，重建事情的意涵……一件件事情有了定位，經驗和
詮釋看起來兩相符合了，病人得到有條理的「解釋」，不
再覺得自己倒楣遇上搞不明白又無法控制的事情，病人的
症狀通常便能除魔了。

精神病學家李昂・愛森柏格
（Leon Eisenberg, 1922 - 2009）
（1981, 245）

我認識吉米到現在有九年了——從神經心理學的標準來
看，他的狀況沒一點變化；他仍是最嚴重、最糟糕的那
種高沙可夫症候群（Korsakov's syndrome，又稱健忘症候
群）患者，一件事情只記得住幾秒鐘，密集失憶的狀態可
以回溯到一九四五年。可是，看他這個人，看他的精神，
有時候又截然不同——不再焦躁、不安、不耐煩或茫然，
反而會留心周遭的美好事務，包括靈魂，有丹麥哲學家齊
克果（Søren Kierkegaard, 1813 - 1855）的哲學涵養——美

> 感的、道德的、宗教的、激烈的……實證科學、實證論，
> 不管什麼靈魂不靈魂的，不管我們這個人是由什麼組成
> 的。這裡說不定既有哲學也有臨床醫療的功課值得學習：
> 不管它是高沙可夫症、失智症，還是其他人生的大災難，
> 不管生命體的損害有多嚴重……經由創作、靈魂交會、接
> 觸世人的精神，依然有絲毫無損的再生機會，而且還是留
> 存在原先看似無藥可救的神經損傷之內。
>
> 英國醫師作家奧立佛・薩克斯
> （Oliver Sacks, 1933 - 2015）
> （〔1985〕1987, 39）

在這裡請讀者想一下這問題：醫療的目的是什麼？檢視現代工業社會裡的龐大衛生保健事業，例如美國，要回答這麼基本的問題，就充滿想像力了。感覺不切實際，太簡化了吧，在這麼複雜的社會體系，切割得那麼細碎，讀者說不定很想這樣子回答：那要看有多少醫療機構大概就有多少目的了。所以，改成這樣子問好了，要醫學幹什麼呢？但這問題好像一樣離譜。

然而，不把「目的」這樣的大問提出來，就沒辦法要求醫療這行或是醫護人員盡到該盡的本分，也無從知道病人有權利要求醫療給他們什麼照顧。此外，不提出來問，等於是默認了我們這時代當道的經濟濫調有理；也就是，所謂的「醫病關係」，不過等於服務的賣家和買家之間，不多也不少的商業關係；醫療這一專門行業也就是大型的事業集團，以控制市場占有率為經營宗旨。不對，醫療確實是與經濟有密切的關係，但不僅於此。

不論怎樣的社會，治病療傷這件事的核心都與精神道德有關，

我認為這才是醫療的中心目的。這樣的結構，由病痛的經驗、由醫病關係必備的條件就勾畫得很清楚了，卻因為對醫療非治療的部分所作的檢視太狹隘，而被遮蔽了。本書談過的故事，說明了病痛的經驗和意涵正是臨床醫療實務的核心。醫療的目的既在控制病情也在照顧病痛的經驗。這一點，就以慢性病人在他們醫療體系裡的關係，看得最清楚：控制病情這件事，在慢性病人身上控制不了多少，關注病情為病人生活帶來的難題，才是重點。

　　從慢性病為人們帶來的遭遇這角度來看，不論是詮釋病痛意涵，還是處理私人親密關係深切感受到的情緒，都不可以當作可有可無的事情敷衍掉。這些反而是醫療的要點，是醫師不做不行的事，沒做到，便是行醫這件事連本分也沒做到。所以，就是因為這樣，我們才說當代的生物醫學，雖然在病症控制方面有長足的進展，但與醫療的目的卻是背道而馳。造成這樣的扭曲，外在的社會力不亞於醫療專業內在的動力，對慢性病人、家屬、負責治療的醫師都是莫大的負擔。

　　我們只要關切醫療的目的，就不得不重新思考醫學訓練這件事：像愛麗思・艾考特、霍華・哈里斯、安蒂歌妮・派傑特、派迪・艾斯波西托、哥頓・史都華還有本書談過的其他幾位病人，他們的需求都是醫學院學生、醫院裡的住院醫師一定要學會的治療工作。衛生保健體系還有社會大結構當中妨礙醫師做到這些事的壁壘，也一定要突破。醫學研究要是對控制急性病症有重大貢獻，卻不管慢性疾病所造成的問題，我們絕不可以視而不見；也就是說，醫學研究要是將慢性疾病照顧最重要的目標置之不理，這樣的研究大概可無視於它的存在了。拿病痛取代病症作為我們關注的重心，就會帶領我們重新思考醫療這件事，走上目前不算流行的路線，而

且既和醫界內在的興趣相反，也和外在對醫界的批評相反。這樣來看，醫學既是問題形成的所在，也是問題求解的所在。

醫學教育

醫學院的學生剛入學時，一般對於自己未來要當怎樣的醫師、要給病人怎樣的協助，懷抱崇高的理想；等到修業期滿，許多理想已告灰飛煙滅。訓練專業能力的過程，將心裡一般對醫療太過浪漫的印象，汰換成一般太過實際、世故算計的專業期待，追求的是高科技、高收入。然而，慢性疾病遇到當今這樣組織起來的醫學教育，可就大難臨頭了。醫師學習到的是把病症看得比病痛重要，醫師需要的是生物學的知識，不必去懂病痛在心理社會和文化方面的關聯；醫師學習到的是在門診發揮安慰劑效應，心理治療是老派手法，根本不合時宜，留給精神科醫師去學就好。醫學教育裡的社會科學、人文課程，是本書討論理念的重點，卻像是「窮親戚」，沒幾個醫學院學生樂於結交。我在第八章談過，住院醫師訓練走的那一遭「磨練」，說不定還會磨掉醫師的人性，再要訓練醫師特別用心去關注醫療的心理層面，當然無濟於事。

我的結論很嚴厲。當然，還是有許多醫師不會墨守成規。其實，在社區擔任基礎醫療醫師要磨練出真功夫，還非得靠實戰經驗去掙脫教育培養出來的專業偏見。此外，其實還是有教育課程，對我認為醫者必備的那幾類重點，依然特別重視——尤其是進步一點的家庭醫學、基礎內科醫學、小兒科等等。精神醫學雖然位在主流醫學的邊陲，但是歷來便很注重病人的病史。整體來看，我認為我

的判斷雖然教人扼腕，但是絕對是正確的。

　　要扭轉這麼糟糕的狀況，就一定要將病人和家屬有關病痛經驗的敘事回歸到醫學教育的目的。唯有如此，才能培養出夠資格的醫師，能以適當的態度、知識、技能撰寫慢性疾病的微型民族誌，或在病人臨終時日給與支持，或是與不同族裔家庭協調彼此的價值觀。而這樣的轉變要怎樣才能做到呢？

　　我認為唯一可行的改革，是要從下到上重新調整醫學訓練課程，不這樣調整，價值觀和行為無從扭轉。訓練課程一定要分出時間，教導學生如何詮釋病人的病痛敘事，如何評估病痛經驗。在醫學院裡開設社會科學和人文課程，只是個開始，還須找出新方法教導醫病來往、監督學生的臨床經驗。學生要是了解我在第十五章討論的臨床核心工作，是教師以及臨床醫師真正重視的，自然就會建立該有的態度。教師當中應該也要以身作則，示範照顧慢性疾病的模範。甚至醫學院的入學條件，都應該加入心理、文化、道德領域研究的興趣和背景。

　　鼓勵學生走出課堂和醫院，跟著病人回到他們住的社區去看看，有助於磨練學生撰寫微型民族誌。這樣學生便有機會觀察，病人在家的習慣，以及與醫療保健、社會福利人員、機構來往等等的互動。依我的經驗，學生很少有機會受邀去看看病人的工作環境，但一般還進得了家庭、朋友和鄰居的圈子。找到熟悉社區的社會科學資料，有助於學生更切實地勾畫出病人民族誌的背景。臨床導師審查這些報告時，重點不該放在寫作的品質，而要評估學生對相關的臨床醫療細節，是否有敏銳的觀察力，是否有能力從病人各自的社會背景，針對細節周全地詮釋。取得病人和家屬的解釋模式、以一般人聽得懂的語言解說生物醫學的解釋模式，這兩件事要練出功

夫，靠的是常有機會在臨床醫療專家的指導下練習，不僅在門診和住院部門，也包括病人家裡。目前已有記載病史的相關資料可參考，學生從中可以學習到多種技巧聆聽病人的生命敘事，為病人寫下病史紀錄。但最重要的還是要常找機會去練習如何詮釋這些生命故事的重要意涵。多閱讀有關病人背景的傳記和小說，可以充實學生寫作的經驗。

還有，醫學院的教授一定要向學生明白表示，這些是重要的學習經驗，要學生相信，了解病痛是他們學習的重點，一定要知道相關的技能是要通過考試檢測的，該有的態度或知識不及格，就和心臟病學、外科手術或產科病症考不及格一樣，必須補修或補考。再不及格，培養不出必要的態度、知識、技能，就應該退學。學生和住院醫師要是知道，他們在慢性疾病的心理社會照顧不及格，就無法結業當醫師，還會不認真學習嗎？

醫學院的老師一定要以身作則，明白表示全科醫師的訓練中，病痛確實大於病症。教育重新定向，也必須針對教職員再教育，外加制定學術獎勵，經由升遷和榮譽來宣示，醫學的心理社會領域是教學的宗旨；有重視心理社會層面的醫師帶頭樹立模範，是重要的條件。

住院醫師畢業後再訓練的挑戰還要更大，面對這項挑戰，如果再不甘願也要老實承認，目前許多醫學訓練課程無形中建立的價值觀和行為，正好與人本醫療照顧走相反的方向。而在現有的課程加進心理社會方面的訓練，可能不夠，因為整體課程的結構就不利於這些的融會貫通；例如慢性疾病的醫療照顧絕大部分都在門診，所以，門診醫師一定要和社區的社服網合作，但是許多訓練課程強調急病病人的住院醫療，輕忽慢性病人的門診醫療。這樣的訓練課

程不利於學生和社區的互動，往往還教學生覺得慢性病人都是麻煩者，病情老是好轉不了，動輒要進醫院求診。此外，這樣製造敵視心態，也耗費實習醫師的精神力氣，搞得他們撐過一天算一天，不利學習人本醫療的環境也永無終止之日（Groopman 1987）。要改變這樣的環境條件，必須在醫院的訓練課程裡進行根本的扭轉，醫院的訓練課程多半著重在廉價的醫療勞力而不在病人的醫療。年輕醫師常會不經意忘記病人也是人，要消除這種情況，就先要把年輕醫師當人對待。

　　假如教育課程是要學生遇到慢性病人複診，花五到十分鐘看一下就好，或是強調優先使用昂貴的檢查，少用勞力密集的面談和談話治療，這些都是錯誤的教導。若要調整則須重訂輕重緩急的優先順序，也須重訂醫療照顧的施行方針。醫療評估不可僅限於成本效益過度狹隘的量化，一定也要包括醫療對於病痛經驗和病痛意涵的問題該如何處理。最後，關於醫療財務問題，要是做內視鏡檢查，醫師可以在十五分鐘內賺到半小時細心會談的十倍收入，那麼醫學課程裡的心理學訓練，對醫療行為就幾乎沒有用武之地。因此，醫療的財務一定要撥一部分用來協助病人處理病痛經驗。既然已有證據證明心理學干預既可以降低醫療成本，也可以減少長期失能，那麼，要求改革醫師的報酬給付制度，就不算不合宜了（Munford et al. 1984；Osterweis et al. 1987）。

　　醫師從醫學院以及住院醫師訓練學習到的經驗，要是沒有適當的體制支持，不太可能應用到醫療實務上；也就是說，即使醫師有意願也有能力顧及醫療的心理層面，醫療體系也未必鼓勵與支持──其實醫療體系甚至還可能積極反鼓勵及搞掣肘。第十四章提過海倫·麥諾頓嚴屬指出，醫療單位的主管階層將醫療照顧當成商

品。當代資本主義在我們這時代不僅主宰了醫療體制，也主宰了醫療的價值走向，為了符合資本主義的優先順序，在醫療商品花錢是要賺進更多的錢（Heilbroner 1986）。以至於現在醫師協助慢性病人處理病痛的效益有多少，不被當一回事；醫師花了多少時間、多少錢、利潤剩下了多少，才算數。高品質的醫療照顧未必一定符合成本效益，至少依我們這時代由重要的政治束縛（例如賦稅、補貼）而設定出來的狹隘成本概念，是如此。（政治風向若有改變，這些政治束縛可能跟著改變，我們也就可以重新思考，更好的醫療照顧該怎麼做了。）

美國以及其他工業化國家的醫療照顧體系，必須改革。當今情勢惡化變本加厲，批評現代醫療者已經指出核心問題在於醫療機會不平等，以及醫療獲益不正義，這樣的問題當然重要（Starr 1982；Navarro 1986）。可是，就算解決了這些問題，也不可能觸及我指出來的問題；我的問題也許要想成是左右為難的文化困局，困住了現代社會的價值，以及實踐這些價值的職業。我們這時代的世俗神話和專業裡的「儀式專家」（ritual expert），實在無法造福病人。醫療這一行看似昌盛，但醫療的執業使命深陷危機，從業人員也陷入分裂，醫病關係深陷混亂。當務之急，是要重新檢討我們怎麼看待醫療。

衛生保健體系

我們不妨將衛生保健體系重新定義為以照顧病痛經驗主的工作，這還要再看病痛是由哪部門或單位負責照顧？也就是說，怎樣

的衛生保健體系在處理病痛問題？

　　負責規劃衛生事務或公衛的人員，在為衛生保健體系規劃組織圖時，一般只把生物醫學專業機構劃進去，也就是醫院、診所、療養院、復健單位。如果要人類學家規劃一張衛生保健組織網，容納的衛生保健系統會更多，組成也頗有差別。

　　有一點特別要提醒，病痛照顧絕大部分不是由生物醫學機構或專業醫護人員在處理，而是家屬（Kleinman 1980, 179 - 202）。家屬（或說是大眾），最先發覺病人的病情惡化，也最先做出因應措施。運用在自療或是家人照顧的手法五花八門，例如：休息、改變飲食、改吃特別的東西、按摩、買成藥、服用處方藥，還有其他器具可以使用，例如：加溼機、特別的器具，以及情緒支持、宗教儀式等等。這方面的外行照顧包括親友建議可以做什麼、什麼時候去看醫師、到哪裡去看哪位醫師、要不要聽現在醫師的建議、還是換個醫師看診。鄰近的藥局和健康食品店，也常被拉進這一大圈「外行醫療團」裡。

　　這一幫親友醫療團，對關心慢性病人狀況的醫師可非常重要。其實，在少數族群以及非西方文化中，家人才是為醫療做決定者，而不是病人本身（如第九章談過的那位台灣病人）。卻很少有醫師對醫療照顧的家庭分子有通盤了解，也不太動腦筋評估病患的家人會產生什麼影響力。藥廠就不一樣了，他們在傳播媒體打廣告——這可占了一大部分醫療成本——直接訴諸家屬，拿家屬當醫療團。一般大眾可是醫療照顧的消費主力，有龐大的產業繞過醫師直攻他們。商業化固然有助於家屬取得可用的治療，只可惜夾帶不適宜、不需要，老實說還蠻危險的東西，未免太多了。

　　醫療改革在這方面的挑戰是：醫師有沒有能力分辨家族醫療

團那裡，是不是有什麼可以借來運用。這樣，醫師才能協助病人和家屬提高知識和技術，使自我照護更為安全有效。醫師願意鼓勵病人和家屬吸收資訊自我照護，應該連結法規的改革，讓病人也有機會取得治療必需的管制藥品。如今病人和家屬已能自行採購儀器量血壓、檢查孩子的耳道、驗尿等等，那為什麼不讓病人也可以不具處方就能購買必需的藥品，只要有合格的監督便得服用？慢性病人便是（或者可以學會當）他病痛經驗的專家，病人也可以學幾項技術來處理自己的病痛。影片和文件都是很管用的協助媒介。正式訓練病人和家屬做照顧的工作，也在傳達自主行動的訊息，既有象徵意義，也有實際用處。我相信將病人一起當成共事者，將治療當作協力合作，可以大幅改善醫病關係。我覺得我們就正在朝這方向改善，只是推進的速度很慢，又沒章法。現在當務之急是進行組織改革，推動更大幅度的變革。

這樣的醫療改革聽起來簡單，卻卡了不少棘手的難題——醫療改革需要政治、法律配合，以至於很容易被人套上大帽子打發掉。我覺得這是很悲哀的錯誤。獨立自助運動在北美社會如火如荼進行中，盛行的原因包括一般人發自內心抵制專業的壟斷，畢竟醫學並非萬能。醫師助理和其他救護人員學習的技術，也可以轉用到家庭照顧這方面。政治人物也許對這樣的改革也有興趣，醫療保健成本就有機會降低，也可以扭轉病人對醫療專業愈來愈嚴重的敵意。這也可以鼓勵公衛規劃人員、衛生教育專家，動腦筋為病人及家屬進行家庭照顧找出依據；也有需要社會調查和民族誌的資訊，這些能協助親友團精確勾畫和決定治療行為。這樣的改革與法律、立法、倫理方面的關係，也一定要深入了解。不過，不管怎樣，慢性病人和家屬會漸漸開始要求，對疾病的照顧有較大的自主權，我相信有

朝一日終究會成功。

　　與家庭照顧只有一步之遙的是民俗這區塊，民俗醫療包含各式各樣的非專業，以及一般制度外的「專家」；民俗醫者由半護理的專業人員到宗教靈療；從五花八門的非正規心理治療大師，到半合法甚至不合法的仙丹妙藥賣家；從少數族裔的傳統醫者到健康食品專家、按摩師、對主流觀眾推銷的電視演員。北美社會的民俗治療歷史悠久，而且和許多人想的相反，我們的社會技術愈來愈進步，從事民俗醫療的不僅沒減少反而愈來愈多。例如麥奎爾（McGuire, 1983）便指出，紐約市單單一處中產階級聚集的郊區，便看得到上百種民俗療法。有歷史悠久的（例如宗教療法）到新近出現的（例如極性療法 [polarity therapy]，虹膜診斷法 [iridology]、協同治療 [co-therapy] 等等）。傳統中醫、瑜伽老師、基督教和猶太教的靈療、藥草、武術和其他運動，外加只有厚顏無恥足以形容的的江湖郎中，都治療過本書談過的幾位病人。

　　民俗療法雖然時有助益，但有時給的建議和藥方會干擾生物醫學治療，還有危險（Kleinman and Gale 1982）。醫師一般不太知道自己的病人也在使用民俗療法，這關係到病人是不是合作、療效問題。病人不太敢向醫師透露自己也在接受非生物醫學的療法，因為他們認為醫師鐵定會阻撓；至於醫師，就是連想也沒想到甚至懶得問。生物醫學面臨的挑戰是：醫師要體認到民俗療法不僅在第三世界重要，在當代西方社會一樣重要；民俗療法幾乎無處不在，慢性病人又容易病急亂投醫，所以，醫師理當要假設自己的病人，在病痛的歷程中也許會接觸民俗療法。所謂尊重病人的觀點，就應該願意去了解病人是否也同時使用另類療法；另也表示，醫師要判別民俗療法是否有用或有害。醫師的判斷自然要讓病人知道，這也是專

業和非專業解釋模式兩相協調不可或缺的。

　　北美醫療保健裡的專業領域是多元的。另類療法有其專門行業——例如整脊、整骨、自然療法——有職業組織、授證規章、考試、學校、課本、研究等等。眼科醫師要和驗光師搶配眼鏡的生意；精神科醫師要和社工、心理學家搶家庭輔導工作；有些地方，產科醫師也要和助產士搶接生。生物醫學機構雖然一般由醫師掌控，但雇用的人大多不是醫師，而是護士、社工、心理學家、物理治療師、職能治療師、口腔衛生師、呼吸治療師、放射科技師、醫師助理、化驗室技師、救護車駕駛、心理衛生助理、翻譯員、營養師、假體專家，還有為數眾多的職員散見醫院和療養院，約占生物醫學機構雇用人員的百分之九十五左右。殘障病人的醫療照顧大多由醫師以外的衛生專業人員處理。即使慢性病人去看醫師，大部分時間也是由掛號人員、護士和種種準專業人員在處理。醫師一般都小看這些工作人員的價值，他們對病人照顧的貢獻往往備受忽略，但是，拖拖拉拉、出口傷人、打擊病人士氣這些鳥事，他們一樣身陷其中。

　　依我的經驗，就算醫師會關心、注意病人的心理問題，協助醫師的護理和準專業人員可就未必。其實，我遇過最死板、最麻木、最求省事的醫院工作人員，都是比較低階的職員和技術員，這些人好像都沒發覺他們自己的做事態度，這也是病人在醫療照顧這部分抱怨較多的。顯而易見，種種助人專業裡的每位成員，都應該受訓，學習尊重病人的病苦，**以感同身受的心**去關切病痛的經驗。

　　專業領域機構是以專業為中心，而不是病人。齊魯貝佛（E. Zerubavel, 1948 - ；1981）指出，從醫師的時間安排即可看出；醫院安排時間，以醫師和工作人員為優先，而不是病人和家屬的需求，

空間考量也一樣。專業領域的動線，搞得許多病人昏頭轉向；也幾乎沒指示圖協助不熟悉的人搞清楚狀況。專業內部的溝通也一塌糊塗。慢性病患大部分時間都耗在專業的體系裡，往往比他們的醫師還清楚哪裡有什麼結構障礙、哪裡有什麼不必要的官僚作風，在浪費他們的時間和精力，製造挫折和怨念。這類對於官僚無能的內部問題，卻少有人去了解，以改善專業體系，適應病人的需求。目前的挑戰便在此。

不過，醫療保健的專業構機一樣在打擊醫師，尤其是有心處理病人和家屬病痛難題的醫師。我已經談過，慢性疾病醫療最有用的治療干預，遇到門診實務的時間限制和獎勵制度正好會被打消。醫療法律方面的顧慮，在這裡又特別愛搞蛋。醫師往往必須留心他們的醫療有什麼會引發法律糾紛，結果自然鼓勵醫護人員要以自保為先，死咬官僚規章的文字（而非精神）不放。醫師要是擔心病人或家屬出了什麼差錯，搞不好害他吃上官司，賠上好幾百萬，那他還會動腦筋規劃醫療方案帶動病人自主的動力、提升病人自主的照顧嗎？醫療倫理問題弄到法院去解決，例如病情來到末期，醫師該做到什麼地步來延長病人的生命——即使病人和家屬都希望結束醫療——會阻礙醫師在慢性疾病患者最需要醫師人道關懷的階段，反而遲疑與猶豫。此外，官僚的文書作業原本是要透過法定規章來節制醫師行為，可是當多到不可勝數，反倒搞得醫師本末倒置，原本該用在病人身上的時間反倒被不當占用了。醫療照顧的工作淪落成官僚系統，明顯讓慢性病人在醫療保健機構裡周旋時，更加困難。因為，官僚效率往往是（也常是）高品質醫療的大敵。從第十四章談到幾位醫師可知，這中間最大的困難恐怕就在生物醫療機構要怎麼做到符合人性。

　　最近打著「治療師」名號的人愈來愈多，專業內、外都有，一個個自稱有「獨門絕技」有助於處理慢性疾病的心理、性、家庭等方面的問題，令病人和醫師同感困擾。醫師是不是應該把「輔導」這事轉交給別的「專家」處理，自己專注在技術問題就好？畢竟當今的醫療技術日益複雜。要是如此，醫師的功能徹底一分為二，是不是把醫療照顧在社會心理這方面，又從生物醫學這邊往外再推得更遠？這樣一拆，會不會切斷醫師與病人的連結，抽離醫師「人」的這部分？但要是醫療心理治療納入臨床診療成為醫師的核心工作，這樣劃分，能保住這件事的品質嗎？經費和評估的事又該如何處理？關於當代社會的專業醫療照顧，同樣重要的問題還有好幾十個呢。北美有關醫療的辯論到目前為止還以大範圍的政策為中心。但在此我要指出，醫療改革如果成真，我們醫療保健體系中，小型診所這方面的問題，應該列為辯論的重心。

　　病痛的照顧、病症的醫療，二者務必整合為一，但是這整合方案的推動很少見，既因為醫學發展一直在將病症和病痛一分為二，還愈拉愈開，也因為這目的在專業和官僚的優先順序中排不到前面。最理想的做法是重拆及重建醫療保健機構，將這樣的制度重塑到醫療措施裡，但在現實世界，打掉重建並不可行，不過，改革倒還可以。這樣的改革必須落實在轉變醫療保健體系的價值觀。而當前這體系關注的重心主要在獲利、經營效率、專業競爭，和以病症為中心而極為狹隘的實踐範式。這樣的價值排序要改革，必須進行我先前建議的社會整體大辯論，整合一般民眾和專業兩邊追求改革的意見，依循政治途徑，對醫療保健體系施加必要的壓力。

醫學研究

　　醫學研究也必須作相對應的轉變，才能為醫療改革提供學術的支持，促進醫療實務開發新的範式，去關照病人因病痛而產生的需求。我們必須將醫學看作是匯聚了生物科學、臨床科學，還有醫療社會科學和人文科學等三大知識的源流；前兩類科學研究過去一直坐擁豐厚資源，發展成昌盛的產業；第三類研究領域到目前都還發展不夠建全。人類學、社會學、心理學、歷史學、倫理學、文學等等的研究（關於醫學的人文科學），尚未發展成醫學研究重要的分支之前，病痛經驗和意涵要系統地概念化，必要的知識卻還殘缺不全。只要還沒補齊，新的實務範式和有效的治療策略便無法開始發展，研究產業也還大幅度偏向症病相關的問題。

　　我們的醫學社會科學和人文科學需要有卓越中心（center of excellence），設置在醫學院和醫療保健機構內，供研究人員創造新知，編纂新知，評論現有的知識，發展臨床環境可用的法則。為了達到這些目的，社會科學研究的經費要增加，醫療社會科學家和人文學者的研究職位也必須增加。雖然醫療人文科學不能簡化成人本醫療，不過，醫師要是有社會、道德方面的醫學訓練當助力，就比較能培養出必要的態度、知識和技能。

　　再者，鑑於實際世界裡的資源有限，爭奪資源會產生衝突，因而需要醫療專業之內、之外兩方同時施壓，才能促成這樣的轉變。然而，學院有關醫學的論述，尚未從分子和藥物的語言，拓展到經驗和意涵的語言時，醫藥科學只會強化醫療專業對病痛難題的抗拒，而未能開拓這方面的眼界。研究要是避開病痛在人的這部分，

可就像是將醫療專業和醫師束縛在有限知識的腳鐐裡。上了腳鐐，慢性疾病的醫療照顧最棘手、也最重要的問題，醫學和醫師便無法顧及了；這麼一來，醫師未能對病人的狀況有切身的關注，醫學也未能將道德方面的知識應用在病苦上面。

　　我寫這本書時心頭的畫面其實迥異於此。要是說戰爭的關係太重大了，不可以任由將軍作主，政治也一樣不能任由政客作主，那麼，我們也應該說病痛和醫療照顧關係太重大了，不宜任由醫學專業人員來作主，尤其是那些還將這些人性固有的課題硬塞在束縛人性的架構裡的人。進入病人和家屬有關病苦的經驗，與他們長相左右，治療慢性疾病的醫師職責，不是這樣，那又是什麼呢？這樣醫師才會加入他們艱苦的經歷行列，適時針對病程的醫療管理提供協助。此外，在技術干預受困於瓶頸的時候、在病情最糟糕的時候，醫師的精神還能與病人和家屬，一起走過他們的病痛經歷。值此醫藥商業化的形象侵蝕世人利他的精神，將人情義理扭轉成純屬職業的身段，**醫者走的道路，可以是探求人性智慧的道路，展示堅毅和勇敢，作良善的化身，傳授人性根本的功課。**

致謝

　　這本書大部分寫成於一九八六年我在哈佛的年休。在此要向成全我休假意願的相關機構和個人深致謝忱，如此我方才得以專心寫作，完成此書。Leon Eisenberg，哈佛醫學院社會醫學系主任；Staley Tambiah，哈佛大學人類學系前主任；Myron Belfer，劍橋醫院精神科主任；Daniel Toste son，哈佛大學人文科學院院長。提供研究補助的有：Rockefeller Foundation、National Science Foundation、Social Science Research Council、Committee on Scholarly Collaboration with the People's Republic of China of the National Academy of Sciences，為我在波士頓和中國進行慢性疼痛及其他慢性疾病提供大部分的研究經費。有幾則慢性疾病患者的記述，是哈佛醫學院創新推出的 New Pathway in Medical Education 舉辦（Patient / Doctor Seminars）期間，替學生蒐集教學材料而做出來的，這是很有用的訓練，也蒙學生、同事提供批評意見而有改進。我在劍橋醫院（Cambridge Hospital）、華盛頓大學附設醫院（Washington Hospital）的「基礎醫療」（primary care）和精神科擔任教學駐院醫師有十年的時間，有助於我將慢性疾病為醫師製造的難題理解得更加透徹。我曾在 National Institute of Mental Health 資助的臨床應用人類學研究計畫，負責指導博士後和博士前研究人員，這也大大擴展了我對醫療照顧在民俗誌方面的理解。寫在這本書裡的內容，

大多是經由研究，尤其是照顧慢性疾病患者（還有他們的家屬）的經驗，而學習到的。本人有幸，在此要向這些病人還有他們的家人致上深深的敬意。

有關本書主題的特殊見解，出自我自己罹患慢性疾病的經驗（氣喘）以及兩位卓越的臨床醫生 Gabriel Smilkstein 和 Charles Hatem，悉心地照顧。

我要謝謝 Professor Francis Zimmermann 和 Mme. S. B. Lamy，提供我暨家人在法國年休期間享有宜人的生活，度過愉快的時光。

我也要謝謝 Basic Books 三位編輯：Steve Fraser 細讀過我的初稿，Nola Healy Lynch 進行了出色的文字編輯，Paul Golob 完成這本書的製作過程。

過去幾年我有幸與效率奇高的助理 Joan Gillespie 共事，她極為費神地處理本書大大小小的事務，我最感謝的是她為我們的工作注入了忠誠和溫暖。

有好些年，我一直覺得自己已經有能力為廣大的高知識讀者寫書，但真的去做，就發覺這比我想像的要困難多了。而愛妻瓊安（Joan Kleinman）一如往常跟許多事一樣推著我走下來，教我不致半途而廢或是草草了事。

本書所述內容符合本人身為醫師、研究者的工作精神，個案史中的人名、特徵、身分辨識細節都經過改動。

參考文獻

Alexander, L. 1981. The double-bind between dialysis patients and their health practitioners. In *The relevance of social sciences for medicine,* edited by L. Eisenberg and A. Kleinman, 307–29. Dordrecht, Holland: D. Reidel.

————. 1982. Illness maintenance and the new American sick role. In *Clinically applied anthropology,* edited by N. Chrisman and T. Maretzki, 351–67. Dordrecht, Holland: D. Reidel.

American Psychiatric Association. 1980. *Diagnostic and statistical manual of mental disorders.* 3d ed. (DSM-III). Washington, D.C.

Aries, P. 1981. *The hour of our death.* Translated by Helen Weaver. New York: Alfred A. Knopf.

Balint, M. [1957] 1973. *The doctor, his patient and the illness.* New York: International Universities Press.

Barme, G., and B. Lee, eds. and trans. 1979. *The wounded: New stories of the cultural revolution, 1977–78.* Hong Kong: Joint.

Barnes, D. M. 1987. Mystery disease at Lake Tahoe challenges virologists and clinicians. *Science* 234:541–42.

Bate, W. J. 1975. *Samuel Johnson.* New York: Harcourt Brace Jovanovich.

Beeman, W. 1985. Dimensions of dysphoria. In *Culture and depression,* edited by A. Kleinman and B. Good, 216–43. Berkeley: University of California Press.

Bellah, R., et al. 1984. *Habits of the heart.* Berkeley: University of California Press.

Benveniste, E. 1945. La doctrine medicale des indo-européens. *Revue de l'histoire des religions* 130:5–12.

Berkman, L. 1981. Physical health and the social environment. In *The relevance of social science for medicine,* edited by L. Eisenberg and A. Kleinman, 51–76. Dordrecht, Holland: D. Reidel.

Berlin, I. 1978. The hedgehog and the fox. In *Russian thinkers,* 22–81. Harmondsworth, England: Penguin.

Black, D. 1980. Inequality in health: A report. London: Department of Health and Social Security.

Bloch, M., and W. Parry, eds. 1982. *Death and the regeneration of life.* New York: Cambridge University Press.

Blumhagen, D. 1980. Hyper-tension: A folk illness with a medical name. *Culture, Medicine and Psychiatry* 4:197–227.

Bokan, J., et al. 1981. Tertiary gain in chronic pain. *Pain* 10:331–35.

Bond, M. 1986. *The psychology of the Chinese people.* Hong Kong: Oxford University Press.

Bosk, C. L. 1979. *Forgive and remember: Managing medical failure.* Chicago: University of Chicago Press.

Boswell, J. [1799] 1965. *Life of Johnson.* London: Oxford University Press.

Brandt, A. 1984. *No magic bullet.* New York: Oxford University Press.

Brice, J. A. 1987. Empathy lost. *Harvard Medical Alumni Bulletin* 60(4):28–32.

Briggs, J. 1970. *Never in anger: Portrait of an Eskimo family.* Cambridge, Mass.: Harvard University Press.

Brown, G., and T. Harris. 1978. *The social origins of depression.* New York: Free Press.

Browne, T. 1643. *Religio medici.* London: Andrew Crooke.

Burton, R. [1621] 1948. *The anatomy of melancholy.* Edited by F. Dell and P. Jordan-Smith. New York: Tudor.

Bynum, C. 1985. Disease and death in the Middle Ages. *Culture, Medicine and Psychiatry* 9:97–102.

Cassell, E. J. 1976. Disease as an "it": Conceptions of disease as revealed by patients' presentation of symptoms. *Social science and medicine* 10:143–46.

———. 1985. *Talking with patients.* Vol. 1, *The theory of doctor-patient communication.* Cambridge, Mass.: MIT Press.

Chen, J. 1978. *The execution of Mayor Yin and other stories from the great proletarian cultural revolution.* Bloomington: Indiana University Press.

Cohen, S., and L. Syme, eds. 1985. *Social support and health.* New York: Academic Press.

Conrad, J. [1915] 1957. *Victory.* Garden City, N.Y.: Doubleday Anchor Books.

Crick, B. 1980. *George Orwell: A life.* Boston: Little, Brown.

Daniel, V. 1984. *Fluid signs.* Berkeley: University of California Press.

Dressler, W. W. 1985. Psychosomatic symptoms, stress and modernization. *Culture, Medicine and Psychiatry* 9:257–94.

Drinka, G. F. 1984. *The birth of neurosis: Myth, malady and the Victorians.* New York: Simon and Schuster.

Ebigbo, P. O. 1982. Development of a culture specific (Nigeria) screening scale of somatic complaints indicating psychiatric disturbance. *Culture, Medicine and Psychiatry* 1:29–43.

Eckman, P. 1980. Biological and cultural contributions to body and facial movement in the expression of emotion. In *Explaining emotions,* edited by A. O. Rorty, 73–201. Berkeley: University of California Press.

Eisenberg, L. 1981. The physician as interpreter: Ascribing meaning to the illness experience. *Comprehensive Psychiatry* 22:239–48.

Engel, G. 1968. A life setting conducive to illness: The giving-in given-up complex. *Annals of Internal Medicine* 69:293–300.

———. 1971. Sudden and rapid death from psychological stress. *Annals of Internal Medicine* 74:771–82.

———. 1977. The need for a new medical model: A challenge for biomedicine. *Science* 196:129–36.

Enright, D. J., ed. 1983. *The Oxford book of death.* New York: Oxford University Press.

Erikson, E. 1958. *Young man Luther.* New York: W. W. Norton.

Fanon, F. 1968. *The wretched of the earth.* New York: Grove.

Favazza, A. R. 1987. *Bodies under seige: Self-mutilation in culture and psychiatry.* Baltimore: Johns Hopkins University Press.

Feinstein, H. 1984. *Becoming William James.* Ithaca, N.Y.: Cornell University Press.

Fitzpatrick, R. 1984. Lay concepts of illness. In *The experience of illness,* edited by R. Fitzpatrick et al., 11–31. London: Tavistock.

Foucault, M. 1966. *Madness and civilization.* Translated by Richard Howard. New York: Mentor Books.

Fox, R. C. 1959. *Experiment perilous: Physicians and patients facing the unknown.* New York: Free Press.

Frankenberg, R. 1986. Sickness as cultural performance: Drama, trajectory, and pilgrimage. *International Journal of Health Services* 16(4):603–26.

Freidson, E. 1986. *Professional powers: A study of the institutionalization of formal knowledge.* Chicago: University of Chicago Press.

Frolic, M. 1981. *Mao's people.* Cambridge, Mass.: Harvard University Press.

Geertz, C. 1986. Making experiences, authorizing selves. In *The anthropology of experience,* edited by V. W. Turner and E. M. Bruner, 373–80. Urbana: University of Illinois Press.

Goffman, E. 1963. *Stigma.* New York: Simon and Schuster.

Good, B. J. 1977. The heart of what's the matter: The semantics of illness in Iran. *Culture, Medicine and Psychiatry* 1:25–28.

Gottfried, R. S. 1983. *The Black Death: Natural and human disaster in medieval Europe.* New York: Free Press.

Groddeck, G. V. 1977. *The meaning of illness.* Translated by George Mander. London: Hogarth Press.

Groopman, L. 1987. Medical internship as moral education. *Culture, Medicine and Psychiatry* 11:207–28.

Hackett, T. P., and A. D. Weisman. 1960. Psychiatric management of operative syndromes. *Psychosomatic Medicine* 22(4):267–82.

Hahn, R., and A. Gaines. 1985. *Physicians of Western medicine.* Dordrecht, Holland: D. Reidel.

Hahn, R., and A. Kleinman. 1983. Biomedical practice and anthropological theory: Frameworks and directions. *Annual Review of Anthropology* 12:305–33.

Hampton, J. R., et al. 1975. Relative contributions of history taking, physical examination and laboratory investigation to diagnosis and management of medical outpatients. *British Medical Journal* 2:486–89.

Heaney, S. 1980. *Preoccupations: Selected prose 1968–78.* New York: Farrar, Straus, Giroux.

Heaney, S., and T. Hughes, eds. 1982. *The rattle bag.* London: Faber and Faber.

Heilbroner, R. 1986. *The nature and logic of capitalism.* New York: W. W. Norton.

Helman, C. 1978. "Feed a cold, starve a fever": Folk models of infection in an English suburban community. *Culture, Medicine and Psychiatry* 2:107–37.

———. 1984. *Culture, health and disease.* Boston: Wright.

———. 1985. Psyche, soma and society: The cultural construction of psychosomatic disease. *Culture, Medicine and Psychiatry* 9:1–26.

———. 1987. Heart disease and the cultural construction of time. *Social Science and Medicine* 24:969–79.

Horowitz, M. J., et al. 1984. Brief psychotherapy of bereavement reactions. *Archives of General Psychiatry* 41(5):438–48.

Hsu, F. 1971. Psychosocial homeostasis and *jen:* Conceptual tools for advancing psychological anthropology. *American Anthropologist* 73:23–44.

James, W. [1890] 1981. *The principles of psychology,* vol. 1. Cambridge, Mass.: Harvard University Press.

———. [1899] 1958. *Talks to teachers.* New York: W. W. Norton.

Janzen, J. 1978. *The quest for therapy in Lower Zaire.* Berkeley: University of California Press.

Johnson, T. H., ed. 1970. *The complete poems of Emily Dickinson.* London: Faber and Faber.

Kafka, F. [1919] 1971. A country doctor. In *The collected stories,* edited by N. N. Glatzer. New York: Schocken.

Karasu, T. B., and R. I. Steinmuller, eds. 1978. *Psychotherapeutics in medicine.* New York: Grune and Stratton.

Katon, W., and A. Kleinman. 1981. Doctor–patient negotiation. In *The relevance of social science for medicine,* edited by L. Eisenberg and A. Kleinman, 253–79. Dordrecht, Holland: D. Reidel.

Katon, W., et al. 1982. Depression and somatization, parts 1 and 2. *American Journal of Medicine* 72:127–35, 241–47.

Kaufert, J. M., and W. W. Coolage. 1984. Role conflict among "culture brokers": The experience of native American medical interpreters. *Social Science and Medicine* 18(3):283–86.

Kaufert, P., and P. Gilbert. 1986. Women, menopause and medicalization. *Culture, Medicine and Psychiatry* 10:7–22.

Keyes, C. 1985. The interpretative basis of depression. In *Culture and depression,* edited by A. Kleinman and B. Good, 153–74. Berkeley: University of California Press.

Kleinman, A. 1980. *Patients and healers in the context of culture.* Berkeley: University of California Press.

———. 1982. Neurasthenia and depression: A study of somatization and culture in China. *Culture, Medicine and Psychiatry* 6:117–89.

———. 1986. *Social origins of distress and disease: Depression, neurasthenia and pain in modern China.* New Haven: Yale University Press.

Kleinman, A., and J. Gale. 1982. Patients treated by physicians and folk healers in Taiwan: A comparative outcome study. *Culture, Medicine and Psychiatry* 6:405–23.

Kleinman, A., and B. Good, eds. 1985. *Culture and depression.* Berkeley: University of California Press.

Kleinman, A., and J. Kleinman. 1985. Somatization. In *Culture and depression,* edited by A. Kleinman and B. Good, 429–90. Berkeley: University of California Press.

Kleinman, A., and T. Y. Lin, eds. 1982. *Normal and abnormal behavior in Chinese culture.* Dordrecht, Holland: D. Reidel.

Langness, L. L., and G. Frank. 1984. *Lives: An anthropological approach to biography.* Novato, Calif.: Chandler and Sharp.

Lasch, C. 1977. *Haven in a heartless world: The family besieged.* New York: Basic Books.

———. 1979. *The culture of narcissism: American life in an age of diminishing expectations.* New York: W. W. Norton.

Lazare, A. 1987. Shame and humiliation in the medical encounter. *Archives of Internal Medicine* 147:1653–58.

Legge, J., trans. [1891] 1959. *The texts of Taoism.* New York: Julian Press.

Leigh, H., and M. Reiser. 1980. *The patient: Biological, psychosocial and social dimensions of medical practice.* New York: Plenum.

Levy, R. 1973. *Tahitians: Mind and experience in the Society Islands.* Berkeley: University of California Press.

Lewis, G. 1975. *Knowledge of illness in a Sepik society.* London: Athlone.

———. 1977. Fear of sorcery and the problem of death by suggestion. In *The anthropology of the body,* edited by J. Blacking, 111–44. New York: Academic Press.

Lewis, I. M. 1971. *Ecstatic religion: An anthropological study of spirit possession and shamanism.* Harmondsworth, England: Penguin.

Li, Y. Y., and K. S. Yang, eds. 1974. *Zhongguo ren de xingge (The character of the Chinese).* Taipei, Taiwan: Academia Sinica.

Liang, H., and J. Shapiro. 1983. *Son of the revolution.* New York: Alfred A. Knopf.

Lin, T. Y., and L. Eisenberg, eds. 1985. *Mental health planning for one billion people.* Vancouver: University of British Columbia Press.

Lin, T. Y., and M. C. Lin. 1982. Love, denial and rejection: Responses of Chinese families to mental illness. In *Normal and abnormal behavior in Chinese culture,* edited by A. Kleinman and T. Y. Lin, 387–401. Dordrecht, Holland: D. Reidel.

Link, P. 1983. *Stubborn weeds: Popular and controversial Chinese literature after the Cultural Revolution.* Bloomington: University of Indiana Press.

Lipkin, M. 1974. *The care of patients: Concepts and tactics.* New York: Oxford University Press.

Lipowski, Z. J. 1968. Review of consultation psychiatry and psychosomatic medicine. *Psychosomatic Medicine* 30:395–405.

———. 1969. Psychosocial aspects of disease. *Annals of Internal Medicine* 71:1197–1206.

Littlewood, R., and M. Lipsedge. 1987. The butterfly and the serpent: Culture, psychopathology and biomedicine. *Culture, Medicine and Psychiatry* 11:337–56.

Longhoffer, J. 1980. Dying or living? The double bind. *Culture, Medicine and Psychiatry* 4:119–36.

Lown, B., et al. 1980. Psychophysiological factors in cardiac sudden death. *American Journal of Psychiatry* 137(11):1325–35.

Lu Xun. 1981. A madman's diary. In *The collected stories of Lu Xun,* translated by Yang Xianyi and G. Yang, 26–38. Bloomington: University of Indiana Press.

McGuire, M. B. 1983. Words of power: Personal empowerment and healing. *Culture, Medicine and Psychiatry* 7:221–40.

McHugh, S., and T. M. Vallis, eds. 1986. *Illness behavior.* New York: Plenum.

MacIntyre, A. 1981. *After virtue.* South Bend, Ind.: University of Notre Dame Press.

McKinlay, S., and J. McKinlay. 1985. *Health status and health care utilization by menopausal women.* New York: Plenum.

Madan, T. N. 1987. Living and dying. In *Non-renunciation themes and interpretations of Hindu culture,* edited by T. N. Madan, 118–41. New Delhi: Oxford University Press.

Mayr, R. 1982. *The growth of biological thought, diversity, evolution and inheritance.* Cambridge, Mass.: Harvard University Press.

Mechanic, D. 1986. Role of social factors in health and well being. *Integrative Psychiatry* 4:2–11.

Metzger, T. 1982. Selfhood and authority in neo-Confucian China. In *Normal and abnormal behavior in Chinese culture,* edited by A. Kleinman and T. Y. Lin, 7–28. Dordrecht, Holland: D. Reidel.

Mishler, E. 1984. *The discourse of medicine: Dialectics of medical interviews.* Norwood, N.J.: Ablex.

Mitchell, W. E. 1977. Changing others: The anthropological study of therapeutic systems. *Medical Anthropology Newsletter* 8(3):15–20.

Moerman, D. E. 1983. Anthropology of symbolic healing. *Current Anthropology* 20(1):59–80.

Mumford, E., et al. 1984. A new look at evidence about reduced cost of medical utilization following mental health treatment. *American Journal of Psychiatry* 141:1145–58.

Munn, N. D. 1973. *Walbiri iconography.* Ithaca, N.Y.: Cornell University Press.

Myers, G. E. 1986. *William James: His life and thought.* New Haven: Yale University Press.

Nations, M., et al. 1985. "Hidden" popular illnesses in primary care: Residents' recognition and clinical implications. *Culture, Medicine and Psychiatry* 9:223–40.

Navarro, V. 1986. *Crisis, health and medicine.* London: Tavistock.

Needham, R. 1972. *Belief, language and experience.* Chicago: University of Chicago Press.

———, ed. 1973 *Right and left: Essays on dual symbolic classification.* Chicago: University of Chicago Press.

Nichter, M. 1982. Idioms of distress. *Culture, Medicine and Psychiatry* 5:379–408.

Noll, P. 1984. *Diktate über Sterben und Tod.* Zurich: Pendo Verlag.

Oakeshott, M. [1933] 1978. *Experience and its modes.* Cambridge: Cambridge University Press.

Obeyesekere, G. 1985. Depression, Buddhism and the work of culture in Sri Lanka. In *Culture and depression,* edited by A. Kleinman and B. Good, 134–52. Berkeley: University of California Press.

Osterweis, M., et al. 1984. *Bereavement.* Washington, D.C.: National Academy Press.

Osterweis, M., et al. 1987. *Pain and disability: A report of the Institute of Medicine, National Academy of Sciences.* Washington, D.C.: National Academy Press.

Parish, W., and M. K. Whyte. 1978. *Village and family in contemporary China.* Chicago: University of Chicago Press.

Plessner, H. 1970. *Laughing and crying: A study of the limits of human behavior.* Evanston, Ill.: Northwestern University Press.

Porkert, M. 1974. *The theoretical foundations of Chinese medicine: Systems of correspondence.* Cambridge, Mass.: MIT Press.

Potter, J. 1970. Wind, water, bones and souls: The religious world of the Cantonese peasant. *Journal of Oriental Studies* (Hong Kong University) 8:139–53.

Ratushinskaya, I. 1987. Two poems from prison, translated by F. P. Brent and C. Avins. *New York Review of Books,* May 7, 19.

Reid, J., and N. Williams. 1985. Voodoo death in East Arnhem Land: Whose reality? *American Anthropologist* 96(1):121–33.

Reiser, D., and D. Rosen. 1985. *Medicine as a human experience.* Rockville, Md.: Aspen.

Reiser, S. J. 1978. *Medicine and the reign of technology.* Cambridge: Cambridge University Press.

Rieff, P. 1966. *The triumph of the therapeutic.* New York: Harper and Row.

Roethke, T. 1982. *The collected poems.* Seattle: University of Washington Press.

Rosaldo, M. 1980. *Knowledge and passion: Ilongot notions of self and social life.* Cambridge: Cambridge University Press.

Rosen, G., and A. Kleinman. 1984. Social science in the clinic: Applied contributions from anthropology to medical teaching and patient care. In *Behavioral science and the practice of medicine,* edited by J. Carr and H. Dengerink, 85–104. New York: Elsevier.

Rosenberg, C. 1986. Disease and social order in America. *Milbank Memorial Quarterly* 64(Suppl. 1):34–5.

Rycroft, C. 1986. *Psychoanalysis and beyond.* Chicago: University of Chicago Press.

Sacks, O. [1985] 1987. *The man who mistook his wife for a hat.* New York: Harper and Row.

Sandner, D. 1979. *Navaho symbols of healing.* New York: Harcourt Brace Jovanovich.

Scarry, E. 1985. *The body in pain.* New York: Oxford University Press.

Schieffelin, E. 1976. *The sorrow of the lonely and the burning of the dancers.* New York: St. Martin's Press.

———. 1985. The cultural analysis of depressive affect: An example from New Guinea. In *Culture and depression,* edited by A. Kleinman and B. Good, 101–33. Berkeley: University of California Press.

Schutz, A. 1968. *On phenomenlogy and social relations.* Chicago: University of Chicago Press.

Showalter, E. 1985. *The female malady: Women, madness, and English culture, 1830–1980.* New York: Penguin.

Shweder, R. 1985. Menstrual pollution, soul loss and the comparative study of emotions. In *Culture and depression,* edited by A. Kleinman and B. Good, 82–215. Berkeley: University of California Press.

Sicherman, B. 1977. The uses of diagnosis: Doctors, patients and neurasthenics. *Journal of the History of Medicine and Allied Sciences* 32(1):33–54.

Simons, R., and C. Hughes, eds. 1985. *Culture bound syndromes.* Dordrecht, Holland: D. Reidel.

Slaby, A. E., and A. S. Glicksman. 1987. Adaptation of physicians to managing life threatening illness. *Integrative Psychiatry* 4:162–72.

Spiro, H. 1986. *Doctors, patients and placebos.* New Haven: Yale University Press.

Starr, P. 1982. *The social transformation of American medicine.* New York: Basic Books.

Stjernsward, J., et al. 1986. Quality of life in cancer patients: Goals and objectives. In *Assessment of quality of life and cancer treatment,* edited by V. Ventafridda et al., 1–8. Amsterdam: Excerpta Medica

Stone, D. 1984. *The disabled state.* Philadelphia: Temple University Press.

Strauss, A., et al. 1985. *Social organization of medical work.* Chicago: University of Chicago Press.

Taussig, M. 1980. *The devil and commodity fetishism in South America.* Chapel Hill: University of North Carolina Press.

————. 1986. Reification and the consciousness of the patient. *Social Science and Medicine* 14B:3–13.

Thurston, A. F. 1987. *Enemies of the people: The ordeals of the intellectuals in China's great cultural revolution.* New York: Alfred A. Knopf.

Tiger, L. 1980. *Optimism: A biology of hope.* New York: Alfred A. Knopf.

Tseng, W. S., and J. Hsu. 1969. Chinese culture, personality formation and mental illness. *International Journal of Social Psychiatry* 16:5–14.

Tseng, W. S., and D. Wu., eds. 1985. *Chinese culture and mental health.* New York: Academic Press.

Turner, B. 1985. *The body and society.* Oxford: Basil Blackwell.

Turner, J. A., and C. R. Chapman. 1982. Psychological interventions for chronic pain: A critical review, parts 1 and 2. *Pain* 12:1–21, 23–26.

Turner, V. 1967. *The forest of symbols.* Ithaca, N.Y.: Cornell University Press.

Unschuld, P. 1985. *Medicine in China: A history of ideas.* Berkeley: University of California Press.

Veatch, R. M. 1977. *Case studies in medical ethics.* Cambridge, Mass.: Harvard University Press.

Wagner, R. 1986. *Symbols that stand for themselves.* Chicago: University of Chicago Press.

Warner, W. L. [1937] 1958. *A black civilization: A social study of an Australian tribe,* revised edition. New York: Harper and Brothers.

Watson, J. L. in press a. Funeral specialists in Cantonese society: Pollution, performance and social hierarchy. In *Death ritual in late imperial and modern China,* edited by J. L. Watson and E. Rausch. Berkeley: University of California Press.

————. in press b. The structure of Chinese funerary rites: Elementary forms. In *Death ritual in late imperial and modern China,* edited by J. L. Watson and E. Rausch. Berkeley: University of California Press.

Waxler, N. 1977. Is mental illness cured in traditional societies? *Culture, Medicine and Psychiatry* 1:233–53.

————. 1981. Learning to be a leper. In *Social contexts of health, illness and patient care,* edited by E. Michler et al., 169–94. Cambridge: Cambridge University Press.

Weisman, A. D., and T. P. Hackett. 1961. Predilection to death. *Psychosomatic Medicine* 23(3):232–56.

Williams, G. H., and P. Wood. 1986. Common sense beliefs about illness. *Lancet,* Dec. 20–27, 1435–37.

Witherspoon, G. 1975. The central concepts of Navajo world view. In *Linguistics and anthropology: In honor of C. F. Voegelin,* edited by D. Kinkade et al., 701–20. Lisse, Belgium: Peter de Ridder.

Wolf, M. 1972. *Women and the family in rural Taiwan.* Stanford, Calif.: Stanford University Press.

Zborowski, M. 1969. *People in pain.* San Francisco: Jossey-Bass.

Zerubavel, E. 1981. *Patterns of time in hospital life.* Chicago: University of Chicago Press.

Zola, I. K. 1966. Culture and symptoms: An analysis of patients' presenting complaints. *American Sociological Review* 3:615–30.

————. 1982. *Missing pieces: A chronicle of living with a disability.* Philadelphia: Temple University Press.

延伸閱讀

- 《面對失智者的零距離溝通術:第一本專為照護失智症所寫的減法話術!》(2020),右馬埜節子,蘋果屋。
- 《與自己相遇:家族治療師的陪伴之旅》(2019),賴杞豐,心靈工坊。
- 《慈悲善終:社工師的臨床陪伴日誌》(2019),林怡嘉等,博思智庫。
- 《因死而生:一位安寧緩和照護醫師的善終思索》(2019),謝宛婷,寶瓶文化。
- 《寫給生命的情書:暖心名醫告訴你,對抗病魔時真正重要的事》(2019),江坤俊,如何。
- 《陪爸媽安心到老:醫療決策、長照資源、陪伴技巧,一本完解不慌亂》(2018),張曉卉、康健雜誌編輯部,天下生活。
- 《敘事治療的精神與實踐》(2018),黃素菲,心靈工坊。
- 《成為我自己:歐文·亞隆回憶錄》(2018),歐文·亞隆(Irvin D. Yalom),心靈工坊。
- 《疾病的希望:身心整合的療癒力量》(2017),托瓦爾特·德特雷福仁(Thorwald Dethlefsen)、呂迪格·達爾可(Rudiger Dahlke),心靈工坊。
- 《翻轉與重建:心理治療與社會建構》(2017),席拉·邁可納

米（Sheila McNamee）、肯尼斯‧格根（Kenneth J. Gergen），心靈工坊。

• 《青年路德：一個精神分析與歷史的研究》（2017），艾瑞克‧艾瑞克森（Erik H. Erikson），心靈工坊。

• 《意義的呼喚：意義治療大師法蘭可自傳》（2017），維克多‧法蘭可（Viktor E. Frankl），心靈工坊。

• 《2025 長照危機：理解在宅醫療實況，起造一個老有所終的長照美麗島》（2017），朝日新聞 2025 衝擊採訪小組，商周。

• 《不被遺忘的時光：從失智症談如何健康老化》（2016），黃宗正，心靈工坊。

• 《巴金森病完全手冊：給病人及家屬的照顧指南》（2016），威廉‧威納（William J. Weiner, M.D.）、莉莎‧修曼（Lisa M. Shulman, M.D.）、安東尼‧連恩（Anthony E. Lang, M.D.），心靈工坊。

• 《陪伴我家星星兒：一趟四十年的心靈之旅》（2015），蔡張美玲、蔡逸周，心靈工坊。

• 《瘋狂與存在：反精神醫學的傳奇名醫 R.D. Laing》（2012），安德烈‧連恩（Adrian Laing），心靈工坊。

• 《你忘了我，但我永遠記得你：以友善尊嚴方式照護失智症親友》（2012），維吉尼亞‧貝爾（Virginia Bell）、大衛‧儲克索（David Troxel），心靈工坊。

• 《精神分裂症完全手冊：給病患、家屬及助人者的實用指南》（2011），福樂‧托利（E. Fuller Torrey），心靈工坊。

• 《大地上的受苦者》（2009），弗朗茲‧法農（Frantz Fanon），心靈工坊。

- 《倫理師的聲影》（2009），李察・詹納（Richard M. Zaner），政大。
- 《臨終諮商的藝術》（2007），喬治・賴爾（George S. Lair），心靈工坊。
- 《台灣巫宗教的心靈療遇》（2006），余德慧，心靈工坊。
- 《臨終心理與陪伴研究》（2006），余德慧，心靈工坊。
- 《躁鬱症完全手冊》（2006），福樂・托利（E. Fuller Torrey）、麥可・克內柏（Michael B. Knable），心靈工坊。
- 《醫院裡的危機時刻：醫療與倫理的對話》（2004），李察・詹納（Richard M. Zaner），心靈工坊。
- 《醫院裡的哲學家》（2001），李察・詹納（Richard M. Zaner），心靈工坊。

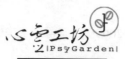

Master 071

談病說痛：在受苦經驗中看見療癒
The Illness Narratives: Suffering, Healing and the Human Condition

凱博文（Arthur Kleinman, M.D.）——著
卓惠——譯

出版者—心靈工坊文化事業股份有限公司
發行人—王浩威　總編輯—王桂花
執行編輯—林妘嘉、趙士尊　特約編輯—鄒恆月
封面設計—羅文岑　內頁排版—龍虎電腦排版（股）有限公司
通訊地址— 10684 台北市大安區信義路四段 53 巷 8 號 2 樓
郵政劃撥— 19546215　戶名—心靈工坊文化事業股份有限公司
電話— 02）2702-9186　傳真— 02）2702-9286
Email — service@psygarden.com.tw　網址— www.psygarden.com.tw

製版‧印刷—中茂分色製版印刷股份有限公司
總經銷—大和書報圖書股份有限公司
電話— 02）8990-2588　傳真— 02）2290-1658
通訊地址— 248 新北市新莊區五工五路二號
初版一刷— 2020 年 3 月　ISBN — 978-986-357-175-9　定價— 600 元

國家圖書館出版品預行編目資料

談病說痛：在受苦經驗中看見療癒 / 凱博文 (Arthur Kleinman) 作；卓惠譯 .
-- 初版 . -- 臺北市：心靈工坊文化，2020.03
　面；　公分 . -- (Master ; 71)
　譯自：The illness narratives : suffering, healing, and the human condition
ISBN 978-986-357-170-4(平裝)

1. 醫學心理學 2. 慢性疾病 3. 醫病關係

178.4　　　　　　　　　　　　　　　　　　　　　　　　　108021069

心靈工坊 書香家族 讀友卡

感謝您購買心靈工坊的叢書，為了加強對您的服務，請您詳填本卡，
直接投入郵筒（免貼郵票）或傳真，我們會珍視您的意見，
並提供您最新的活動訊息，共同以書會友，追求身心靈的創意與成長。

書系編號—MA 071　　　　　　書名—談病說痛：在受苦經驗中看見療癒

姓名　　　　　　　　　　　　　是否已加入書香家族？□是 □現在加入

電話 (O)　　　　　　　(H)　　　　　　　手機

E-mail　　　　　生日　　年　　　月　　　日

地址 □□□

服務機構　　　　　　　職稱

您的性別—□1.女 □2.男 □3.其他

婚姻狀況—□1.未婚 □2.已婚 □3.離婚 □4.不婚 □5.同志 □6.喪偶 □7.分居

請問您如何得知這本書？
□1.書店 □2.報章雜誌 □3.廣播電視 □4.親友推介 □5.心靈工坊書訊
□6.廣告DM □7.心靈工坊網站 □8.其他網路媒體 □9.其他

您購買本書的方式？
□1.書店 □2.劃撥郵購 □3.團體訂購 □4.網路訂購 □5.其他

您對本書的意見？
□ 封面設計　　1.須再改進 2.尚可 3.滿意 4.非常滿意
□ 版面編排　　1.須再改進 2.尚可 3.滿意 4.非常滿意
□ 內容　　　　1.須再改進 2.尚可 3.滿意 4.非常滿意
□ 文筆／翻譯　1.須再改進 2.尚可 3.滿意 4.非常滿意
□ 價格　　　　1.須再改進 2.尚可 3.滿意 4.非常滿意

您對我們有何建議？

□本人同意　　　　　　　（請簽名）提供（真實姓名/E-mail/地址/電話/年齡/
等資料），以作為心靈工坊（聯絡/寄貨/加入會員/行銷/會員折扣/等之用，
詳細內容請參閱http://shop.psygarden.com.tw/member_register.asp。

廣　告　回　信
台 北 郵 政 登 記 證
台北廣字第1143號
免　貼　郵　票

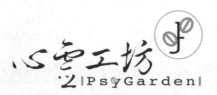

10684台北市信義路四段53巷8號2樓
讀者服務組　收

免　　貼　　郵　　票

（對折線）

加入心靈工坊書香家族會員
共享知識的盛宴，成長的喜悦

請寄回這張回函卡（免貼郵票），
您就成為心靈工坊的書香家族會員，您將可以——

⊙隨時收到新書出版和活動訊息

⊙獲得各項回饋和優惠方案